虐待を受けた子どものケア・治療

編集

奥山眞紀子
国立成育医療研究センターこころの診療部　部長

西澤　哲
山梨県立大学人間福祉学部福祉コミュニティ学科　教授

森田展彰
筑波大学大学院人間総合科学研究科　講師

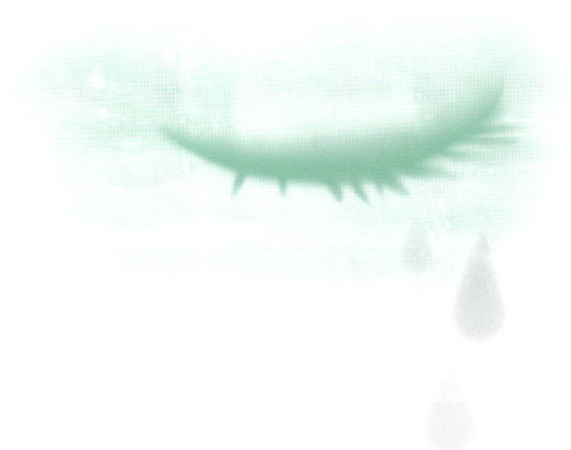

診断と治療社

巻頭言

　子ども虐待に関する社会の関心は1990年代から高まり，その介入のための制度などは徐々に整えられてきている．しかし，子どもの時期に受けた虐待の影響はその後の人生に影を落とすことはいうまでもなく，精神障害に至るリスクも高いと考えられているにもかかわらず，虐待を受けた子どもにとって必要な精神的なケアや治療がなされて，他の子どもと同じように人生を楽しみ，世代間連鎖をなくして次世代に影響しないよう対策がなされているとは言い難い状況である．

　そこで，本書では先駆的にケアや治療に関わってきたメンタルヘルスの専門家に依頼して，現状で考えられる虐待を受けた子どもと親のケアと治療の最前線についてまとめた本を編集することとした．執筆をお願いしたのは，実際に虐待を受けた子どもやその思春期・青年期の問題への治療やケアを行っている臨床家である．海外で開発された治療法やプログラムの紹介にとどまるのではなく，肌で感じている問題を盛り込んでいただくことが実際の治療に重要であると考えたからである．

　虐待を受けた子どもへのケア・治療のスタートは子どもたちの心理的状態への理解から始まる．そこで，本書では，まず，虐待を受けた子どもを理解することに必要な心理的機序であるトラウマ，愛着，解離に関して，それぞれの専門家に，その理解，アセスメント，治療的アプローチに関して解説をお願いした．そして各論として，虐待によって起きることの多い表面に現れる精神症状とその治療に関して，行動の問題，行為の問題，人格の問題，依存の問題について取り上げ，それぞれの専門家に論じていただいた．また，これから発見が増加する可能性のある性的虐待に関して，初期の対応と長期的視野でのアプローチに分けて論じた．さらに親の治療に関しても，子どもにとって重要なケア・治療の一環と考えて一つの項目として扱った．また，本書の特徴として，心理的機序を裏づける脳機能への影響，および現在取り入れられている治療法やプログラムをコラムとして載せている．これらを総合して，現場でのケア・治療の参考にしてほしい．

　本書では扱いきれなかった問題も少なくない．虐待を受けた子どもへのケア・治療はまだまだ確立されているのではなく，試行錯誤が続いているからである．虐待を受けて適切なケアと治療を必要としている子どもは多い．虐待を受けた子どものケア・治療に当たる精神科医，心理士，ソーシャルワーカー，ケアワーカーなどの専門家が増加し，治療の方法が発展することを祈ってやまない．そしてその出発点として本書が役に立つことを念じている．

　なお，本書は昨年の春に発行予定であった．日々，臨床現場で忙しくしていることに加え，昨年3月11日に起きた東日本大震災への対応が加わり，執筆者や編集者の負担が急速に増加し，執筆や校正作業が大幅に遅れることとなった．そのようななか，忍耐強く脱稿を待ち，超特急の編集をしてくださった編集部の皆様および会社の皆様に感謝申し上げる．また，われわれ大人を信じて自分の心を見せてくれた多くの子どもたちに感謝し，彼らの幸せを祈りつつ，巻頭の言を閉じたい．

2012年2月
国立成育医療研究センターこころの診療部　部長
奥山眞紀子

目 次

巻頭言……………………………………………………… 奥山眞紀子
執筆者一覧

Ⅰ　子ども虐待と精神的問題

子ども虐待と精神的問題………………………………… 西澤　哲　　2
コラム：脳機能への影響………………………… 友田明美，増田将人　18

Ⅱ　虐待による精神的影響の機序とそれに基づく治療

1. トラウマを中心として………………………………… 西澤　哲　24
コラム：EMDR…………………………………………… 海野千畝子　53
2. アタッチメント……………………………………… 青木　豊　56
3. 解離…………………………………………………… 田中　究　79

Ⅲ　虐待による精神症状とその治療

1. 行動の問題（幼児・学童期を中心に）……… 大石　聡　106
2. 行為の問題…………………………………………… 富田　拓　120
3. パーソナリティ障害および暴力……………… 森田展彰　134
4. アルコール・薬物の問題………………………… 森田展彰　151

5. 性的虐待による症状とその治療
　　1）初期介入と治療 …………………………… 奥山眞紀子　165
　Ⅽコラム：性的虐待を受けた子どもたちのためのグループ
　　　　─その可能性について─ ……… 白川美也子　176
　　2）長期的予後と治療 ………………………… 石井朝子　181

Ⅳ　虐待傾向のある親の理解と対応

　虐待傾向のある親の理解と対応 ……………… 笠原麻里　190
　Ⅽコラム：グループケアとモチベーション・アプローチ
　　　　……………………………………………… 徳永雅子　200
　Ⅽコラム：コモンセンス・ペアレンティング …… 野口啓示　203

Ⅴ　治療の場による介入

　1. 地域における治療・ケア ………………… 小野善郎　208
　2. 社会的養護における分離ケアと精神医学的支援・治療
　　　　……………………………………………… 星野崇啓　218
　3. 入院治療 ………… 杉山登志郎，中嶋真由美，加藤明美　227

参考資料　　242
索引　　252

執筆者一覧

編集者一覧

国立成育医療研究センターこころの診療部　部長	奥山眞紀子
山梨県立大学人間福祉学部福祉コミュニティ学科　教授	西澤　哲
筑波大学大学院人間総合科学研究科　講師	森田展彰

執筆者一覧（執筆順，肩書略）

山梨県立大学人間福祉学部福祉コミュニティ学科	西澤　哲
福井大学大学院医学系研究科附属子どもの発達研究センター	友田明美
熊本大学大学院生命科学研究部小児発達学分野	増田将人
兵庫教育大学臨床心理学コース	海野千畝子
目白大学人間学部子ども学科／相州乳幼児家族心療センター（あつぎ診療クリニック附属）	青木　豊
神戸大学大学院医学系研究科精神医学分野	田中　究
静岡県立こども病院こころの診療科	大石　聡
国立きぬ川学院	富田　拓
筑波大学大学院人間総合科学研究科	森田展彰
国立成育医療研究センターこころの診療部	奥山眞紀子
昭和大学医学部精神医学教室	白川美也子
ヒューマンウェルネスインスティテュート	石井朝子
駒木野病院児童精神科	笠原麻里
徳永家族問題相談室	徳永雅子
神戸少年の町　児童養護施設（社会福祉学博士）	野口啓示
和歌山県精神保健福祉センター	小野善郎
国立武蔵野学院医務課	星野崇啓
浜松医科大学児童青年期精神医学講座	杉山登志郎
あいち小児保健医療総合センター	中嶋真由美
あいち小児保健医療総合センター	加藤明美

※本書内の症例は，現実事例を基に，本質を損なわない程度に詳細を大幅に改変したものである．

I

子ども虐待と
精神的問題

子ども虐待と精神的問題

山梨県立大学人間福祉学部福祉コミュニティ学科　西澤　哲

Essential Points

- わが国において子どもの虐待やネグレクトが社会的な問題として意識化されたのは1990年代の初頭である．以降，児童相談所への虐待関連の通告件数は年々増加し，2009年度には44,000件を超えた．虐待通告のこうした急増に対して，2005年度からは，従来の都道府県および政令指定都市に加え，市町村も通告の受けるなど対応の一翼を担うようになったものの，そのキャパシティは十分とはいえない現状である．今後は，従来の身体的虐待に加え，ネグレクトや性的虐待の事例の増加が懸念される．
- 子ども虐待の増加によって，家族から分離した子どもを再び家族の元に返すという，いわゆる「家族再統合」に向けたソーシャルワークが求められるようになった．こうした家族再統合は，本来，親や子どもに対する十分な治療・支援の結果として行われるべきものである．しかし，現状では，適切な治療や支援が提供されないままに子どもが家族の元に返されるという事態が生じている．こうした「未熟な再統合」が，再虐待や，場合によっては虐待死という最悪の結果を招いている可能性がある．
- 子ども虐待事例に適切に対応するためには，不適切な養育に起因する子どもの精神的問題や，虐待やネグレクトを生じる親の精神的問題（虐待心性）を的確に把握し，治療や支援を提供する必要がある．子どもの精神的問題としては，トラウマ性障害やアタッチメントの障害を考慮に入れる必要がある．また，親の虐待心性としては，親自身の幼少期の被虐待体験に由来する心理・精神的問題を考える必要がある．

　米国で今日の子ども虐待に対する理解および対応の基礎を作ったのは，小児科医であるKempeらの報告[1]であるとされている．Kempeは，1961年の米国小児科学会において『殴られた子どもの症候群』（battered child syndrome）に関するシンポジウムを開催し，親の暴力によって子どもが外傷を負う事例が少なくないことを明らかにした．このKempeらの報告を受け，米国の各州は，1963年から1967年にかけて，『子ども虐待通告義務法』と，通告を受けて危機介入および法的措置を含む対応の任にあたる公的機関である『子ども保護機関』（child protective services：CPS）を整備することとなった．さらに，こうした州法の整備に呼応して，1974年には，連邦法として『子ども虐待の防止と治療に関する法律』を制定するに至った．

　もちろん，このKempeらの報告以前にも子ども虐待の存在は知られていた．たとえば，米国の子ども虐待の歴史を扱った書籍や論文にしばしば登場する『Mary Ellen事件』は1874年のこ

とであった[2]．ニューヨークのスラム街で，里親家庭で養育されていた 9 歳の Mary は，里親から虐待やネグレクトを受けており，5 歳程度の身長しかなかったという．その Mary の保護に奔走した動物愛護協会の Berge と弁護士の Gerry は，翌 1875 年に，ニューヨーク子ども虐待防止協会を設立し，子ども虐待の防止に向けた取り組みを開始したとされている[3]．しかし，当時は，子どもへの虐待やネグレクトなどの不適切な養育は，貧困の属性の一つとして理解され，子ども家庭福祉の枠組みにおける対応が行われていた．つまり，虐待やネグレクトは家庭が貧困であるがゆえに生じる 2 次的な問題であり，貧困への福祉的な対応によって，結果的に虐待やネグレクトの問題は解消されるという視点であったといえる．Kempe らの報告は，虐待やネグレクトへの理解の枠組みを大きく変化させることとなった．それまでは，福祉という枠組みのもとに置かれていた子ども虐待やネグレクトを，医療の問題として再定義することになったわけである．『殴られた子どもの症候群』は，不適切な養育を受けた子どもの状態をいわば疾患としてとらえるという視点を提起したといえる．こうした福祉から医療への枠組みの変更は，子ども虐待の問題に医療関係者をひきつけることとなった．その結果，「どのような親が子どもを虐待するのか」という疑問がもたれるようになり，親の依存性や受動性[4]，衝動性や攻撃性の高さ[5]が指摘され，あるいは『世代間伝達』[6]という理解が示されるようになった．このように，福祉から医療への文脈の変化によって，虐待する親の精神的・心理的問題がとらえ直されるようになったといえる．

　こうした意味で，先述したように，Kempe らの報告が子ども虐待の問題をとらえる今日の視点の基礎を作ったとされるわけである．わが国における子ども虐待の認識や対応も，この Kempe 以降の流れに位置づけられる．本章では，わが国における子どもの虐待やネグレクトへの理解および対応の歴史と現状を概観したうえで，子どもの虐待やネグレクトと精神的・心理的問題の関連についてみていくことにする．

1）わが国における子ども虐待の黎明期

　わが国においても，米国と同様，子ども虐待の問題は福祉の文脈においてとらえられてきた．富国強兵に資するような大人への成長を確保するためのものであったとされる旧児童虐待防止法（1933 年制定）は，1947 年に制定された児童福祉法に吸収される形となった．こうして，戦後 50 年以上にわたって，子ども虐待は福祉の問題として理解され，対応されることとなったわけである．こうした子ども虐待への理解や対応の枠組みに大きな変化をもたらしたのが，2000 年の『児童の虐待等の防止に関する法律』（以下，防止法）の制定である．そして，この防止法の制定につながる動きの一つの契機となったのが，1988 年に実施された大阪府医療・保健・福祉合同調査[7]であった．同調査において，子ども虐待の事例には児童相談所といった福祉関係機関だけではなく，保健所や病院などの医療・保健関係機関も関わっていることや，医療・保健機関が関わった事例では，子どもの死亡という最悪の転帰をとったものが少なくないこと，一方で児童相談所が関わった事例では子どもの死亡はゼロであったことが明らかとなった．つまり，福祉の枠組みのみでは子ども虐待の問題を十分にとらえることは困難であり，その結果，子どもの死亡を防ぐことができていないことが示されたわけである．同調査において中心的な役割を果たし，その後，わが国の子ども虐待防止活動を牽引してきたオピニオン・リーダーの一人である小児科医の小林美智子は，1980 年代を振り返り，当時の状況を記している[8]．子ども虐待に対する関係領域の認識や対応の状況を知るうえで貴重な記述なので，少し長くなるが以下に引用する．

> 　保健所の母子保健活動で私が出会ったのは，自宅で母がひとりで産んで存在自体が隠された子どもや，仲間に腹部を飛蹴りしてもらって堕そうとしたが生まれてしまった子どもに戸惑う10代の母や，8人の子どもの4人もが夏に脱水症で死んだ知的障害の母や，座敷牢に10年近くも閉じ込められている障害児などでした．その事例の背景にも，貧困や孤立が重く，親も苦悩深く悲惨でした．何とかしたいと思っても，医療は「親の問題で病気ではないから対象ではない」と言い，児童相談所は「それは虐待ではない．親子関係を大事にすべきなので乳児は分離しない」と言います．保健師は東奔西走するのですが，上司は「それは保健の仕事ではない，福祉の仕事だ」と言います．専門家や行政は「わが国の育児文化では虐待はおきない」「わが国にはもう貧困はない」と信じているようで「対策は不要」と言います．また，子ども関係者は，親に支援することには考えが至らず，親を叱責しがちなために，親は心を閉ざし支援者を避けるようになります．その結果虐待死しても，事故死や病死と見なされて，社会の目を引くこともありませんでした．

　1988年の調査の結果を受けて，1990年には，わが国で最初の民間ネットワークである児童虐待防止協会が大阪に誕生し，翌1991年には東京に子どもの虐待防止センターが設立された．その後，子どもの虐待防止ネットワーク・あいちなど，各地に民間ネットワークが誕生することになる．また，1996年には，後に日本子ども虐待防止学会へと発展する日本子ども虐待防止研究会が設立された．こうしたネットワークや学会の特徴の一つは，医療，保健，福祉，司法，行政など様々な領域の専門家や援助職によって学際的に組織されている点である．小林が指摘した1980年代の状態，つまり，子ども虐待の問題を否認したり，あるいは他領域の問題として自己の管轄から排除しようとした状態から脱却し，子どもや親に関わる様々な領域が，子ども虐待の問題を自分の専門性に引きつけて理解し対応しようとし始めたのが，1990〜2000年であったといえよう．

2）子ども虐待の発生状況：通告件数の推移からみえてくるもの

　子ども虐待の現状を知りうるデータの一つは，厚生労働省が毎年公表している全国の児童相談所への虐待の通告（相談）件数である．直近のものは，2009年度のデータであるが，これによると2009年度中に児童相談所が対応した虐待の通告件数は44,211件で，前年度に比べ1,547件（前年度比3.6%）増加している．

　児童相談所がこの種のデータを初めて公表したのは1990年度であったが，1990年度の通告

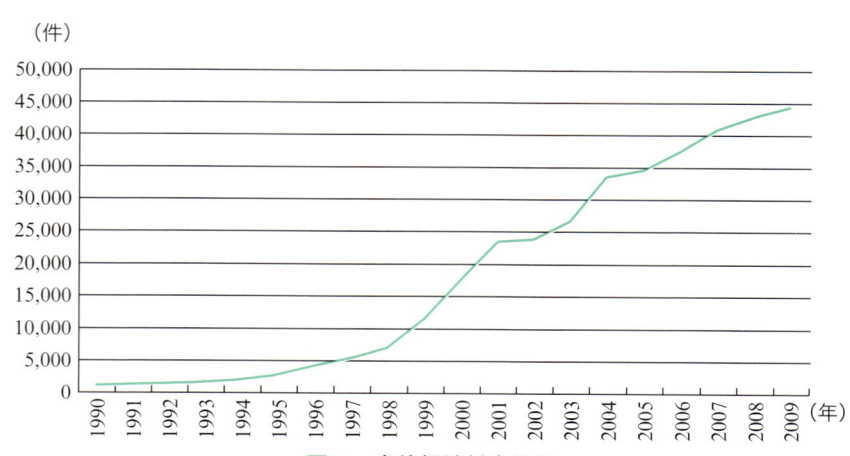

図1　虐待相談対応件数

件数は，現在とは比較にならないほど少ない 1,101 件であった．図 1 に示したように，その後，年々増加の一途をたどり，2009 年度には 1990 年度の 40.2 倍にもなっている．

　このグラフを概観して気付くのは，いわゆる「高原状態」が 2 カ所あることである．まず，2001 年度（23,274 件）から 2002 年度（23,738 件）にかけてであり，464 件のみの増加にとどまった．こうした状態に関して，当時，厚生労働省などの関係者は，わが国において社会的介入が必要とされるような虐待の発生数は年間に 23,000〜24,000 件程度であり，それがほぼ出尽くしたために緩やかな増加にとどまったものと推測した．しかし，事実はそうならず，2003 年度以降，再び急激な増加を示すようになっている．筆者は，23,000 件という件数は，わが国の子ども家庭福祉の容量（キャパシティ）を示す数字だと考えている．つまり，児童相談所などの関係機関が対応できる虐待通告の件数の上限が年間 23,000 件程度であり，それを超えた通告が，いわゆる「天井効果」によって抑制されるのではないだろうか．日頃，子ども虐待に関わっている関係者なら，次のような経験があるのではなかろうか．たとえば，保育園に通ってくる子どもの身体に傷があり，親から暴力を受けている可能性があると考えて児童相談所に通告をしても，「様子をみて，また何かあったら連絡してほしい」と言われ，児童相談所は「何もしてくれない」といった経験である（これは，決して児童相談所の怠慢を示すのではなく，対応の容量の限界を超えているために「何もできない」という実情を反映したものである）．虐待通告をするには，親とのその後の関係を考えるなど，心理的抵抗はかなり高いといえる．そうした抵抗を乗り越え通告したにもかかわらず，児童相談所から上記のような反応をされるという経験をすることで，「通告しても何かが期待できるわけではない」との思いから，その後の通告は抑制されることになるだろう．あるいは，後述する「岸和田事件」では，学校側は児童相談所に通告したと言い，児童相談所は「あれは通告ではなく相談だった」と主張した．本来，子ども虐待に関する児童相談所への連絡に通告と相談の区別はないが，児童相談所にしてみれば，通告となると何らかの対応をしなければならないことから，通告者に対して「通告」ではなく「相談」だと認識させようとする傾向が生じることになる．これも，天井効果による抑制の表れといえよう．

　その後，この 2002 年度にみられた天井効果が継続することはなく，2003 年度以降は再び大きな増加をみるようになった．それは，2003 年度中の 2004 年 1 月に岸和田事件がメディアによって報じられたためである．岸和田事件とは，大阪府岸和田市で，当時中学 3 年生だった男の子が，実父と継母による暴力および極端なネグレクトによって衰弱死寸前の状態で発見，保護されたものである．この際，上記のような児童相談所と学校間の応酬が全国的に報道され，特に学校関係者の耳目を集めることとなった．この報道に接した学校関係者は，「児童相談所が何もしてくれなくても，とりあえず通告しておかないと，後で万が一のことが起こった場合に大変なことになる」といった認識を持つようになり，その後の通告件数を押し上げることになったと考えられる．そして現在，通告件数は上記のように 44,000 件を超えている．

　天井効果がみられた 2002 年度の通告件数は 23,738 件であり，これを当時の全国の児童相談所に配置された児童福祉司の総数である 1,627 人で除すると，児童福祉司一人当たりの通告件数は 14.6 件ということになる．この 14.6 件に，2008 年度の児童福祉司総数である 2,358 人を乗ずると，約 34,000 件になる．つまり，2008 年度の虐待通告に対するわが国の児童相談所の対応の限界値は 34,000 件程度であり，実際にはそれを 10,000 件程度上回る通告がなされたことになる．このように，現在，わが国の子ども虐待の対応システムをはるかに凌駕する件数の虐待通告がなされているといえよう．

　こうした現状に対して，虐待対応に関する 1947 年の児童福祉法の制定以来の原則が 2005 年

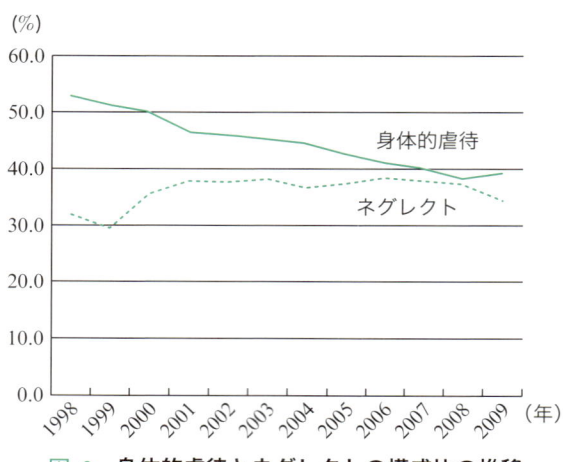

図2 身体的虐待とネグレクトの構成比の推移

度から変更されることになった．その原則とは，子ども虐待への対応には，保護者の意思に反した子どもの一時保護や施設入所など，親権の実質的な制限を伴うような行政行為がなされる可能性があり，そうしたいわば「強権」を適正に運用できるのは，都道府県や政令指定都市などの大きな地方自治体であり，したがって，子ども虐待への対応は，都道府県および政令指定都市（実務的にはこれらの自治体が設置する児童相談所）が専らとする，というものであった．こうした原則は，親の人権の適正な保護という観点で重要なものであるが，上述のように，児童相談所にはその対処能力をはるかに上回る通告がなされているのが現状である．そのため，この原則の変更が余儀なくされ，子ども虐待の通告の受付と調査などの初期的な対応を市町村にも義務付けることとなった．これが，図1の第二の高原状態を生むことになる．2003年度から2004年度にかけての通告件数の増加は6,839件であったのに対して，2004年度から2005年度にかけては1,064件と増加数が急に低下している．これは，通告先に市町村が追加されたためである．実際のところ，2005年度に全国の市町村が対応した虐待通告件数は40,222件であり，2009年度には56,219件にもなっている．このように，現在のわが国の子ども家庭福祉の現状では，子ども虐待に対する対応可能のキャパシティを増やせばそれに合わせて通告件数が増加するという，いわば「天井知らず」の状態にあるといえよう．

3）子ども虐待に対する認識の変化

　一般的には，子ども虐待というと，子どもに対する身体的な暴力などの身体的虐待が注目され，子どもへの適切なケアの不在を意味するネグレクトにはあまり関心が払われないように思われる．こうした傾向はわが国に限ったことではなく，世界のどの地域・社会においても同様であり，ネグレクトに関心が向けられるのは，身体的虐待への対応が十分に行われるようになって以降のことだとされている．1997～2009年のわが国の虐待通告における身体的虐待とネグレクトの構成比の推移を図2に示す．

　これをみると，2000年度以前は50％を超えていた身体的虐待の構成比が次第に減少し，2009年には39.3％となっている．これと呼応して，2000年度以前は30％程度であったネグレクトの構成比は年々上昇し，2009年度には身体的虐待をわずかに下回る34.3％にまで増加している．このように，現在の日本の社会では，古典的虐待といわれる身体的虐待の意識化と対応という虐待対応の第一期から，次第にネグレクトへの意識化・対応が中心となる第二期へと移行しつ

つあるといえよう．しかし，わが国では，ネグレクト関連の通告が全体の50%以上を占めるという欧米の現状に比べて，ネグレクトへの意識化はいまだ十分ではない可能性がある．また，上述のように，虐待の通告件数が児童相談所を中心とした子ども家庭福祉の対応能力をはるかに超えているとの現状にあっては，一見，子どもの命に関わる危険性が低いと見なされがちなネグレクトは，どうしても対応が遅れてしまう傾向がある．親が子どもをネグレクトしているという状況を，社会や社会システムがさらにネグレクトするという，『二重のネグレクト』とでもいいうるような現状にあるといえよう．

　身体的虐待に比べてネグレクトへの問題視が遅れる理由の一つは，ネグレクトの影響が過小評価されている，あるいは周囲に目にとまりにくいということが挙げられる．社会が子ども虐待を重大な問題であるととらえるようになる理由の一つは，子どもの死亡である．そのため，子どもの死亡に最も結びつきやすい身体的虐待がまず問題とされるわけである．その点，ネグレクトは子どもの死亡に直結するとはとらえられず，身体的虐待に比べて問題視されるのが遅くなる傾向があるといえる．しかし，家庭裁判所調査官研修所が行った，児童福祉法第28条の申立があった深刻な虐待事例40例の調査分析では，ネグレクトが全体の35%を占めていた[9]．また，厚生労働省社会保障審議会児童部会による，2006年の1年間に全国で発生した虐待死亡事例の分析においても，ネグレクトによる死亡が，心中および心中未遂を除く虐待死亡事例の39.7%を占めているとの結果となっている[10]．つまり，一般的な認識に反して，子どもの生命に関わるような深刻なネグレクトの事例が少なくないことがわかる．

　世界のどの国やどの社会においても，子ども虐待への意識化と対応の焦点は，身体的虐待，ネグレクト，性的虐待，そして心理的虐待の順で進んでいくとされている．わが国の場合は，上述のように，ようやくネグレクトへの意識化が始まったというところであろう．今後，わが国においても性的虐待や心理的虐待が大きな社会的問題となっていくと予想される．

　厚生労働省の福祉行政報告例によると，2009年度に全国の児童相談所が対応した性的虐待事例は1,350件であった．これは，虐待に関連する相談対応件数全体の3.1%に過ぎない．こうした状況は2009年度に限ったことではなく，ここ数年間の児童相談所の虐待対応件数に占める性的虐待の構成比は3.0%程度で推移している．この数値は，欧米の虐待に関する統計と比較すると極めて低い．国や地域によって多少のばらつきはあるものの，欧米では，性的虐待が全体の10〜20%程度を占めている．わが国の子ども家庭福祉領域では，子どもの性的虐待を看過してしまっている可能性が高いといえよう．

　藤澤と西澤は，東海，近畿，北陸地方の175カ所の児童養護施設を対象に，性的虐待を受けて施設に入所した子どもの調査を行った[11]．その結果，性的虐待の被害が確認されている子ども53人，および確認されていないものの性的虐待を受けた可能性が高いとされる子ども28人について回答を得た．この調査において性的虐待が確認されている子どもと，確認はされていないがその可能性があるとの認識が持たれている子どもの主たる違いは，子どもの開示（disclosure）の有無であった．つまり，わが国では，性的虐待の事実について，子どもが話すか話さないかが被害の「確認」に大きく影響しているといえる．

　性的虐待は，他の3つの種別の虐待と比較しても，その事実を話すことに子どもが強い抵抗を覚えるものである[12]．したがって，子どもに関わる援助職が性的虐待を受けた可能性があることを的確に認識し，子どもが安心感を持って被害の事実を話せるような関係形成が重要な意味を持つといえる．そのため，援助職には，子どものどのような心理的特徴や行動上の特徴が性的虐待に起因する可能性があるのかに関する知識が求められることになる．なお，性的虐待に関しては，本書第Ⅲ章5項の「性的虐待による症状とその治療」を参照いただきたい．

4）子ども虐待事例に対するソーシャルワークの現状と課題

　これまでみてきたように，1990年以降，子ども虐待という問題に対する社会的な関心および認識の高まりによって，児童相談所に通告される件数は急激に増え続けている．ここでは，そうした事例に対して，社会的にはどのような援助や支援が提供されているかをみておきたい．

　子どもが虐待を受けているとの認識を社会が持った場合，原則的には子どもの保護，適切な養育および治療の保障，親への治療・支援，可能な場合の家族の再統合のための援助といった，一連の支援や治療が提供されなければならない．こうした支援や治療は，ソーシャルワーク的な支援と心理臨床および精神医療の領域の治療に大別されることになる．わが国の現状では，結論的にいえば，子どもを虐待環境である家庭から分離し，児童養護施設や里親家庭をはじめとした養育機関に託して生活支援を提供するにとどまっているといえる．また，親に対する治療や支援に関しても，一部の児童相談所や民間団体による心理教育（たとえば，コモンセンス・ペアレンティングなど）や，家族の再統合を目標としたグループ・ワーク[13]の試みが行われるようになったものの，全般的にはほとんど不在といった現状である．

　1990年代に入って，子どもの虐待に関する専門書が相次いで出版されているが，90年代前半においてはそのほとんどが子どもの分離や保護に力点を置いたソーシャルワークに関するものであり，子どもや家族の治療に関する論文や書籍は1990年代の後半から2000年代にかけて散見されるようになったという状況にとどまっている．

　子ども虐待に対するわが国の対応が，いまだに子どもの保護・分離を中心としたソーシャルワーク的支援にとどまっていることは，法律面をみても明らかである．2000年に制定された虐待防止法は第4条で国および地方公共団体の義務を定めているが，その中心は，虐待されている子どもの発見と保護・分離を中心とした適正な措置となっており，その後のケアや治療については言及されていない．2004年に行われた法改正ではこの第4条が大幅に改正され，国・自治体の責務が，分離後の子どものケア，保護者のケア，および家族の再生に向けた取り組みにまで拡大された．こうした法律の改正をみる限り，子どもや親のケアの取り組みに対する意識は2000年代になってようやく生まれたということであろう．

　こうした意識の変化は，実は子ども家庭福祉のパラダイムの大きな転換を要求することになる．子ども家庭福祉領域における従来のソーシャルワークは，子どもの養育の第一義的責任は親および家庭にあると考え，親がその養育力の限界に達するまで社会は介入せず，それが限界に達して家庭の養育機能が破綻した段階で初めて社会が当該子どもの養育を引き継ぐという，いわば「バトンタッチ型」のパラダイムを持っていた．こうしたパラダイムでは，親の支援や治療，あるいは家族の養育機能の再生など，2004年の法改正で盛り込まれた支援の方向性は生まれない．これらの法改正の要素を含むのは，育児を当初から親・家族と社会との共同作業であるととらえる「協働型」のパラダイムだということになる．このように，虐待を生じた親・家族への支援を追及することは，子ども家庭福祉のパラダイムの転換という大きな課題をソーシャルワークに課することになるといえよう．

　先述のように，虐待への社会的対応が本格化したのは1990年代初頭のことである．それ以前の子ども家庭福祉は，戦後直後の児童相談所設立時の基本理念，つまり「親は子どもの権利の最大の擁護者であり，親を支援することで子どもの問題の解決に当たる」という姿勢を踏襲してきた．したがって，子どもの保護や家族外での養育に関しても，できる限り親の意向に沿う形で行うというのが基本であった．たとえ虐待事例であっても親を説得し，子どもの分離に関する同意を取りつけたうえで子どもを保護し，施設への入所を行うというソーシャルワークが主流だったわけである．しかし，こうしたソーシャルワークのあり方では，虐待防止法がい

う「児童の迅速かつ適切な保護」が行えず，場合によっては子どもの生命が危険にさらされるという実態が浮き彫りとなってきた．つまり，親の意向よりも子どもの心身の保護を最優先することが必要である事例が増加してきたわけである．こうした状況は，児童福祉法第 28 条による措置がとられる子どもの数の増加にも反映されている．最高裁判所事務総局家庭局の統計によると，児童福祉法 28 条事件の申立件数が，1999 年の 14 件に対して 2007 年には 247 件と大幅な増加を示している．これは，親の意に反して子どもを家族のもとから分離・保護しなければならないような深刻な事例の増加を示している．つまり，「親を支援することで子どもの問題を解決する」という従来のパラダイムを転換し，「親と対立してでも子どもを守る」といったソーシャルワークが求められることになったわけである．

　また，虐待事例の増加は，分離後の家族への援助のあり方に対する子ども家庭福祉の今ひとつの基本姿勢の変更を迫ることとなった．先述のように，従来，児童相談所は親の意向に沿う形で子どもを家族から分離してきた．つまり，「親の依頼」によって子どもを保護し，施設入所等を行ってきたわけである．そういったソーシャルワークの文脈においては，児童相談所などの援助機関が，子どもの分離後の親や家族への支援などといった積極的な働きかけをする必要はなかったわけである．親や家族の側に，子どもの養育を施設に頼る事情がなくなり，子どもの引き取りへの要求があればそれに対応することである意味十分だったわけである．ところが今日，特に虐待事例においては，親と対立してでも子どもの保護を優先するソーシャルワークが求められるようになった．こうした場合，親は，威圧や暴力を含む様々な形で子どもの家庭復帰を求めてくることが多く，なかには，施設に入所させた子どもを保護者が無理矢理家庭に連れ戻すといった事例も起こるようになった．こうした事例の増加の前には，「子どもを家庭から分離した後は，親や家族の様子をみる」といった消極的なソーシャルワークは通用せず，子どもの分離後も親や家族に積極的に関わるソーシャルワークが求められるようになったわけである．

5）「家族の再統合」の現状と課題

　前項でみてきたように，2004 年の防止法の改正では，国および地方公共団体の責務が，従来の虐待されている子どもの発見・保護に加え，「児童虐待を行った保護者に対する親子の再統合の促進」にまで拡大されているが，残念ながらこれはあくまでも理念上の事柄にとどまり，実効性のある施策や制度を提出するには至っていない．こうした状況のなか，現在の子ども家庭福祉の領域では，虐待を受けた子どもと家族の「再統合」が重視されるようになってきた．しかし，こうした「重視」は，虐待を受けた子どもや，虐待してしまった保護者・家族への適切な治療や支援の結果としての本来の再統合としてではなく，「どのような親であっても子どもは親によって養育されるのが最も幸福なのだ」という，科学的な検討を経ない「伝統的家族養育観」などの価値観によってもたらされたものであるといえよう．あるいは，児童相談所の一時保護所や児童養護施設などの児童福祉施設の慢性的満床状態に起因する，虐待を受けた子どもに適切な保護や保護後の社会的養育を提供できていない現状を反映しているともいえる．つまり，「ハイリスクの状態に置かれた子どもを保護するために，児童養護施設で養育されている子どものなかで，もとの家庭に戻れる可能性が少しでもあるものは，できる限り家庭に戻す」といった，子ども虐待の急増によって破綻の状況を呈しかけている子ども家庭福祉の窮余の策としての家族再統合だといえる．こうした，いわば「未熟な再統合」が最悪の事態をもたらす危険性があることは，すでにいくつかの事件として表面化している．虐待を理由に児童養護施設で生活していた子どもが，夏休みに帰宅していた親元で親からの暴力によって死亡した 2001

年の「尼崎虐待死事件」や，同じく施設で生活していた子どもが家族の元に無断で帰宅した後に同居人を含む家族の暴行で死亡した 2004 年の「柏虐待死事件」などは，こうした「未熟な再統合」がもたらした最悪の事態であるといえる．2010 年に NHK が全国の児童相談所を対象に実施した調査では，2009 年度内に全国の児童相談所が受けた虐待通告のうち，その通告以前に一時保護されたり児童養護施設等に入所したりという経過のあった事例が約 8,000 件あったことが明らかとなった．これは，2009 年度の虐待通告総数の約 20% にあたる．「未熟な再統合」がこうしたいわゆる「再虐待」へとつながった可能性は高いといえよう．

　現在の福祉現場の実践では，「家族の再統合」という言葉は，虐待を理由にいったん分離した親子がその関係を修復し再び同居生活を営むという意味で用いられることが多く，何らかの独立したプログラムや特殊な出来事をイメージさせるかもしれない．しかし，家族の再統合とはそれそのものが独立した出来事ではなく，援助の経過全体に織り込まれたプロセスだといえよう．虐待を生じた家族への援助・支援は，家族が子どもに対する適正な養育機能を回復することを目標に進められ，援助のいずれの段階においてもこの目標に資するような支援が提供されなくてはならない．虐待を生じた家族への支援には，予防的な支援，子どもと親の同居生活を維持しながらの在宅支援，子どもを家族からいったん分離して行う支援，分離後再び子どもを家族に戻して行う支援など様々な形態があるが，そのいずれにおいても「家族の養育機能の回復」というテーマが支援の中心となる．そして，子どもを家族から分離して支援する場合に，この「家族の養育機能の回復」が「家族の再統合」という結果につながるわけである．

　ここで重要なのは「援助の結果としての再統合」という視点である．子どもに対する虐待は，家族の養育機能の問題の表れであり，その背景には，家族の社会・経済的問題，家族関係や夫婦関係の問題，親の心理社会的問題，あるいは子どもの心理行動上の問題など，様々な次元の問題が複雑に絡み合って存在している．したがって，家族の養育機能が回復するためには，これらの問題の解決に向けた十分な支援が提供されなければならない．こうした支援の結果，家族の養育機能が十分に回復して初めて家族の再統合が可能になるわけである．逆にいえば，支援が不十分だったり，あるいはできる限りの支援を行ったにもかかわらず親や家族が抱えている問題があまりにも複雑かつ深刻なものであるために現在の治療や援助技術では十分な解決が得られない場合には，家族の再統合は不可能だとの結論になる．この点が十分に理解されないままに家族の再統合のみが重視された場合，先述のような「未熟な再統合」が起こり，再虐待や虐待死を含む不幸な事態が起こりえるわけである．

6）子ども虐待と精神的問題
①虐待が子どもにもたらす精神的問題

　上述のように，家族の再統合や養育機能の再生のためには，子どもや親への支援を適切に行う必要がある．そして，そのためには，虐待が子どもにもたらす精神的問題を的確に認識する必要がある．ここでは，子ども虐待に起因する子どもの精神的問題として，トラウマ関連障害，アタッチメント（愛着）の問題，解離性障害，および ADHD（注意欠陥・多動性障害）や反社会的行動などの行動上の問題について概観する．なお，これら子どもの精神的問題の詳細に関しては，本書の各章（トラウマ関連障害については第Ⅱ章第 1 項，アタッチメントの問題については第Ⅱ章第 2 項，解離性障害については第Ⅱ章第 3 項を，また行動上の問題については第Ⅲ章）を参照いただきたい．

a．トラウマ関連障害

　　トラウマに起因する精神障害として，DSM や ICD などの診断基準体系に唯一公式

に採用されている診断はPTSD（posttraumatic stress disorder, 外傷後ストレス障害）である．しかし，このPTSDは，災害や事故などの単回性あるいは限局性のトラウマ性体験に起因する症状が中心となっており，虐待やネグレクトなどの慢性的，反復的なトラウマ性体験が子どもに与える精神的，心理的影響をとらえるには十分でないといえる．いわゆるDV（配偶者間暴力）という慢性的な被暴力体験が被害者にもたらす心理的，精神的問題をとらえるうえで，PTSDという診断が十分ではないとの指摘もあり，こうした慢性的・反復的トラウマ性体験の特質を考慮に入れた診断として，DESNOS（disorder of extreme stress not otherwise specified, 他に特定されない極度のストレス性障害）が提案されている[14]．DESNOSの内容は，DSM-Ⅲ-RからDSM-ⅣへのPTSDの診断基準の改定においてその一部が反映されているものの，全体として正式に採用されるには至っていない．

　虐待やネグレクトなどの不適切な養育体験が子どもに与える影響を評価するうえでPTSDに備わった今一つの問題点は，不適切な養育というトラウマ性の体験が子どもの発達に与える影響を考慮に入れていないという点である．DSM-ⅢでPTSDが採用された際，主として成人が呈する症状を参考にその診断基準が作成されており，成長発達の途上にあるという子どもの特性が考慮されていない．こうした問題点をとらえて，NCTSN（National Child Traumatic Stress Network, 子どものトラウマティック・ストレスに関する全米ネットワーク）は"Developmental Trauma Disorder"（発達性トラウマ障害）という診断基準を提出している．この発達トラウマ障害は，生理レベル，感覚・感情レベル，行動・対人関係レベルにおける調節障害を主たる特徴としている．発達性トラウマ障害に関しては，本書第Ⅱ章第1項を参照いただきたい．なお，米国精神医学会は，2013年に出版が予定されているDSM-Ⅴの草案を公開しており，そこには『就学年齢未満の子どものPTSD』（Posttraumatic Stress Disorder in Preschool Children）という新たな診断基準が提案されている[15]．

b．アタッチメント（愛着）の問題

　アタッチメント（attachment）とは，いうまでもなくBowlbyによって提唱された概念であり，出生直後から，子どもがその主たる養育者に対して形成する行動面および心理的な結びつきを意味する．このアタッチメントは，養育者との関係や，その延長線上にある他者との関係の質に影響を及ぼすだけではなく，子どもの中枢神経系の発達，言語的発達，感情調節能力の発達にも影響を与え，また，思春期以降の反社会的な行動傾向と関連していることが指摘されている[16]．このように，乳児期から幼児期および子ども期早期にかけて形成されるアタッチメントは，子どもの様々な心理的，精神的な機能に影響を与えると考えられる．

　特に乳幼児期にかけて虐待やネグレクトなどの不適切な養育を受けた子どもは，アタッチメントに関する問題を呈しやすい．不適切な養育とアタッチメントの問題との関連については，大脳生理学的な要因を含め様々に絡んだ複雑な機序があると考えられるが，ここでは心理力動的な理解を提示する．不安や恐怖を感じ情緒的に不安定な状態になった際に，子どもはアタッチメント対象に接近したり接触するなどのアタッチメント行動を行い，その結果，安心感を回復し情緒的な安定性を取り戻す．このように，アタッチメントのもっとも基本的な機能は情緒的な安定化の促進であるといえる．これが，アタッチメント対象が子どもにとっての『安全基地』（secure base）と呼ばれる所以である．ところが，虐待やネグレクトを受けている子どもにとって，アタッ

チメント対象は安全基地として機能しないばかりか，場合によっては恐怖の源となってしまう可能性が高い．そのため，虐待やネグレクトを受けた子どもには，アタッチメントに関する問題を呈するものが少なくないと考えられる．アタッチメント・パターンの研究では，一般家庭で生活する子どもの多くは安定型（B型）と呼ばれるパターンを示し，その他，不安定型とされる回避型（A型）とアンビバレント型（C型）が多少みられるとされている[17]．それに対して，虐待やネグレクトを理由に里親家庭等で養育されている子どもは，これらB型およびA，C型のパターンを示さず，組織化されておらず方向性が定まっていないアタッチメント・パターンであるD型に分類されることが多い[18]．このように，虐待やネグレクトなどの不適切な養育経験が子どものアタッチメント形成に何らかの影響を及ぼすことは事実のようである．

今日の精神科の公式の診断体系では，アタッチメントに関連する精神障害として唯一記載されているのは，反応性愛着障害である．反応性愛着障害には，初めて会った大人に誰彼なしにベタベタするなど強いアタッチメントの存在を思わせるような対人関係を特徴とした脱抑制型と，大人との関係を回避し，誰とも親密な関係を持たない抑制型の2つの下位分類がある．Zeanahらは，反応性愛着障害は，そもそもアタッチメントが形成されていないことによる無愛着性障害であり，多くの場合，アタッチメントの問題は無愛着ではなく，アタッチメント対象との歪んだ関係（これを『安全基地の歪み』と呼ぶ）を特徴とするアタッチメント障害であるという考え方を提起している[19]．なお，前述のD型アタッチメント・パターンとこれらのアタッチメント障害との関係は今のところ明らかになっていない．

c．解離性障害

解離性同一性障害をはじめとする解離性障害の病因が幼少期の虐待などのトラウマ性体験にあることを示唆する研究は多い[20)21)]．田中は，児童養護施設の子どもと一般家庭の子どもとのCDC（Child Dissociative Checklist，子ども用解離症状チェックリスト）を比較し，児童養護施設の子どもの解離症状得点が一般家庭の子どもに比べて有意に高いことを見出している[22]．今日の児童養護施設への入所理由の多くが，虐待やネグレクトなどの不適切な養育であることを考えるなら，この結果は，不適切な養育と解離の関係性を示唆しているといえよう．

解離には，トラウマ性体験のもたらす精神的な衝撃に対する防衛機制としての機能があると考えられており，重度の身体的虐待や性的虐待という身体的な侵入を伴うトラウマ性体験を繰り返し受けることで解離という防衛が多用された結果，解離性障害を発症すると考えることが可能である．Putnamは，『離散行動状態モデル』によって，トラウマ性体験と解離性障害，特に解離性同一性障害の関係をうまく説明している[23]．乳幼児の自己は未統合の状態で，そもそも解離的であるといえる．こうした解離的な状態（離散行動状態）にある乳幼児の自己は，親などの養育者からの適切な働きかけによって，それぞれの行動状態間に適切な連絡経路が形成され，次第に統合された安定的な自己の形成に至る．ところが，虐待やネグレクトなどの不適切な養育は，この行動状態間の連絡経路の形成を阻害することになり，結果として相互に独立した複数の行動状態にとどまってしまい，統合的な自己の形成に至らないと考えられるわけである．

解離性障害は先述したアタッチメント関連障害と関係している可能性がある．Liottiは，上記のD型アタッチメント・パターンが，後の解離性障害の予測因子とな

るとし，アタッチメントの問題と，解離性障害の関連を示唆している[24]．これは，上記の行動状態とアタッチメントに関連性があることによるのかもしれない．たとえば，子どもはある人とのアタッチメント関係において，その関係に特異的な「自己状態」（一定の行動状態）を発達させる可能性がある．子どもは，母親，父親，祖父母，保育所の保育士など，限定的な複数の大人との間で同時並行的にアタッチメント関係を形成すると考えられ，それぞれの関係において，相互にある程度独立した自己状態が生じる．こうした相互にある程度の独立性をもった自己状態が，関係特異的であったアタッチメント・パターンの統合にともなって一つの自己としてまとまっていくと考えられるわけである．したがって，アタッチメントに関する問題が，自己の統合を阻害し，解離性障害につながると考えることが可能である．

d．行動上の問題

　虐待やネグレクトなどの不適切な養育を受けている子どもは，小学校低学年などの子ども期初期にADHDと診断される場合が少なくない．現在の精神医学はADHDを先天性の障害であるとしているため，虐待とADHDの合併については，「ADHDの子どもの不注意や衝動性の問題で子育てに困難を感じた親が，それが『障害』の特性だとの理解がないままに，子どもの行動を過剰に統制しようとしたため虐待に至る」との理解が示されている．しかし，乳幼児期の不適切な養育が，子どもにADHDと共通した行動特徴をもたらす可能性も否定できないように思われる．

　注意の問題に関しては，乳児と親との間に良好な関係があるほど，乳児の注意が親に向きやすく（親の追視など），また，成長に伴って，親が注意を向けている方向に乳幼児が自らの注意を向けるという共同注視という現象が多く生起することが知られている．このように，親との良好な関係は，もともと散漫であった乳幼児の注意に一定の方向性を与えることに寄与していると考えられる．また，衝動性に関しても親との関係性が影響している可能性がある．たとえば，子どもが何らかの，特に新規な行為をしようとする場合，親との関係が良好な子どもには『社会的参照』（social reference）という行動が多く生起することが知られている．社会的参照とは，ある行動を行うかどうかを迷うような場面で，親などの大人の表情や感情表出などを，自分が行おうとする行動に対する「承認」や「拒否」として読み取り，行動を決定することを意味する．つまり，親との関係が良好である子どもは，こうした社会的参照を多く行うことによって，衝動性に対するコントロールが獲得されると考えられるわけである．このように，ADHDに特徴的だとされる注意や衝動性をめぐる問題には，親との関係が関与している可能性があるといえよう．

　虐待やネグレクトに関連するいま一つの行動上の問題として，いわゆる非行などの反社会的行為がある．不適切な養育環境で育つ子どもは，特に小学校高学年以降に，こうした反社会的な問題を呈するようになることが少なくない．非行傾向を示す子どもたちのための入所型福祉施設である児童自立支援施設や，矯正施設である少年院に入所・入院している子どもの多くに被虐待歴があることは周知の通りである[25][26]．不適切な養育と子どもの非行の問題との関連は様々である．たとえば，思春期以降の子どもは，親からの虐待を回避するために夜間に外出したり，あるいは家出といった虞犯行為を行う場合があり，また，その経過で万引きなどの軽度非行に至ることがある．また，不適切な養育が，子どもの共感性や道徳性の形成を阻害し，それらが反社会的

な行為の誘因となる場合もあると考えられる．筆者は，先述したアタッチメントの形成不全が内的作業モデルの形成を阻害し，それが共感性や道徳観の発達に影響を与えるのではないかと考えているが，こうした点を明らかにした実証的研究は今のところ見当たらない．

②子どもの虐待を生む親の精神的問題

子ども虐待と関連した精神的・心理的問題には，これまでみてきた，不適切な養育が子どもにもたらす精神的な問題以外に，子どもを虐待する親の精神的，心理的な問題がある．こうした親の精神的問題の詳細は本書第Ⅳ章「虐待傾向のある親の理解と対応」を参照していただくこととし，ここでは，虐待傾向を示す親の特徴の一つである『虐待の世代間伝達』と，こうした世代間伝達を生じる精神力動について概観する．

a．虐待傾向に関連する親の心理的状態の理解：精神医学や臨床心理学の知見

子どもへの虐待傾向を示す親についてもっとも特徴的だと指摘されているのは「虐待の世代間伝達」，すなわち親自身の幼少期における被虐待体験である[27]．鵜飼[28]は，Hunter ら[27]および Fonagy[29]の研究を参照し，親の被虐待体験が自らの子どもへの虐待として伝達されるのを促進する要因を分析している．Hunter と Kilstorm は，子どもの頃に虐待を受けて成長した親のうちで，自分の子どもを虐待してしまう親の多くは自分自身の被虐待体験を明確に述べることができないのに対して，虐待をしない親は，自分自身の体験を振り返ってより率直かつ詳細に述べることができ，また，自分が子どもに対して虐待を繰り返してしまう危険性があるということを認識できていたとしている．つまり，自分自身の被虐待体験のワーク・スルーが，世代間伝達を生じるか否かの鍵を握っているのということになる．また，Fonagy は，虐待傾向を有する親にみられる子どものサインや要求に対する応答性の悪さの起源が，子どもの頃に虐待を受けて育ったことによって形成された心理的防衛にあるとみている．つまり，子どもとの現在の関係を妨げている要因の一つが，自己の幼少期の虐待体験によって形成された心理的防衛だというわけである．

虐待を行う親のすべてが子どもを虐待するわけではなく，また，自身に被虐待体験がなくとも子どもを虐待してしまう親が存在することも事実である．しかし，世代間伝達を示す親が多くいること，また，そうした事例では虐待の程度が深刻であり，その背景にあると思われる精神的病理や家族病理が複雑であることもまた事実である．こうした親や家族への支援が困難を極めている現状を考えるなら，世代間伝達を導く心理精神的要因を理解することの持つ意味は非常に大きいといえる．

b．虐待の世代間伝達につながる親の心理的特性とその精神力動的理解

先述した世代間伝達の心理は，あくまでも症例検討から導かれたものであり，「臨床知」としての重要性はあるものの，いわゆる客観性を備えた知見とは言いがたい．そこで筆者らは，子どもへの虐待傾向につながる保護者の心理状態（虐待心性）をある程度客観的に把握することを目的に，『虐待心性評価尺度』（Parental Abusive Attitude Inventory：PAAI）という自記式質問紙尺度の開発を行ってきた[30]．その結果，小学校低学年の子どもおよび 1～3 歳の乳幼児を持つ一般家庭の母親約 650 人を対象とした調査などから，「体罰肯定観」（子育てには体罰は必要であるとする価値観），「自己の欲求の優先傾向」（子どものニーズと親のニーズに葛藤が生じた際に親自身のニーズを優先する傾向），「子育てに対する自信喪失」，「子どもからの被害の認知」（客観的状況

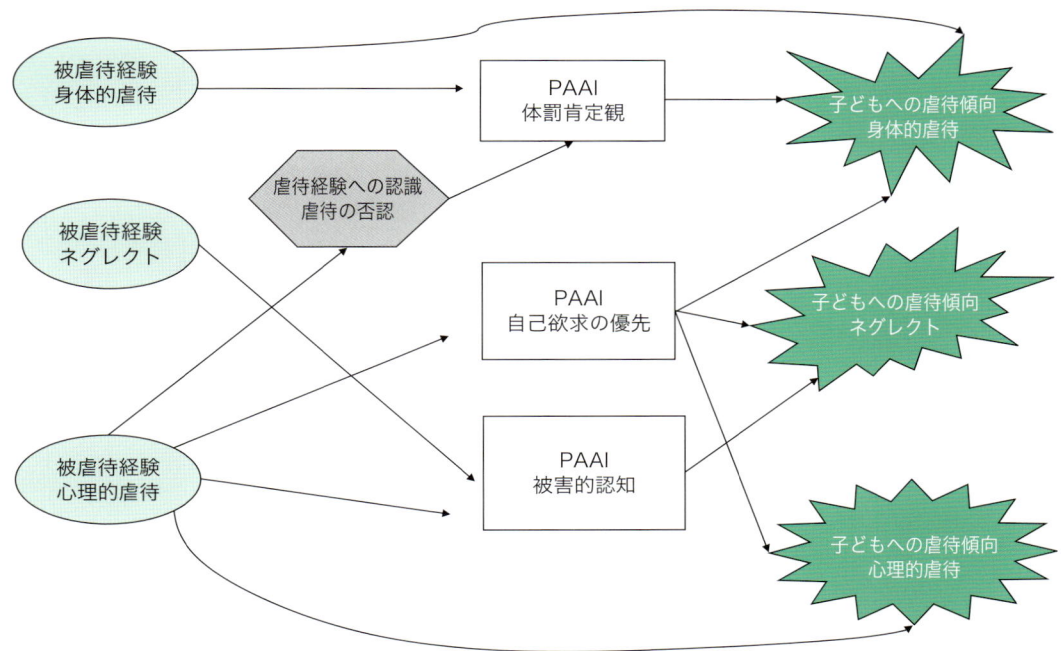

図 3 被虐待体験・虐待心性・虐待行為の関連

とは無関係に，子どもの存在や行動によって自身が被害をこうむっているという親の認知），「子育てに対する疲労・疲弊感」，「子育てへの完璧志向性」（親である以上，子育ては完璧に行わねばならないとする志向性），および「子どもに対する嫌悪感・拒否感」という7因子尺度からなる虐待心性評価尺度が得られている．

この PAAI によって把握される虐待心性と，母親自身の幼少期の被虐待経験，および子どもへの実際上の虐待傾向との関連をみた調査では，被虐待経験および実際の虐待傾向と特に関係が深かった PAAI の下位尺度は「体罰肯定観」，「子どもからの被害の認知」および「自己の欲求の優先傾向」であることが明らかとなった（図3）．なお，この調査では，一般人口を対象としたため，性的虐待に関する調査項目は含んでいない．

図3では，左側に母親自身の幼少期の被虐待経験が，右側に子どもに対する実際の虐待傾向が，そして中間には PAAI によって把握された虐待心性が示されている．また，統計学的に有意な関係が認められた項目間を矢印で結んである．この分析では，「身体的被虐待体験」→「体罰肯定観」→「子どもへの身体的虐待傾向」，「被ネグレクト体験」→「子どもからの被害の認知」→「子どもへのネグレクト傾向」，「心理的被虐待体験」→「自己の欲求の優先傾向」→「子どもへの身体的・心理的虐待及びネグレクト傾向」という，主に3つのパスがあることが示された．

幼少期に身体的虐待を受けた親が「体罰肯定観」を持ち，その結果として子どもに身体的虐待を生じるという関連性は十分に了解可能である．自分自身の被養育体験が育児モデルとなった結果であるといえる．また，そうした被養育体験を「肯定的」にとらえようとして（たとえば，「親が自分に暴力を振るったのは，私のことを思えばこそのことだったのだ，などという認識），体罰肯定観を持つといった心理力動も考えられよう．

ネグレクトを受けて育った子どもは，親が自分のニーズを満たしてくれないという状態を慢性的に経験するため，「どうせ自分のことなんか誰も大切にしてくれない」といった被害感を持ちやすい．そうした被害感が自分の子どもとの関係にも持ち込まれ，子どもの行動や存在によって自分自身が被害を受けているとの認知が親に生じ，その結果，自分の子どもをネグレクトしてしまう危険性が増大するのだと考えられる．

　心理的虐待を受けて育った子どもの場合には，親から「あなたはいらない子だ」といったような，自己の価値を否定するようなメッセージを受けながら成長しており，そのために子どもの心理的成長にとって必要な「子どもとして当然の欲求」の充足体験が得られてこなかったと考えられる．その結果，成長後にも，子育てにおいて自己の欲求をペンディングして子どもの欲求を優先することが困難となり，様々なタイプの虐待へとつながるという解釈が可能であろう．

　なお，図中に示した「虐待経験への認識：虐待の否認」は，自身の被虐待体験に対する現在の親の心理的な態度を意味する．「虐待の否認」とは，たとえば，「親に殴られたが，あれは私が悪かったからだ」といった具合に親の虐待行為の原因を自己に帰属させる認知を指している．つまり，自分が受けた暴力の「虐待性」を否認している場合，「体罰肯定感」につながり，自分の子どもへの身体的虐待が生じやすくなることが示されているわけである．

7）おわりに

　本稿でみてきたように，わが国において子どもへの虐待やネグレクトが社会的な関心を集めるようになって約20年が経過した．その間に施行された児童虐待防止法や児童福祉法は数度の改正を経て，子ども虐待への社会的対応は強化されてきた．しかし，現時点では，虐待を受けた子どもを家庭から分離することで精一杯といった状況であり，虐待を受けた子どもの治療やケア，虐待傾向のある親の治療や支援といった，精神医学や心理臨床の領域における対応はほとんどなされてきていないといえる．その結果，上述のように，誤った家族再統合が実施され，それが「再虐待」へとつながっている可能性がある．このように，現在のわが国の子ども虐待への予防および対応の領域において，子どもや親の精神的な問題の治療やケアは極めて重要な意味を持っているといえよう．

文　献

1) Kempe CH, et al：The battered child syndrome. Journal of American Medical Association 1962；**181**：17-24
2) Shelman EA, et al：The Mary Ellen Wilson：Child abuse case and the beginning of children's rights in 19th century America. McFarland & Company, 2005
3) 庄司順一：メアリー・エレン再び．子どもの虐待とネグレクト 2007；**9**：273-276
4) Merrill EJ：Physical abuse of children：An agency study. In V DeFrancis（ed），Protecting the battered child. American Humane Association, 1962
5) Bryant HD：Physical abuse of children：An agency study. Child Welfare 1963；**42**：125-130
6) Steele B, et al：A psychiatric study of parents who abuse infants and small children. In RE Helfer, et al（ed），The battered child. University of Chicago Press, 1974
7) 大阪府児童虐待調査研究会：被虐待児のケアに関する調査報告書．大阪府委託調査研究報告，1989
8) 小林美智子：虐待問題が日本の社会に鳴らした警鐘：虐待防止法までの10年，その後の10年，そしてこれからの10年．子どもの虐待とネグレクト 2010；**28**：8-24
9) 家庭裁判所調査官研修所：児童虐待が問題となる家庭事件の実証的研究：深刻化のメカニズムを探る．2003
10) 厚生労働省社会保障審議会児童部会：子ども虐待による死亡事例等の検証結果等について．児童虐待等要保護事例の検証に関する委員会第4次報告，2008

11）藤澤陽子，西澤　哲：性的虐待を受けた子どもの性化行動に関する研究：Child Sexual Behavior Inventory（CSBI）を用いた評価の試み．2006年度明治安田こころの健康財団研究助成論文集 2007；**42**：156-165
12）亀岡智美：性的虐待とそのケア．児童青年精神医学とその近接領域 2002；**43**：395-404
13）犬塚峰子，他：児童虐待　父・母・子へのケアマニュアル：東京方式．弘文堂，2009
14）van der Kolk BA：The complexity of adaptation to trauma：Self-regulation, stimulus discrimination, and characterological development. In BA van der Kolk, et al（ed）, *Traumatic stress：The effect of overwhelming experiences on mind, body, and society*. Gulford, 1996／西澤　哲（監訳）：トラウマティック・ストレス：PTSDおよびトラウマ反応の臨床と研究のすべて．誠信書房，2001
15）就学年齢未満の子どものPTSD．www.dsm5.org/pages/default.aspx
16）Brisch KH：*Treating attachment disorder：From theory to therapy*. Guilford Press, 2002
17）Ainthworth MDS, et al：*Patterns of attachment：A psychological study of the strange situation*. Erlbaum, 1978
18）Main M, et al：Discovery of an insecure-disorganaized/disoriented attachment pattern. In TB Brazelton, et al（ed）, *Affective development in infancy*. Ablex, 1986
19）Zeanah C et al：Disturbance and disorders of attachment in early childhood. In C Zeanah（ed）, *Handbook of infant mental health*. Guilford Press, 2000
20）Putnam FW, et al：The clinical phenomenology of multiple personality disorder：review of 100 recent cases. *Journal of Clinical Psychiatry* 1986；**47**：285-293
21）Ross CA：*Dissociative identity disorder：Diagnosis, clinical feature and treatment of Multiple Personality*. John Wiley & Sons, 1996
22）田中　究：虐待と解離性障害．児童青年精神医学とその近接領域 2005；**46**：39-44
23）Putnam FW：*Dissociation in children and adolescents：a developmental perspective*. Gulford Press, 1997
24）Liotti G：Disorganaized/disoriented attachment in the etiology of the dissociative disorders. *Dissociation* 1992；**4**：196-204
25）田中康雄：虐待された子どもが示す非行・犯罪．子どもの虐待とネグレクト 2006；**18**：308-316
26）藤岡淳子，他：非行少女の性虐待体験と支援方法について：施設での実態調査から．子どもの虐待とネグレクト 2006；**18**：334-342
27）Hunter RS, et al：Breaking the Cycle in Abusive Families. *American Journal of Psychiatry* 1979；**136**：1320-1323
28）鵜飼奈津子：児童虐待の世代間伝達に関する一考察．心理臨床学研究 2000；**18**：402-411
29）Fonagy P：Measuring the Ghost in the Nursery. *Bulletin of the Anna Freud Centre* 1991；**14**：115-131
30）西澤　哲，他：平成17年度厚生労働科学研究費補助金（子ども家庭総合研究事業），児童福祉機関における思春期児童等に対する心理的アセスメントの導入に関する研究．分担研究報告書，虐待の行為につながる心理的特徴について：虐待心性尺度（Parental Abusive Attitude Inventory：PAAI）の開発に向けての予備的研究，2006

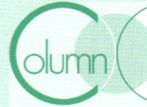 脳機能への影響

福井大学大学院医学系研究科附属子どもの発達研究センター　友田明美
熊本大学大学院生命科学研究部小児発達学分野　増田将人

　昨今とどまるところを知らない児童虐待報道の増加は,「親子の絆」の破綻を端的に示すものに他ならない.児童虐待には殴る,蹴るといった身体的虐待や性的虐待だけでなく,暴言による虐待,不適切な環境での養育,家庭内暴力（domestic violence：DV）を目撃させることなども含まれる.虐待で受けた身体的な傷がたとえ治癒したとしても,発達過程の脳に負った傷は簡単には癒やされないということがこれまでの研究でわかってきた[1)2)].すなわち,子どものときに激しい虐待を受けると,脳の一部がうまく発達できなくなってしまうのである.そういった脳の傷を負ってしまった子どもたちは,大人になってからも精神的なトラブルで悲惨な人生を送ることになる.被虐待児の脳がいかに傷ついていくのか,ヒトの"こころ"の脳・神経科学的な働きについて,米国ハーバード大学精神科との共同研究で明らかになってきたことをご紹介したい.

1. 虐待による高次脳機能異常

　小児期に被虐待経験を持つ人たちの短期記憶が非常に劣っていることが1990年代に報告されるようになった[3)].Teicherらの検討でも,被虐待経験を持つ女性（18〜22歳）の記憶力を評価したところ,対照群と比べて明らかに視覚短期記憶能力が低下していた[4)].

　単調な課題を反復実行させて「注意力の持続状況」を計測する認知実験課題に「持続遂行課題（CPT）」があり,自己制御の的確な評価が可能である.Navaltaらは小児期に性的虐待を受けた女子大学生を対象に,CPTを使って「注意力の持続状況」を調べたところ,健常大学生の対照群に比べて被虐待群では,反応を実行する,つまりボタンを押すまでの反応時間の変動が異常に激しく,しかも反応抑制力が劣っていた[5)].これらの結果から,被虐待経験者では注意力や認知力に関する神経心理学的な問題が明らかに存在すると考えられる.さらに被虐待経験者では,虐待を受けた期間と彼らの視覚性課題に対する記銘力障害の間に強い関連を認めている.また,彼らが大学に入学するために所得したscholastic aptitude test（SAT）の数学のスコアは,トラウマが全くない女子大生と比較して有意に低かった[6)].

　以上のことからも,被虐待経験者は高次脳機能である情報処理能力や認知力に障害を有していると考えられる.EndoらはADHDと被虐待児が呈する解離の臨床症状が非常に酷似していることを報告し,著者らも一連の問題を総称して「社会性発達障害」と呼んでいる[4)7)].

2. 性的虐待による脳への影響

　Tomodaらは小児期に性的虐待を受けた米国人女子大生23名と,年齢・民族・利き手・学歴・被験者の生活環境要因をマッチさせた全く虐待歴のない健常対照女子大生14名とで,脳形態（脳皮質容積）の違いを形態画像解析（voxel based morphometry：VBM）とフリーサーファー（大脳表面図に基づくニューロイメージング解析）を用いて比較検討し

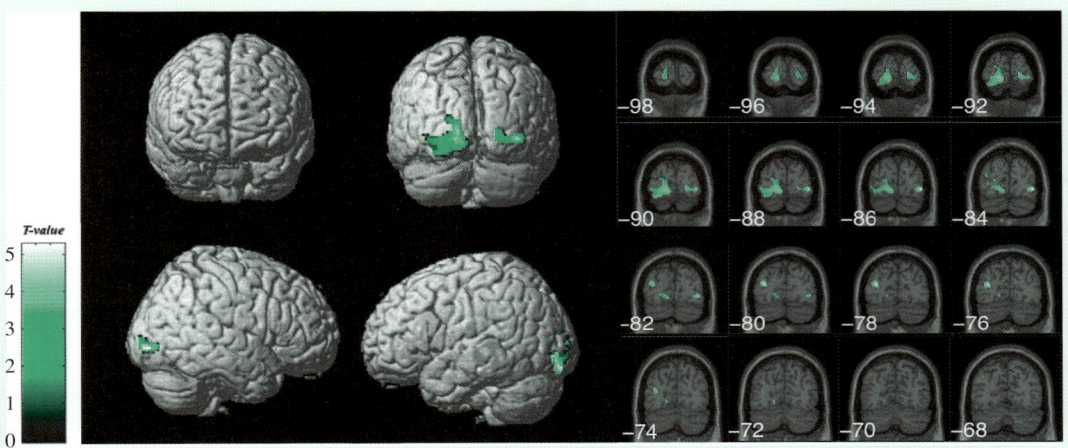

図1 小児期における性的虐待が脳に与える影響
VBMによる小児期に性的虐待を受けた若年成人女性群（23名）と健常対照女性群（14名）との脳皮質容積の比較検討．被性的虐待群で両側一次視覚野（17〜18野）の有意な容積減少を認めた（カラーバーはT値を示す）．

た[8]．MRI画像は1.5T Siemens Trio MRI systemで得られた高解像度T1強調像を用いた．

　その結果，被性的虐待群で左の一次視覚野（17〜18野）の有意な容積減少を認めた（図1）．特に際立った容積減少を認めた部位は，左の舌状回（17野）と下後頭回（18野）であった．

　これらの結果は，思春期発来前の11歳頃までに虐待を受けた被験者で著しく際だっていた．しかも11歳頃までに性的虐待を受けた期間と視覚野の容積減少との間には有意な負の相関を認めた．つまり，虐待を受けた期間が長ければ長いほど一次視覚野容積が小さいことがわかったのである．また被性的虐待群では，視覚性課題に対する記銘力が低下していることは前述した通りだが，視覚性記銘力も一次視覚野容積と強い正の関連を示していた．

　Gareyらは，ヒトの一次視覚野のシナプス密度は生後8カ月でピークに達し，生後11歳頃までにはシナプス密度が成人レベルまで徐々に減っていくことを報告している[9]．すなわち，視覚的な経験がヒトの視覚野の発達に影響を及ぼすのは，せいぜい11歳頃までだと考えてよいだろう．思春期前の脳の発達期に重大なトラウマを受けたことで，被虐待児の一次視覚野に何らかの変化が生じたと考えられる．

　一般に，右視覚野は粗大な（Global）像をとらえるために働き，左の視覚野は細かい詳細な（Local）像をとらえるために働くとされている．上述のような脳機能における変化は，残酷な性的虐待を繰り返し受け続けてきた被虐待児たちが，トラウマ的な出来事の詳細な像を「見る」ことを回避した表れではないかと推察される．

3．暴言虐待による脳への影響

　親からの暴言が子どもへ日常的に浴びせられる行為は，精神的虐待として米国では高頻度で通報される．こうした体験を持つ子どもには過度の不安感，泣き叫び，おびえ，睡眠障害，うつ，引きこもり，学校にうまく適応できないなど，様々な問題がみられる[10)11]．親からの暴言虐待によって生じる子どもの脳の形態学的変化とは，いかなるものであろう

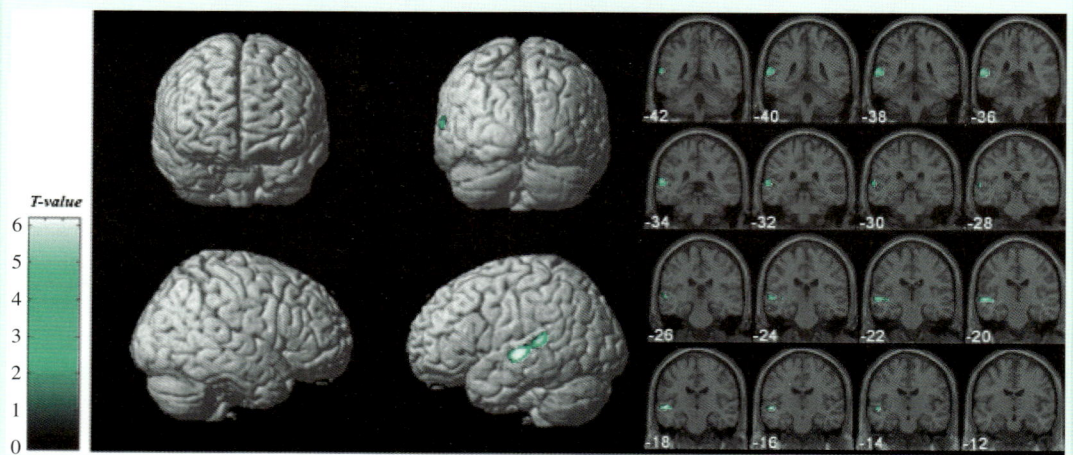

図 2 小児期における暴言虐待が脳に与える影響
VBM による小児期に暴言虐待を受けた若年成人群（21 名）と健常対照者群（19 名）との脳皮質容積の比較検討．被暴言虐待群で左聴覚野（22 野）の有意な容積増加を認めた（カラーバーは T 値を示す）．

か．われわれは小児期に受けた暴言による虐待のエピソードが被虐待児の脳にどういった影響を及ぼしていくのかを検討するため，被暴言虐待者を対象に高解像度 MRI の形態画像解析を行った[2]．

被験者は総勢 1,455 名に及ぶ一般市民から広告を通して集められ，いかなる投薬治療も受けていなかった．小児期に親から暴言虐待を受けたが性的虐待や身体虐待を受けていない米国人の男女 21 名（18〜25 歳）と，年齢・民族・利き手・学歴・生活環境要因をマッチさせた虐待歴のない健常対照者 19 名を対象に，VBM を用いて脳皮質容積の比較検討をした．MRI 画像は 3T Siemens Trio MRI system で得られた高解像度 T1 強調像を用いた．

興味深いことに，言葉による虐待を受けた群では健常群に比べて，左半球の上側頭回灰白質の容積が 14.1％も有意に増加していた（図 2）．すなわち，殴る，蹴るといった身体的虐待や性的虐待のみならず，暴言による精神的虐待も発達過程の脳に影響する可能性が示唆された．

また暴言の程度をスコア化した評価法（parental verbal aggression scale）による検討では，同定された左上側頭回容積は母親・父親の双方からの暴言の程度と正の関連を認めた．優位半球（左脳）の上側頭回の後部から角回にかけては聴覚性または聴覚性言語中枢（ウェルニッケ［Wernicke］野）があるとされており，会話，言語，スピーチなどの言語機能に関して鍵となる場所である．被暴言虐待者脳の拡散強調テンソル画像（DTI）解析でも，失語症と関係している弓状束，島部，上側頭回を含めた聴覚野の拡散異方性の低下が示されている[12]．以上の結果から，親から日常的に暴言や悪態を受けてきた被虐待児たちは聴覚野の発達に障害を有していることが推察された．これは，被虐待児たちがトラウマとなるようなことを「聞く」のを回避したことの表れであると考えられる．

4．厳格体罰による脳への影響

小児期に過度の体罰を受けると，行為障害や抑うつといった精神症状を引き起こすことが知られている．しかしながら，過度の体罰の脳への影響はこれまで全く解明されておら

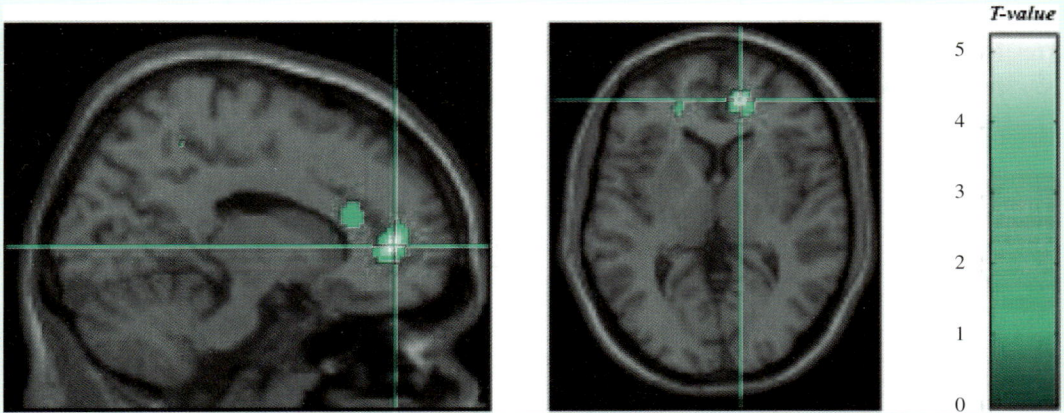

図 3 小児期における厳格体罰が脳に与える影響
VBM による小児期に厳格体罰を受けた若年成人群（23 名）と健常対照者群（22 名）との脳皮質容積の比較検討．被厳格体罰群で右前頭前野内側部（10 野），右前帯状回（24 野），左前頭前野背外側部（9 野）の有意な容積減少を認めた（カラーバーは T 値を示す）．

ず，また，体罰を受けた人の脳の形態画像解析もこれまで報告されていない．われわれが検討したところ，驚くべきことに，「体罰」でも脳が打撃を受けることがわかった[13]．

小児期に長期間，継続的に過度な体罰（頬への平手打ちやベルト，杖などで尻をたたくなどの行為）を 4～15 歳の間に受けた 18～25 歳の米国人男女 23 名と，利き手，年齢，両親の学歴，生活環境要因をマッチさせた体罰を受けずに育った同年代の男女 22 名を調査した．体罰を受けた状況は年 12 回以上かつ 3 年以上とした．被験者が体罰を受けた期間は平均 8 年 6 カ月だった．形態画像解析（VBM）には 3T で得られた高解像度 T1 強調像を用いた．

厳格体罰経験群では，健常対照群に比べて感情や理性などをつかさどる右前頭前野内側部（10 野）の容積が，平均 19.1％減少していた（図 3）．実行機能と関係がある右前帯状回（24 野）は 16.9％，物事を認知する働きなどがある左前頭前野背外側部（9 野）は 14.5％容積減少を認めた．症状質問表（symptom questionnaire）の"満足度"を測る尺度のスコアと右上側頭回，左下頭頂小葉，右紡錘状回，左の中前頭回の容積は被験者全体で正の相関があった．特に，左下頭頂小葉（40 野）の容積と"満足度"を測る尺度のスコアの間には著明な正の相関を認めた．

最近，小児期に精神的虐待を経験した人の脳でも前頭前野背内側部の容積減少が引きこされることがわかってきた[14]．以上から，過度の体罰という小児期のトラウマが前頭前野の発達に影響を及ぼしていることが示唆され，"こころ"に負った傷は容易には癒やされないことが予想された．またこのことから，過度の体罰と虐待との境界は，非常に不明瞭であることも示唆される．

5．おわりに

虐待によって生じる脳の変化はいかなるものなのかという問いに，近年の脳の画像診断法の進歩が貢献してきた．それによってわかってきたことは，児童虐待は発達するヒトの脳機能や神経構造に大きな変化を与えるということである．もっともこれらの変化は，幼

い頃に激しい情動ストレスに遭ったときに，脳に分子的・神経生物学的な変化が生じ，「非適応的なダメージが与えられてしまった」と考えるべきではない．むしろこれらの変化は，神経の発達をより「適応的」な方向に導いた結果だ，と考えるべきであろう．被虐待という危険に満ちた過酷な状況の中で生き残っていけるよう，脳を適応させていった結果だと考えられるのだ．

　小児期に受けた虐待は脳の正常な発達を遅らせ，取り返しのつかない傷を残しかねない．簡単に確かめられる傷跡ではないだけに見逃されがちであるが，身体の表面についた傷よりも根は深く，子どもたちの将来に大きな影響を与えてしまう可能性がある．極端で長期的な虐待ストレスは，子どもの脳を作りかえ，様々な反社会的な行動を起こすよう導いていく．少子化が叫ばれる現代社会で，大切な未来への芽を間違った方法で育めば，社会は自分たちの育てた子どもによって報いを受けなくてはならないだろう．

　虐待は連鎖する．虐待を受けた子どもは成長して，自らの子どもを虐待し，世代や社会を超えて悲惨な病が受け継がれていくだろう．この痛ましい現状からいえることは，数え切れない幼い犠牲者たちが癒やされない傷を負う前に，何としてもこの流れを断ち切らねばならないということである．今後も被虐待児における脳発達障害の病因・病態の解明とともに早急な治療法の確立が望まれる．

文　献

1) 友田明美：新版　いやされない傷―児童虐待と傷ついていく脳―．診断と治療社，2012
2) Tomoda A, et al：Exposure to parental verbal abuse is associated with increased gray matter volume in superior temporal gyrus. Neuroimage 2011；**54**（Suppl 1）：S280-286
3) Bremner JD, et al：Deficits in short-term memory in adult survivors of childhood abuse. Psychiatry Res 1995；**59**：97-107
4) Teicher MH, et al：The neurobiological consequences of early stress and childhood maltreatment. Neurosci Biobehav Rev 2003；**27**：33-44
5) Navalta CP, et al：Effects of childhood sexual abuse on neuropsychological and cognitive function in college women. J Neuropsychiatry Clin Neurosci 2006；**18**：45-53
6) Teicher MH, et al：Neurobiological consequences of early stress and childhood maltreatment：are results from human and animal studies comparable? Ann NY Acad Sci 2006；**1071**：313-323
7) Endo T, et al：Attention-deficit/hyperactivity disorder and dissociative disorder among abused children. Psychiatry Clin Neurosci 2006；**60**：434-438
8) Tomoda A, et al：Childhood sexual abuse is associated with reduced gray matter volume in visual cortex of young women. Biol Psychiatry 2009；**66**：642-648
9) Garey LJ：Structural development of the visual system of man. Hum Neurobiol 1984；**3**：75-80
10) Ney PG：Does verbal abuse leave deeper scars：a study of children and parents. Can J Psychiatry 1987；**32**：371-378
11) Ney PG, et al：The worst combinations of child abuse and neglect. Child Abuse Negl 1994；**18**：705-714
12) Choi J, et al：Preliminary evidence for white matter tract abnormalities in young adults exposed to parental verbal abuse. Biol Psychiatry 2009；**65**：227-234
13) Tomoda A, et al：Reduced prefrontal cortical gray matter volume in young adults exposed to harsh corporal punishment. Neuroimage 2009；**47**（Suppl 2）：T66-71
14) van Harmelen AL, et al：Reduced medial prefrontal cortex volume in adults reporting childhood emotional maltreatment. Biol Psychiatry 2010；**68**：832-838

Ⅱ

虐待による
精神的影響の機序と
それに基づく治療

1 トラウマを中心として

山梨県立大学人間福祉学部福祉コミュニティ学科　西澤　哲

Essential Points

- 虐待やネグレクトなどの不適切な養育が子どもに与える心理的・精神的影響を理解するためには，慢性的なトラウマ性体験に起因するトラウマ関連障害やアタッチメントに関する問題のほか，子どもの発達への影響などを考慮に入れる必要がある．
- 虐待やネグレクトを受けた子どもの心理的アセスメントは，一般的なアセスメントのツール以外に，トラウマ性の体験に焦点を当てた面接法，質問紙法，行動観察法などを適切に組み合わせて行う必要がある．
- 不適切な養育によって心理的，精神的ダメージを被った子どもに対する心理・精神療法では，一般的な非指示的技法だけでは不十分であり，子どものトラウマ体験やアタッチメントに焦点を当てる技法が必要となる．

　親などの保護者からの虐待やネグレクトといった不適切な養育が子どもに深刻な精神的影響を与える可能性が高いことは，今や論をまたない．わが国の子ども家庭福祉の現状では，不適切な養育環境にある子どもを家庭から分離・保護するだけで手一杯といった感がある．しかし，不適切な養育を受けた子どもに，彼らが被った心理的，精神的な影響からの回復を促進するための適切なケアや心理的支援を提供することなしには，子ども虐待への社会的な対応が適切になされたとは言いがたい．

　本稿では，こうした認識に基づき，虐待やネグレクトが子どもに及ぼす影響の精神力動的な理解，不適切な養育を受けた子どもの心理，および行動のアセスメントの技法，および子どもへの心理療法のあり方についてみていくこととする．

A　不適切な養育が子どもに与える心理・精神的影響に関する精神力動的理解

1）心理・精神的影響に関する概要

　保護者から子どもへの虐待やネグレクトといった不適切な養育が与える心理・精神的影響を理解しようとする場合，トラウマ概念を中心にすることが一般的であろう．DSM-Ⅳや ICD-10 などの現行の精神科診断体系においては，トラウマに関連する障害として公式に認められた唯一の診断は PTSD（posttraumatic stress disorder，外傷後ストレス障害）であるため，虐待やネグレクトを受けた子どもに適用しうるトラウマ性障害としては，PTSD が唯一の診断名となる．しかしながら，PTSD は不安障害に属するものであり，不適切な養育を受けた子どもが呈する実際の臨床像のごく一部を反映するに過ぎないとの印象がある．実際のところ，虐待を受けた

364人の子どもを対象とした研究（Ackermanら[1]）では，子どもに与えられた主な診断は，分離不安（58%），恐怖障害（36%），PTSD（25%），注意欠陥・多動性障害（ADHD，22%），反抗挑戦性障害（22%）であった．このように，PTSDは，虐待などの不適切な養育が子どもに及ぼす，認知，感情・情緒，行動，対人関係など発達の諸相への影響のごく一部をとらえたものであるということになる．

こうした認識から，本稿では，米国の，子どものトラウマ関連障害に関する専門家で構成される『子どものトラウマティック・ストレスに関する全米ネットワーク』（National Child Traumatic Stress Network：NCTSN）が，DSM-Vへの試案として示した『発達性トラウマ障害』（Developmental Trauma Disorder：DTD）という新たな疾病概念を中心に，不適切な養育が子どもの発達に与える影響を検討する．

2）発達精神病理学と発達性トラウマ障害

前述のPTSDの問題点は，トラウマ性体験の種別に起因する可能性がある．つまり，PTSDは，事故や災害などの単回性のトラウマ性体験の結果として生じることが多く（Greenら[2]），虐待やネグレクトなどの慢性的，反復的なトラウマ性体験の影響をとらえていない可能性があるわけである．

従来の精神医学が，虐待やネグレクトなどの不適切な養育が子どもの精神的発達に与える広範な影響を的確にとらえられないのだとしたら，あらたな理論的枠組が求められることになる．そうしたニーズに応える可能性があるのが，発達精神病理学（Developmental Psychopathology）という新たな領域である．発達精神病理学は，対人関係で生じる暴力などのトラウマ体験や養育システムの破綻が，子どもの感情調節，注意，認知，知覚，および対人関係の発達に与える影響に関する実証的研究を主たるテーマとしている（Maughanら[3]，Putnamら[4]）．Cicchettiら[5]によれば，発達精神病理学は，「発達を，人間の成長に伴って生じる，生物学的システムおよび行動システムの質的な再組織化の連続として概念化するという，組織化の観点を採用する」としており，こうした再組織化の連続である子どもの発達に，養育システムの破綻や慢性的なトラウマ体験がどのような影響を与えるかという視点を与えてくれることが期待される．

前述のNCTSNは，この発達精神病理学の観点に基づき，虐待やネグレクトなどの不適切な養育を受けた子どもを対象とした従来の調査研究の結果（たとえばSpinazzolaら[6]）から，慢性的，反復的なトラウマ体験が子どもに与える精神的影響を包括的にとらえるための新たな疾病概念として，『発達性トラウマ障害』を提案している（表1）[7]．

3）発達性トラウマ障害について

①トラウマ性体験への曝露

診断基準Aは，トラウマ性の出来事への曝露体験に関するもので，家族内における慢性的な暴力的体験（身体的虐待やDV［配偶者間暴力］の目撃など）が中心となっている．さらに，主たる養育者の交代の繰り返しによる養育環境の不全が生じた場合にも，DTDが生じる可能性があるとされている．

②DTDの各症状群の特徴

DTDの診断基準はB～Eの4つであるが，そのうち3つまでは調節に関する問題となっている．これら3つの領域を俯瞰するなら，DTDの主たる特徴は，広い意味での「自己調節」（self-control）の障害という概念に当たると考えられる．

表 1　発達性トラウマ障害の診断基準（DSM-Vへの提案）

A．曝露：小児期および思春期の子どもが，継続的，あるいは反復的に有害な出来事を経験させられたり，目撃してきている．その経験は，小児期もしくは思春期早期に始まり，少なくとも1年間以上継続している．
　　A1．人間関係における深刻で反復的な暴力のエピソードを直接経験する，もしくは目撃する．
　　A2．主たる養育者の交代の繰り返しによって，保護的な養育に深刻な阻害が生じる．

B．感情調節および生理的調節の困難：興奮の調節に関する子どもの通常の発達的能力が阻害されており，以下の項目のうち少なくとも2つに該当する．
　　B1．極端な感情状態（恐怖，怒り，恥辱など）を調節したり，堪えたりできない．あるいはそうした感情状態から回復できない．
　　B2．身体的機能の調節の困難（睡眠，摂食，排泄に関する慢性的問題；身体接触や音に対する過剰反応性もしくは過少反応性；ルーティンとなっている行動の移行期における混乱など）
　　B3．感覚，情緒，身体状態への意識の低下もしくは解離
　　B4．情緒や身体状態を表現する能力の問題

C．注意および行動の調節障害：注意の持続，学習，ストレスへの対処に関する子どもの通常の発達的能力が阻害されており，以下の項目のうち少なくとも3つに該当する．
　　C1．脅威に対して過剰にとらわれている，あるいは，脅威を認識する能力に問題がある．安全や危険を示すサインの誤認を含む．
　　C2．自己防衛能力の低下．危険を顧みない（risk-taking）行動やスリルを求める（thrill-seeking）行動を含む．
　　C3．自己の鎮静化をはかるという意図で不適応的な行為がある（たとえば，ロッキングなどの体のリズミカルな動きや強迫的なマスターベーションなど）．
　　C4．習慣性（意図的もしくは自動的），あるいは反応性の自傷
　　C5．目標に向かう行動を開始できない，もしくは持続できない．

D．自己および関係性の調節障害：個人的な自己感（sense of personal identity）と対人関係の領域における子どもの通常の発達的能力に問題がある．以下の項目のうち，少なくとも3つに該当すること．
　　D1．養育者やその他の子どもの愛情の対象者の安全性について過剰なとらわれがある．あるいは，そうした対象との分離後の再会に困難がある．
　　D2．自責感，無力感，自己無価値感，無能感，「欠陥がある」という感覚など，否定的な自己感が継続してみられる．
　　D3．大人や子どもとの親密な関係において，極端な不信感や反抗が継続して見られたり，相互関係が欠如している．
　　D4．子ども，養育者，その他の大人に対し，何らかの刺激に反応して身体的暴力，あるいは言葉による暴力がみられる．
　　D5．密接な関係（それに限定されるわけではないが，性的もしくは身体的親密さが中心となる）を持とうとする不適切な（過剰，もしくは年齢に不相応な）意図がある．または，安全や安心を他の子どもや大人に過剰に頼る傾向がある．
　　D6．共感的興奮（empathic arousal）の調節能力の問題．他者の苦痛の表現に対する共感性が欠如していること，あるいは耐えられないこと，あるいは過剰な反応性を示すことで明らかとなる．

E．トラウマ後症状スペクトラム（posttraumatic spectrum symptoms）：子どもに，PTSDの3つの症状群（PTSDの診断基準のB～D）のうちで，2つ以上の症状群について，各群に最低1項目に該当する．

F．障害の期間：上記のB～Eの症状が6カ月以上継続している．

G．機能の問題：学習，家族関係，子ども同士の関係，法的領域，身体健康面，および職業面のうち，2つ以上の領域で，症状のために問題が生じている．

〔7〕van der Kolk, et al：Proposal to include a Developmental Trauma Disorder diagnosis for children and adolescents in DSM-V. 2009（http://www.traumacenter.org/announcements/DTD_papers_Oct_09.pdf）より筆者和訳〕

　診断基準Bは，睡眠や摂食などの生理的レベルの調節機能に関する障害と，感情や情緒の調節の障害（感情爆発，情緒的不安定さ，感情の安定化困難），および感情，情緒，身体感覚の認識や言語化の困難という特徴からなっている．こうした生理的レベルおよび感情の調節困難という特徴は，不適切な養育を受けた子どもに特徴的にみられることが従来の臨床研究においても指摘されている（Spinazzolaら[6]）．

　診断基準Cは，注意を含む行動の調節障害に関する項目からなっている．この項目に関し

ては，ADHD の症状との関連を検討する必要があろう．C の下位項目である C1〜C4 をみると，DTD における注意や多動の問題は，「脅威への過剰なとらわれ」に起因するものであるとの理解があると考えられる．また，C5 の「目標に向かう行動を開始できない，もしくは持続できない」も，ADHD における遂行機能の障害との関連が想定される内容となっている．さらに，「安全や危険のサインの誤認」（C1）と「危険を顧みない行動やスリルを求める行動」（C2）は，衝動性の問題との関連が考えられよう．

C3（自分をなだめるための不適応的な行為）と C4（習慣性・反応性の自傷行為）は，臨床的には不快な感情や感覚への対処行動として生じることが多いと考えられ，むしろ，診断基準 B の感情や感覚の調節障害との関連を検討する必要があるように思われる．

診断基準 D は，自己感および対人関係における調節障害に関するもので，自己に対する否定的なイメージ（D2），他者への基本的不信感，および，それらに起因する他者への反抗（D3）や攻撃性・暴力（D4）が中心的な特徴となっている．また，一方で，他者への過剰もしくは不適切な親密性や依存性という特徴が記述されている（D5）．こうした，一見相反するような自己イメージや他者との関係性を併せ持つという点が，自己感および対人関係の調節障害として概念化されていると考えられる．

なお，D6 の「共感的興奮の調節の問題」は，D の他の症状項目とはやや異なったものであるように思われる．共感能力の問題は，特にアスペルガー障害などの発達障害との関連で重要な意味を持つと考えられるため，後述する．

③自己調節障害の精神病理

前項でみたように，DTD の主たる特徴は自己調節の障害だといえる．そこで問題となるのが，不適切な養育が子どもの全般的な調節障害をもたらすのは，いかなる精神病理によるのかという点である．

こうした精神力動あるいは精神病理に関しては，いまだ実証的なデータは存在しないため，理論的な推論の域を出ないものの，その重要性から一定の試論を提示したい．

乳児には自己調節能力は備わっていない．したがって，不快な感情を覚えたり不快感を持った場合には，それを「泣く」という行動によって周囲に知らせる．泣き声を聞いた養育者は，乳児に近寄り，声をかけたり身体に触れたり，あるいは抱えてあやす（いわゆる「抱っこ」）ことで，自己調節能力が備わっていない乳児が泣きやむことができるように，つまり不快な状態を脱して快な状態を回復できるように援助するわけである．出生直後から，おそらくは 3 歳頃まで，乳幼児が不快な状態に陥るたびに養育者はこうした援助を提供し続ける．その結果，およそ 3 歳頃に，幼児にある変化がみられるようになる．それまでは，不快な状態になるたびに泣き声で養育者を呼び，あるいは「抱っこ」を要求して援助を求めていた子どもが，養育者の援助なしに自力で「泣きやもう」と努力するようになる．この，自力で泣きやもうとする意志や努力は，養育者の援助なしに快な状態を回復しようとする自己調節能力の萌芽の表れであるといえよう．それまでの養育者の援助や，その結果としてもたらされた快な状態への回復の記憶が子どもの心に蓄積され，それがこの萌芽として結実するのだと考えられる．

このように考えると，虐待やネグレクトなどの不適切な養育を受けた子どもに自己調節の障害が生じる精神力動の理解は比較的容易となろう．子どもが泣きやまないという事態で養育者が身体的な暴力などの虐待行為を示しやすいことはよく知られたことである．これは，言い換えれば，子どもが不快から快の状態に戻ることができるように，養育者が子どもを適

切に援助できないこと—その要因が養育者にあるのか子どもにあるのかは別にして—を意味する．その際，養育者は，子どもが「泣きやめるよう」に援助するのではなく，子どもを「泣きやませよう」とし，その手段として力を行使するわけである．その結果，子どもは泣きやむかもしれないが，「泣きやんだ」という状態は，上記の「快な状態の回復」と類似しているものの，そのプロセスは全く異なったものとなる．力を行使された子どもは，恐怖や痛みのために，不快な状態をいわば抑圧したに過ぎない．その結果，子どもには，養育者の援助によって不快な状態から快な状態に回復したという経験は蓄積されず，したがって，自己調節能力の萌芽は生まれないことになる．

　また，ネグレクトにさらされてきた乳幼児の場合には，不快な状態に陥って泣いたとしても，養育者が泣き声を無視したり，あるいは周囲に存在しないことで，不快な状態のままで経過することになる．こうした乳幼児は，やがて，「泣く」という行為自体を放棄するように思われる．極端なネグレクト環境におかれ，やがて乳児院などで養育されている乳児のなかには，どのような事態でもほとんど泣き声をあげない乳児がいる．あるいは，児童養護施設で生活している子どものなかには，出血するような怪我をしながらも平気で走り回っている幼児がいる．こうした子どもたちは，ネグレクト環境に適応するために，痛みの感覚や不快な感情を遮断しているかのように思われる．このように，そのプロセスには多少の違いがあるものの，ネグレクト環境もまた，自己調節能力の形成を阻むことになる．

4）不適切な養育環境とアタッチメント（愛着）
①行動の調節障害について

　前項では，生理および感情・情緒の調節障害の精神病理に関する試論を提示した．しかし，この議論は，不適切な養育を受けた子どもの注意の問題や，あるいは，あえて危険な行動をするなどの衝動性の問題など，注意や行動の調節障害を十分には説明していない．筆者は，こうした行動レベルの調整障害を説明するためには，アタッチメント（愛着）概念と，それから派生する『内的作業モデル』（internal working model：IWM）の概念が有用であろうと考えている．なお，アタッチメントに関しては本章の次稿「2．アタッチメント」で詳しく論じられているので，本稿では，精神病理の理解および心理療法の検討に必要な範囲に限定して述べるものとする．

　子どもは，不安や恐怖など否定的な情緒が高まったとき，つまり精神的・情緒的に不安定な状態になった場合に，養育者への身体的接触や接近を求めるアタッチメント行動を活性化させる．アタッチメント行動の基本的機能は，安心感や情緒的安定性の回復である．これは，上述した，養育者の援助による快な状態の回復のプロセスと一致する．さらにアタッチメントには，このアタッチメント行動のほかに，アタッチメント関係という要素がある．アタッチメント関係の中心的な構成要素の一つが内的作業モデルである．紙幅の関係で内的作業モデルに関して詳細に述べることはできないが，心理的に内在化されたアタッチメント対象の表象であり，その対象像が一定の自律性を備えたものということができよう．この内的作業モデルは，幼児期には，現実のアタッチメント対象の不在時にも子どもに安心感や安定感を提供するという機能を持ち，さらに，就学期以降には，子どもの行動の内的な準拠枠として機能すると考えられる．不適切な養育を受けて育った子どもの場合，このアタッチメントが適切に形成されない可能性が高く，その結果，就学期以降には，行動調節に関する問題が顕著になる傾向があると考えられる．

②**共感性の問題**

　先に述べたように，DTD の D 項目には，「共感的興奮の調節能力の問題」(D6) という，他の D 項目とは一見異なったニュアンスのある特徴が提示されている．これは，共感能力の欠如，および強度な共感的苦痛を意味する．不適切な養育と共感能力の関係を力動的に理解するにあたっては，先述した内的作業モデルの概念が有用であると思われる．

　内的作業モデルは，主たる養育者であるアタッチメント対象の内在化されたイメージが中心となり，内在化のプロセスにおいてアタッチメント対象の感情や認知も合わせて子どもの認知に組み込まれていくと考えられる．この，内在化されたアタッチメント対象の感情・情緒が，他者に対する子どもの共感性の基礎になると考えられるわけである．さらに，内的作業モデルは，共感性の構成要素の一つであると考えられる『他者視点の獲得』とも関連している可能性がある．アタッチメント対象が内在化することによって，かつ，その対象像がある程度の自律性を備えることによって，ある事象を自分自身の視点のみではなく，アタッチメント対象の視点で評価することが可能になると考えられるわけである．このように，アタッチメント対象の内在化は，子どもの共感性の発達と深く関連している可能性があるといえる．

　これまで見てきたように，虐待やネグレクトなどの慢性的なトラウマ性体験が子どもの発達に与える影響を説明もしくは理解するためにはトラウマ概念だけでは不十分であり，アタッチメント概念を導入することによって，より包括的な理解が可能になると思われる．現時点では，トラウマ概念とアタッチメント概念を関係付ける視点はほとんど提起されておらず，今後の課題である．

5）今後の課題

　従来の精神医学の枠組みでは，PTSD がトラウマ性体験に関連する唯一の疾患概念である．先述したように PTSD は不安障害に属する疾病であり，子どもの発達とは基本的に無関係であるといえる．それに対して，自己調節障害を中心とした新たな疾病概念である DTD は，子どもの認知，感情，行動，対人関係における調節障害という，発達の問題をも視野に入れたものとなっている．この DTD の概念に，さらに，アタッチメント概念を組み込むことによって，不適切な養育が子どもの心理，精神諸領域に与える影響をより包括的にとらえることが可能になるように思われる．

　DTD の注意や衝動性の調節障害は，ADHD の関連について，また，共感性，とりわけ他者視点の獲得をめぐる問題は，アスペルガー障害などの高機能広汎性発達障害との関連について，検討すべき課題を提起してくれる可能性がある．このように，DTD およびアタッチメント概念の導入は，これまで曖昧であった，不適切な養育と発達障害との関連の検討に一つの手がかりを与えてくれるのではないだろうか．

B 虐待を受けた子どもの心理・行動のアセスメント（査定）

1）アセスメント技法の概要

　子どもの心理アセスメントは，子どもの抱えている心理的な問題を精神力動的な観点や社会心理学的な観点から理解するための方法であり，診断面接，評価尺度などの自記式質問紙や，投影法などの心理検査，および他者評定法を含めた行動観察からなる．通常は，評価対象者やその症状，問題のタイプに応じたテスト・バッテリーを組み，それに診断面接や行動観察を組み合わせて総合的なアセスメントを行う．本項では，家庭内における保護者からの慢性的な虐

待やネグレクトを経験した子どものアセスメントのツールを，面接法，自記式質問紙，行動観察等による他者評定法に分けて概観したうえで，自記式質問紙法として世界的に広く用いられている TSCC（Trauma Symptom Checklist for Children, 子ども用トラウマ症状チェックリスト；Briere[8]）と，虐待に特化した行動観察による他者評定法として筆者らが作成した ACBL-R（Abused Child's Behavior Checklist-Revised；西澤ら[9]）について見ていくことにする．

2) 面接法

①CAPS-C（Nader ら[10]）

CAPS-C は，DSM-Ⅳ の PTSD の診断基準や，複雑で長期にわたるトラウマ性の体験に由来する子どもの症状に関する研究結果（Terr[11]）に基づいた，小児期および思春期の子どもを対象とした PTSD の症状のアセスメントのための構造化面接法である．CAPS-C は，DSM の診断基準の B～D（侵入性症状，回避・麻痺症状，過覚醒症状）に関する項目，退行に関する項目，社会的学業的機能に関する項目，症状や状態の全般的な重度性に関する項目，子どもの報告の妥当性に関する項目からなっており，基本的には PTSD の診断基準を満たすかどうかの検討が中心となっている．

②DICA（Reich ら[12]）の PTSD スケール

DICA は DSM-Ⅳ の診断基準に従って全般的な精神科診断を行うための半構造化面接法であり，PTSD の診断のためのスケールが含まれている．このスケールには，6～12 歳の子どものためのものと 13～17 歳の子どものためのものがある．

PTSD スケールには，DSM-Ⅳ の診断基準の B～D の 3 症状群に関する項目と症状の持続性および重度性に関する項目，子どもに対する親の関心，対人関係の変化，および学校での変化を評価するための項目が含まれている．本面接法も，CAPS-C と同様，基本的に PTSD の診断基準を満たすかどうかを判定するためのものとなっている．なお，同様の構造化面接法に，DISC（Shaffer ら[13]）の PTSD スケジュールがある．

3) 自記式質問紙

①CRTES（Jones ら[14]）

CRTES（Child's Reaction to Traumatic Events Scale）は，IES-C（Impact of Event Scale for Children）の改訂版であり，ストレスとなる出来事に対する子どもの心理的反応の評価を目的とした 15 項目からなる自記式質問紙である．CRTES は，DSM-Ⅲ-R の PTSD の症状のなかで侵入性症状と回避・麻痺性症状に焦点をあてたものとなっており，過覚醒症状を評価するための項目は含まれていない．そのため，本尺度の結果から PTSD の診断を確定することはできない．

CRTES は，これまでに，火災被害に遭遇した子ども（Jones ら[14]）や，ハリケーンの被害にあった子どもたち（Jones ら[15]）の心理的評価に用いられてきている．

②CITES-R（Wolfe ら[16]）

CITES-R（Children's Impact of Traumatic Events Scale-Revised）は，主として性的虐待が子どもに与える影響を評価するために作成された自記式質問紙である．8～16 歳の子どもを対象としており，78 項目，11 の下位尺度から構成されている．11 の下位尺度は，「PTSD」「社会的反応」「虐待の原因の帰属」「性的感覚」という 4 つのディメンジョンに分類される．PTSD

ディメンジョンには，侵入性思考，回避，過覚醒，および性的不安の下位尺度が含まれている．これらの下位尺度は，IES（Impact of Event Scale）と DSM-Ⅲ-R に基づいて作成されている．また，性的不安の下位尺度は，性的虐待がトラウマとなる要因に関する理論（Finkelhor ら[17]）に基づき，無力感，裏切り，烙印付け，トラウマ性の性化という要素からなっている．社会的反応のディメンジョンには他者からの拒否的反応と社会的サポートに関する下位尺度が，「虐待の原因の帰属」のディメンジョンには自己非難/罪悪感，エンパワーメント，脆弱性，および危険な世界の下位尺度が含まれている．

CITES-R は，様々な種別のトラウマを体験した子どものアセスメントに適用可能であるが，主たる対象は前述のように性的虐待を受けた子どもである．そのため，DSM の PTSD の症状を網羅しているわけではない．一方で，大人への信頼の喪失や不信感に関する項目など，PTSD に属さない特徴が含まれている．こうした特徴はトラウマ性の体験をした子どものなかでも，特に複雑性 PTSD の状態を呈するものによくみられるものである．つまり，CITES-R は，性的虐待を中心とした長期にわたる慢性的なトラウマを経験した子どもの特徴をとらえることを主たる目的としたものであるといえよう．

虐待が子どもに及ぼす心理的影響をとらえるための自記式質問紙としては上記以外に TSCC がある．TSCC については後述する．

4）他者評定法
①CDC（Putnam[18]）

CDC（Child Dissociative Checklist）は，多重人格性障害（現在の解離性同一性障害）の子どもの頃の予見因子に関する Putnam による研究をベースに作成されたもので，質問項目は解離性障害と診断された子どもの臨床的観察に基づいて考案されている．

CDC は観察者による他者評定法という形式をとっており，対象となる子どもを過去 12 カ月にわたって見てきた大人（保護者，学校の教師，施設のケアワーカーなど）が記入するようになっている．

CDC は 20 の質問項目からなっており，「解離性健忘」「態度，情報，知識，能力，および行動の年齢相応性の急激な変化」「幻覚」「アイデンティティの変容」「攻撃的行動および性的行動」という 6 つのタイプの解離性行動を評価できるようになっている．

このように，CDC は，虐待の心理的影響の全般的な評価を目的としたものではなく，解離現象や解離性障害に焦点を当てた評価尺度となっている．これまでの研究では，性的虐待を受けた女の子の CDC の得点は，対照群の子どもの得点に比べて有意に高いことが示されている（Putnam ら[19]）．

②CSBI（Friedrich ら[20]）

CSBI（Child Sexual Behavior Inventory）は，性的虐待を受けた子どもの行動上の特徴を評価することを目的とした他者評定尺度である．CSBI は 38 項目からなり（バージョンによって項目数は若干異なる），子どもの通常の発達過程で見られる性的行動に関する項目群（developmentally related sexual behaviors：DRSB）と性的虐待を受けた子どもに特徴的な性的行動に関する項目群（sexual abuse specific items：SASI）とに分類される．CSBI は，性的虐待が疑われる子どものスクリーニングに広く活用されている．藤澤ら[21]が，児童養護施設に入所している 134 人の子どもを対象に CSBI を用いた予備的研究を実施し，わが国においても CSBI が有効に活用される可能性があることを示している．

表 2　TSCC の妥当性尺度と臨床尺度の概要

尺度	項目の内容
【妥当性尺度】 過少反応（UND）	標準化サンプルにおいて"0"を与えられることが少なかった項目群に対して"0"が付けられた数の合計． 否認傾向，全般的な過少反応傾向，あるいは，症状がまったくないようにみられたいといった欲求の存在が示唆される．
過剰反応（HYP）	標準化サンプルにおいて"3"を与えられることが稀であった項目群に対して"3"が付けられた数の合計． TSCC 各項目への全般的な過剰反応や，症状があると見られたいという特別な欲求，あるいは，トラウマ性のストレスに圧倒された状態であることを示唆する．
【臨床尺度】 不安（ANX）	全般的不安，過覚醒，心配；特定的な恐怖（男性への恐怖，女性への恐怖，暗闇への恐怖，殺されることへの恐れ） 漠然とした不安のエピソード；危険が差し迫っている感じ
抑うつ（DEP）	悲しみ，不幸感，孤独感；落涙傾向；罪悪感や自己卑下などの抑うつ的認知；自己毀損や自殺傾向
怒り（ANG）	激怒，冷たさ，他者への憎しみなど，怒りの思考，感情，行動；怒りの高まりを抑えることの困難さ；他者をののしったりひどい目にあわせたいという欲求；言い争いとケンカ
外傷後ストレス（PTS）	過去の苦痛な出来事にまつわる思考，感覚，記憶の侵入などの外傷後症状；悪夢；恐怖や苦痛となる感情の認知的回避
解離（DIS）	現実感喪失などの解離性症状群；心が空っぽになる；感情麻痺；別の人になったり別の場所にいたりするふり；白昼夢；記憶の問題；解離性の回避 本尺度には DIS-O（明らかな解離）と DIS-F（ファンタジー傾向）の 2 つの下位尺度がある．
性的関心（SC）	性的な思考や感情で，通常期待されるよりも早期に，もしくは通常よりも頻繁に起こるもの；性的葛藤；性的刺激に対する否定的反応；性的に搾取されるという恐れ 本尺度には，SC-P（性的とらわれ）と SC-D（性的苦痛）の 2 つの下位尺度がある．

5）TSCC

①TSCC の概要

　TSCC は，Briere J[8]によって作成された，8〜16 歳の子どもを対象とした自記式質問紙であり，トラウマ性の体験の後に生じる精神的反応や心理的症状の評価を目的としている．TSCC が想定している子どものトラウマ性体験とは，身体的虐待や性的虐待，子ども間の身体的もしくは性的暴力の被害，深刻な喪失体験，他者の暴力被害の目撃，あるいは自然災害など広範囲に及んでいるが，これまでの臨床研究では，後述するように，主として身体的虐待および性的虐待の被害を受けた子どものアセスメントのために用いられている．

　TSCC は 54 の質問項目からなり，2 つの妥当性尺度（過少反応尺度と過剰反応尺度）と，トラウマ体験に起因すると考えられる 6 つの臨床尺度が設定されている．妥当性尺度とは，TSCC の結果が子どもの精神的な状態を適切に反映しているかどうかを判断するためのものである．過少反応尺度の得点が高い場合には子どもに否認傾向や全般的な過少反応傾向がみられるため，また過剰反応尺度の得点が高い場合には症状を過度にアピールしたいという欲求や全般的な過剰反応傾向がみられるため，その TSCC の結果に妥当性が認められないこと

が示唆される．

臨床尺度には，不安尺度，抑うつ尺度，怒りの尺度，外傷後ストレス尺度，解離尺度，性的関心尺度がある（表2）．不安尺度は，全般的不安や過覚醒，特定的な恐怖（男性への恐怖，女性への恐怖，暗闇への恐怖，殺されることへの恐れ），漠然とした不安，および危険の切迫感を評価する．抑うつ尺度は，悲しみ，不幸感，孤独感，罪悪感や自己卑下などの抑うつ的認知，および自己毀損や自殺傾向の程度を評価する．怒りの尺度は，怒りの思考，感情および行動や，怒りのコントロールの困難さ，他者を傷つけたいとの欲求などを評価する．

外傷後ストレス尺度は，過去の苦痛な出来事にまつわる思考，感覚，および記憶の侵入などの外傷後の侵入性症状や，恐怖，苦痛となる感情の認知的回避などを評価する．

解離尺度は，現実感喪失などの解離性症状群，感情麻痺，記憶の問題，および解離性回避を評価する．

そして性的関心尺度は，性的な思考や感情で通常期待されるよりも早期に，もしくは通常よりも頻繁に起こるもの，性的葛藤，性的刺激に対する否定的反応，および性的搾取への恐れを評価する．なお，子どもに対して性的な内容を質問することに抵抗がある場合に備えて，TSCCには，性的関心尺度を含まない44項目のバージョン（TSCC-A）が用意されている．

②標準化と信頼性および妥当性に関するデータ

TSCCは，イリノイ，コロラド，およびミネソタ州で実施された3つの研究（Singerら[22]，Evansら[23]，Friedrichら[24]）のコントロール群となった8〜16歳の3,008人の子どものデータによって標準化され，T得点が算出されている．T得点が65以上（臨床域）であれば何らかの臨床的な介入を必要とする程度の症状が，また，60〜64（準臨床域）であれば，必ずしも臨床的な介入を必要とはしないものの，子ども自身が強い苦しみを感じる程度の症状が存在する可能性を示唆するとされている．

5つの臨床尺度のα係数は0.82から0.89と高く，また，性的関心尺度のα係数は0.77と中程度であることから，TSCCは十分な信頼性を備えているとされている．また，いくつかの研究によってTSCCの妥当性が確認されている．Briereら[25]は，約60人の子どもを対象に，TSCCとCBCLおよびCDI（Children's Depression Inventory）との相関を見ている．その結果，これらの尺度間には有意な相関があることが示された．Nelson-Gardell[26]は，性的虐待を受けた女の子103人を対象に，TSCC，CBCL（Child Behavior Checklist），CSDQ（Children's Social Desirability Questionnaire）の関係を調べており，これらの尺度間に有意相関を見出している．また，Smithら[27]は，性的虐待の被害が確認されている35人の女の子と4人の男の子を対象に，TSCCと，性的虐待の精神的影響を評価するためのCITES-Rとの関係をみている．その結果，TSCCの外傷後ストレス尺度とCITES-Rの侵入性思考尺度，TSCCの抑うつ尺度とCITES-Rの自責感尺度およびエンパワーメント尺度，そしてTSCCの性的関心尺度とCITES-Rの性的不安尺度およびエロティシズム尺度の間に高い有意相関が認められている．

こうした結果から，TSCCの基準関連妥当性が確認されているといえよう．さらに，TSCCの構成概念妥当性の検討を目的とした研究もいくつか行われている．Singerら[22]は，一般の子ども3,735人を対象に，暴力への曝露体験（家庭，学校，居住地域での性的もしくは身体的暴力の目撃）とTSCCの各尺度の関連をみている．その結果，暴力への曝露体験の程度は，TSCC-Aの全臨床尺度の得点の分散量を有意に説明することが示された．Elliottら[28]は，302人の女の子を対象に，子どもが経験した虐待の種別とTSCC尺度の得点の関連を見た．その結果，性的虐待は怒りの尺度を除くTSCCの5つの臨床尺度と，身体的虐待は性的関心尺度

以外の 5 つの尺度と，そしてネグレクトは抑うつ尺度および解離尺度と関連していることが示された．また，Lanktree[29]や Cohen ら[30]は，性的虐待を受けた子どもを対象に，虐待の影響の軽減を目的とした個人心理療法やグループ療法の提供が，子どもの TSCC の臨床尺度得点の低下をもたらすことを見出している．

TSCC は，外傷体験がもたらす心理的影響を把握することを目的とした心理検査である．したがって，上述のように，トラウマ性の体験の程度と TSCC の得点に関連があること，子どもが経験した虐待の種別によって TSCC のパターンに違いが認められること，および，虐待の影響の軽減を目指した心理療法の提供が TSCC の得点を低下させることは，TSCC の構成概念妥当性を支持するエビデンスだといえよう．

③日本版 TSCC について

西澤ら[31]は，関東近県の公立の小中学校に通う 7～15 歳の子ども 1,698 人の TSCC の結果を標準化データとして T 得点を算出し，日本版 TSCC を作成した．この日本版 TSCC では，各下位尺度の α 値は，解離尺度の下位尺度であるファンタジー傾向尺度が 0.52 であったのを除き，0.72～0.86 となっており，原版と同程度の信頼性が確認されている．

西澤[32]は，児童養護施設に入所している 115 人の子どもを対象に，虐待経験の有無や経験した虐待の種別によって TSCC-A の各臨床尺度の得点に違いがみられるかどうかを検討した．この研究では，身体的虐待の体験のある子どもは，身体的虐待の体験のない子どもに比べて，抑うつ尺度の得点が有意に高く，心理的虐待の体験のある子どもは，心理的虐待の体験のない子どもに比べて，抑うつ尺度，怒りの尺度，外傷後ストレス尺度の得点が有意に高く，また，性的虐待の体験のある子どもは，性的虐待の体験のない子どもに比べて抑うつ尺度の得点が有意に高いとの結果が得られている．

また，西澤[33]は，虐待を受けた子どもの大半はいくつかの種別の虐待を重複して受けているため，一つの種別の虐待が子どもに与える心理的影響を特定することが困難であるとの認識から，児童養護施設で生活している 767 人の子どもを対象に，AEI（虐待経験尺度，西澤[33]）の得点のクラスタ分析で得られた，主たる虐待の種別によって分類された 7 群（非虐待群，身体的虐待群，ネグレクト群，心理的虐待群，性的虐待群，DV の目撃群，重複虐待群）の TSCC 得点の特徴を分析した．その結果，心理的虐待群，身体的虐待群，DV の目撃群の 3 群で，抑うつ尺度，解離尺度，および解離尺度の下位尺度である明らかな解離尺度の各得点が有意に高く，不安尺度，怒りの尺度，外傷後ストレス尺度については傾向差であるもののこの 3 群の得点が高いことが示された．性的虐待群では，怒りの尺度とファンタジー傾向尺度が傾向差であった以外は，5 つの臨床尺度について有意差が認められ，性的虐待群の得点が高かった．また，ネグレクト群では，抑うつ症状尺度の得点が有意に高く，また，解離尺度およびその下位尺度である明らかな解離尺度では傾向差が認められた．

このように，日本人の子どもを対象としたいくつかの研究で，TSCC の日本版は原版と同様に虐待による心理的影響を評価する評価尺度として適応可能であることが示唆されている．

6）ACBL-R

①ACBL-R の概要

虐待を受けた子どもが示す行動特徴に関しては，虐待的人間関係の再現性や感情調整機能の障害（西澤[34]），PTSD や愛着の問題（奥山[35]），多動性や知的発達の問題（斎藤[36]），暴力行為や気分変動の激しさ（伊東[37]）など，これまでに様々な報告が行われてきている．しか

表 3 ACBL の因子分析結果

質問項目	F1	F2	F3	F4	F5	F6	F7	F8	F9	F10
虐待的人間関係の再現傾向/力による対人関係（10 項目）（α＝0.95）										
虐待的人間関係の再現傾向（5 項目）（α＝0.92）										
大人に対して反抗的な態度を示す	0.914	−0.155	0.075	0.117	−0.023	−0.079	−0.055	−0.005	−0.086	0.005
大人や年長者に対して挑発的な態度をとる	0.879	−0.067	0.067	−0.023	−0.081	0.02	−0.052	−0.021	−0.089	0.069
職員などの大人の怒りをかうような言動がみられる	0.852	0.037	0.112	−0.001	−0.098	−0.046	−0.072	−0.079	−0.042	0.046
人の神経を逆なでする	0.843	0.061	0.064	−0.084	−0.088	0.036	−0.019	−0.115	0.046	0.021
大人の心を傷つける言動がある	0.797	−0.089	−0.002	0.16	−0.042	−0.021	0.038	−0.03	−0.052	0.049
力による対人関係（5 項目）（α＝0.81）										
年少の子どもに対して，威圧的態度をとる	0.795	−0.015	−0.106	−0.102	0.033	−0.064	−0.166	0.125	0.044	0.095
自分を誇示するような言動がある	0.705	−0.165	0.108	−0.058	0.073	0.126	−0.023	0.038	0.01	−0.156
強者に対する態度と弱者に対する態度が極端に異なる	0.699	0.011	−0.045	−0.052	0.071	−0.037	−0.065	0.068	0.09	0.036
イライラする	0.692	0.026	−0.095	0.001	−0.04	−0.004	0.039	0.008	−0.059	0.208
「どうせ大人は～」と，大人への不信感を口にする	0.628	−0.073	−0.122	0.083	0.066	−0.053	0.281	0.046	−0.036	−0.078
自信欠如（5 項目）（α＝0.87）										
スポーツや趣味で得意だったり，自信を持っていることがない	−0.073	0.836	−0.055	0.007	−0.087	0.045	−0.061	−0.063	0.057	−0.031
勉強で何か得意な分野や自信を持っているものが全くない	−0.105	0.795	0.041	0.031	−0.038	−0.038	−0.044	0.101	−0.031	−0.043
何事につけても自信がない	−0.051	0.776	−0.046	−0.123	0.005	0.019	0.131	0.017	0.002	−0.012
将来の夢が全く持てない	−0.107	0.763	−0.013	0.024	−0.026	−0.046	−0.002	0.116	−0.015	0.115
遊びや趣味などで夢中になれるものがない	−0.053	0.627	0.01	0.055	−0.01	0.047	−0.161	−0.049	0.044	0.073
注意/多動の問題（5 項目）（α＝0.91）										
多動でじっとしていることができない	0.021	−0.144	0.9	0.057	0.061	0.029	0.032	−0.097	−0.075	−0.024
落ち着きがない	0.061	0.032	0.867	0.019	−0.053	0.003	0.017	−0.045	−0.008	−0.065
注意の集中ができない	−0.013	0.17	0.805	0.011	0.041	0.037	−0.023	−0.041	−0.051	−0.069
学用品などの物をよくなくす	0.023	0.037	0.697	−0.016	−0.003	−0.091	0.036	0.065	−0.007	−0.029
衝動的に行動してしまう	0.251	0.016	0.522	0.018	−0.04	0.023	0.029	0.099	−0.038	0.121
学校不適応（5 項目）（α＝0.81）										
無断欠席が多い	0.045	−0.08	−0.033	0.744	0.02	0.064	−0.036	−0.031	−0.012	0.014
昼夜逆転である	−0.125	−0.003	0.026	0.736	0.112	−0.028	0.042	−0.047	0.054	0.028
不登校の傾向がある	−0.046	0.057	−0.04	0.732	0.012	0.047	0.016	−0.22	0.067	0.134
朝起きられない	0.011	0.113	0.127	0.529	−0.107	−0.067	0.038	0.088	0.003	0.028
学校で居眠りをしている	0.044	0.122	0.079	0.483	−0.087	0.021	0.018	0.091	−0.038	−0.04
感情の抑制/抑圧（5 項目）（α＝0.81）										
感情が表情に表れない	0.014	0.118	−0.081	−0.109	0.789	0.012	−0.048	0.023	−0.044	0.061
否定的な感情の表現（悲しい，腹が立つなど）がない	−0.129	−0.039	0.106	−0.03	0.703	0.003	0.011	0.013	0.017	0.005
悲しいときに無表情である	0.07	−0.069	0.065	−0.035	0.691	0.02	−0.004	−0.027	0.052	−0.021
肯定的な感情の表現（うれしい，楽しいなど）がない	−0.027	0.133	0	0.028	0.627	−0.008	0.027	−0.016	−0.019	0.054
泣かない	0.074	−0.127	−0.027	0.067	0.581	−0.051	−0.074	0.023	0.085	−0.048
性的逸脱行動（5 項目）（α＝0.85）										
この子が身体接触を求めてくるとき，どこか「性的ニュアンス」を感じる	−0.059	0.068	−0.035	0.006	−0.009	0.741	0.005	−0.061	−0.01	0.058
異性の身体にベタベタ触れたがる	−0.085	0.094	−0.021	0.071	−0.063	0.726	−0.005	−0.131	0.002	0.096
他の子と年齢に不相応な性的関わりがある	−0.019	−0.126	0.104	0.083	0.064	0.723	0.054	0.035	−0.093	−0.057
年齢に比べて性的な事柄に対する関心が高い	0.167	−0.009	−0.032	−0.019	−0.046	0.705	−0.018	0.038	0.029	−0.106
他の子と性的な遊びをする	−0.061	−0.027	0.108	−0.033	0.059	0.68	−0.059	0.165	0.011	0.001

表 3 ACBL の因子分析結果 つづき

質問項目	F1	F2	F3	F4	F5	F6	F7	F8	F9	F10
希死念慮/自傷性（5項目）（α=0.77）										
生まれてこなければよかったなどと口にする	0.192	0.063	0.002	−0.003	−0.062	−0.087	0.717	0.053	−0.03	−0.09
「死にたい」ともらす	0.017	−0.016	−0.044	0.105	−0.073	0.026	0.697	−0.02	0.016	−0.044
自分で自分の身体を殴る	−0.149	−0.108	0.095	−0.029	0.01	0.018	0.677	0.077	0.055	0.13
興奮したときに壁にぶつけるなど自分の身体を痛めつける行為をする	−0.222	−0.062	0.085	−0.011	−0.013	0.039	0.638	0.034	0.075	0.194
「どうせ自分なんか…」などと，自分を卑下したようなことを言う	0.341	0.33	−0.031	−0.068	−0.092	0.025	0.434	−0.077	−0.078	−0.066
反社会的逸脱行動（5項目）（α=0.77）										
職員や他の子どもからの金品の持ち出しがある	−0.014	0.103	−0.027	−0.041	−0.013	0.108	−0.024	0.625	0.024	0.106
万引きをする	0.002	0.073	0.023	0	0.028	0.027	0.067	0.617	0.024	−0.033
放火や弄火（火遊び）がある	−0.057	0.067	0.021	−0.087	−0.02	−0.016	0.148	0.585	0.055	−0.024
喫煙する	0.025	0.009	−0.161	0.349	−0.085	0.039	−0.018	0.495	0.014	−0.118
かつあげをしている	0.133	−0.078	0.044	0.113	0.138	−0.086	−0.099	0.492	−0.013	0.039
食物固執（3項目）（α=0.84）										
食べ物に執着する	0.087	0.009	−0.077	−0.005	−0.019	−0.033	0.015	0.049	0.917	−0.067
常におやつを求める	0.07	0.027	−0.008	0.06	−0.022	−0.013	−0.011	0.058	0.732	−0.021
過食がある	−0.072	−0.063	0.132	0.134	0.12	−0.003	0.143	−0.022	0.516	0.045
感情調整障害（3項目）（α=0.89）										
大暴れして物を壊したり人に殴りかかったりするなど，いわゆる「パニック状態」がある	0.16	0.03	−0.042	0.018	−0.017	−0.039	0.055	0.043	−0.023	0.788
怒りをもつと大暴れする	0.163	0.006	−0.009	0.106	0.023	0.016	−0.021	−0.011	−0.032	0.781
パニックを起こしたときなどに自分の持ち物を破いたり壊したりする	0.087	0.021	−0.031	0.003	0.033	0.015	0.177	−0.022	−0.015	0.656
因子間相関	F1	0.543	0.472	0.675	0.46	0.657	0.577	0.604	0.566	0.584
	F2		0.339	0.473	0.345	0.448	0.431	0.536	0.487	0.384
	F3			0.35	0.397	0.62	0.4	0.367	0.416	0.271
	F4				0.365	0.604	0.436	0.503	0.553	0.6
	F5					0.533	0.408	0.505	0.335	0.236
	F6						0.516	0.447	0.495	0.42
	F7							0.433	0.431	0.489
	F8								0.466	0.418
	F9									0.49

しこれらの報告の多くは臨床研究に基づくものであって定量的な研究はほとんど行われておらず，人文社会科学の領域でも重要視されるようになったエビデンスが不足しているといえよう．

　定量的な研究が行われない理由の一つに，虐待を受けた子どもの行動上の問題を評価するための適切なツールがないことが挙げられよう．子どもの行動上の問題の評価に広く用いられるツールとしては CBCL（Child Behavior Checklist）がある．坪井[38]は，児童養護施設に入所している虐待を受けた子どもと受けていない子どもの CBCL を比較し，その結果，虐待を受けた子どもでは，社会性の問題，思考の問題，注意の問題，非行的行動，攻撃的行動の各尺度と外向尺度および総得点が高くなることを見出している．この結果は，臨床的に把握されている虐待を受けた子どもの特徴とほぼ一致はしているものの，その内容はやや一般的で詳細さに欠けており，虐待による影響の評価尺度としての CBCL の限界性を示しているといえる．

こうした認識に基づき，筆者ら[33)39)40)]は，虐待を受けた子どもの行動に特化した行動評価尺度である『虐待を受けた子どもの行動チェックリスト』（ACBL およびその改訂版であるACBL-R）を作成してきた．ACBL-R は，施設のケアワーカーや里親など，子どもの養育にあたるものが子どもの行動の観察に基づいて記入する 51 項目からなる他者評定尺度であり，児童養護施設で生活する 810 人の子どもの ACBL-R の因子分析の結果から，『暴力的な人間関係パターン（虐待的人間関係の再現傾向/力による対人関係）』『自信の欠如』『注意/多動の問題』，『学校不適応』『感情の抑制/抑圧』『性的逸脱行動』『希死念慮/自傷性』『反社会的逸脱行動』『食物固執』および『感情調整障害』という 10 の下位因子に分類されている（表 3）．

②ACBL-R の信頼性と妥当性の検討

ACBL-R の総得点のクロンバックの α 係数は 0.96 であり，十分な信頼性があると考えられる．また，下位因子の α 係数は，『希死念慮/自傷性』と『反社会的逸脱行動』の 2 因子（$α=0.77$）を除くすべての因子で 0.80 以上であり，下位因子にも十分な信頼性があると判断されている．また，各下位因子間の相関分析の結果，『感情の抑制/抑圧』と『性的逸脱行動』，『反社会的逸脱行動』，『感情調整障害』との間が弱い有意相関であった以外は，すべての因子間で中程度から強い有意相関が認められ，内的整合性が確認されている．

次に，ACBL-R の妥当性を検討するため，虐待を理由に児童養護施設で生活している子ども（施設虐待群，$n=513$），虐待以外の理由により施設で生活している子ども（施設非虐待群，$n=297$），一般家庭で生活している子ども（一般群，$n=2,066$）の 3 群間での得点の比較を行った．また，従来の研究（坪井[38)]；Wolfe[41)]）で虐待などのトラウマ体験の評価に有用であるとされている CBCL の 33 項目から構成した尺度（CBCL-T 尺度）の合計得点との相関分析を行った．施設虐待群，施設非虐待群，および一般群の得点に関する分散分析と多重比較の結果，ACBL-R の総得点およびすべての下位因子尺度の得点について有意差が認められ，一般群，施設非虐待群，施設虐待群の順に有意に高くなることがわかった．また，CBCL-T 尺度の合計得点との相関分析の結果，CBCL-T 尺度の総得点と ACBL-R の総得点およびすべての下位因子得点の間には中等度から強い相関が認められた．これらの結果から，ACBL-R は十分な収束的妥当性および内容的妥当性を備えていると考えられる．

③ACBL-R による虐待を受けた子どもの行動の特徴の検討

西澤ら[39)]は，虐待の種別によって子どもの行動に与える影響がどのように異なるかを検討するため，『虐待経験評価尺度』（AEI-R）と ACBL-R の関係を見た．なお，虐待の種別を分類するに当たっては，いくつかの異なった種別の虐待を重複して経験している子どもの割合が 67％と高くなっていることから，AEI-R の得点を単純に集計しただけでは適切な結果が得られないため，AEI-R の得点をクラスタ分析することによって経験した虐待のパターンごとに子どもたちを群に分類する手法を採用した．クラスタ分析の結果，「ネグレクト群」「低虐待群」「DV の目撃群」「重複虐待群」「身体的虐待群」および「性的虐待群」の 6 群が抽出された．

クラスタ分析によって得られた各群の特徴を検討するため，各群の ACBL-R 得点の分散分析を行った．その結果，ACBL-R のすべての下位尺度について有意差が認められ，全下位尺度を通して重複虐待群の得点が最も高く低虐待群の得点が最も低いという，虐待の種別の重複が多くなるほど ACBL-R の得点が有意に高くなるとの結果となった．さらに，重複虐待

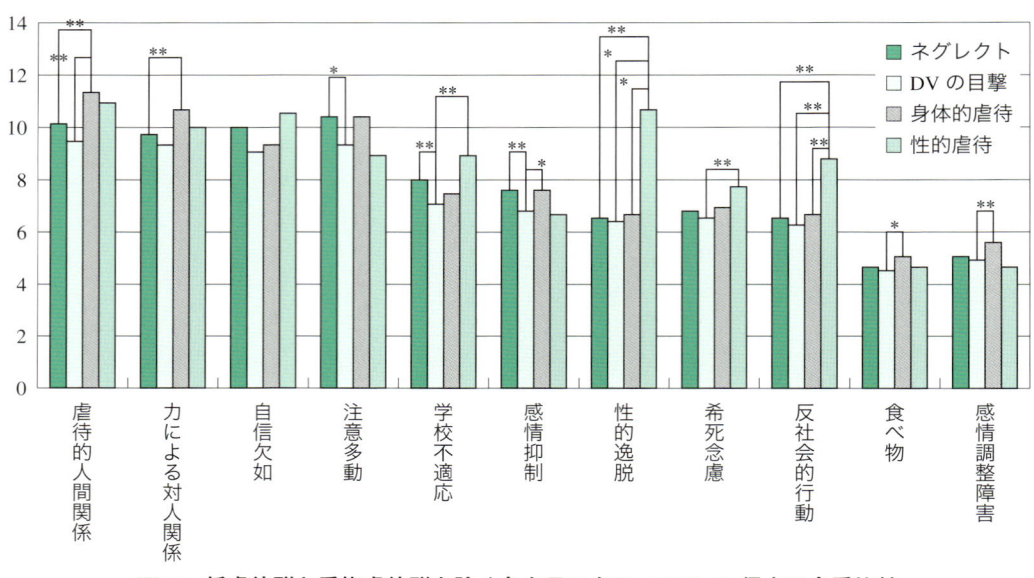

図1 低虐待群と重複虐待群を除く各クラスタの ACBL-R 得点の多重比較
$**p<0.01, *p<0.05$

　群と低虐待群を除いた4群を対象とした分散分析の結果,経験した虐待の種別によってACBL-Rで把握される子どもの行動特徴に一定の違いがみられることが示された（図1）.

　身体的虐待群は,「暴力的な人間関係パターン」「感情調整障害」「感情抑制/抑圧」および「食物固執」において4群中最も高い値を示した.この結果は,身体的虐待が暴力的な対人関係や感情コントロールの問題につながるとの従来の臨床的知見と一致するものであった.

　ネグレクト群は,「注意/多動の問題」において4群中最も高い値を示し,「学校不適応」と「感情抑制/抑圧」ではそれぞれ性的虐待群と身体的虐待群に次いで2番目に高い値となっていた.ネグレクトと注意や多動の問題とが関連するとの結果の背景には,おそらくアタッチメント（愛着）の問題が存在すると考えられる.

　性的虐待群は「性的逸脱行動」の得点が著しく高く,また,「希死/自傷性」の得点も4群中最も高くなっており,これも従来の臨床的観察と一致した結果となっている.

　DVの目撃群は,「注意/多動の問題」「感情抑制/抑圧」および「感情調整障害」を除く8つの尺度で4群中最低の値であり（この3つの尺度については,性的虐待群が最も低い値となり,DVの目撃群はそれに次いで低い値であった）,問題行動の程度が低いことが示唆された.しかし,低虐待群との比較では,「自信欠如」「注意/多動の問題」「学校不適応」「感情抑制/抑圧」「希死/自傷性」「反社会的行動」「食物固執」の7つの尺度において有意に高い得点を示した.子ども自身が暴力被害を受けていなくても,DVを目撃するという事態が虐待に準じた影響を子どもに与える可能性があるという従来の知見を裏づける結果となったといえよう.

　このように,ACBL-Rによって把握される虐待種別ごとの行動特徴は,従来の臨床研究の結果や日常的な観察と一致するといえる.これは,ACBL-Rの評価尺度としての構成概念妥当性を示すばかりではなく,虐待を受けた子どもの行動の評価ツールとしての有用性を示しているといえよう.

　また,西澤ら[39]は,虐待を主訴に児童相談所に一時保護された子どもとその家族の,保護

から数カ月後の状況を追跡調査した．調査対象となったのは 41 事例であったが，そのうち保護時と追跡時ともに ACBL-R による子どもの評価が可能であったのは 12 事例であった．この 12 事例の子どもは，追跡調査の時点で児童養護施設に入所していた．保護時と追跡時の ACBL-R の得点の変化を見たところ，下位尺度によって得点の変化に一定のパターンがあると考えられた．「虐待的人間関係の再現性」「力による対人関係」「自信の欠如」「注意/多動の問題」および「性的逸脱行動」の 5 項目は保護時よりも追跡時のほうが高い得点，つまり問題の増加が見られ，保護時よりも追跡時に得点が低下していたのは「食物固執」の 1 項目のみであった．「希死念慮」と「感情調整障害」の 2 項目は両時点で変化はなく，「学校不適応」と「反社会的逸脱行動」の 2 項目には一定のパターンが認められなかった．この結果は，ACBL-R が把握する子どもの症状や問題行動の多くは，時間の経過に伴って一時保護時よりもさらに悪化する傾向があることを示唆している．子どもの問題行動が援助の開始後に悪化する傾向があることは，従来から指摘されており（たとえば，犬塚[42]など），この追跡調査の結果は，ACBL-R が，子どもの症状や行動の変化を評価する上で臨床的な有用性を備えた尺度であることを示したものであるといえよう．

症例 1
10 歳の男子 A

ここでは，親から身体的虐待と心理的虐待を受けた子どものトラウマ関連症状の TSCC によるアセスメントの実際をみることにする．

【事例の概要】

A は，児童養護施設で生活している 10 歳の男の子である．幼児期に，母親からの身体的虐待のため保護され，施設入所となった．母親は，たとえば A がほかの子どもに暴力をふるったなどという連絡が保育園から入ると，A に非常に激しい体罰を加えていた．母親は「この手が悪いんだ，悪い手を切り取ってやる！」と怒鳴りながら，A の両腕の手首を包丁で切ることもあった．

また，A に対して，「お前は欲しくて産んだ子じゃない」「お前さえいなくなってくれれば，私は幸せになれる」「お前の顔を見ているとイライラする」といった，A の存在価値を否定する言葉を繰り返し述べるなど，心理的虐待を行っていた．

A は，現在生活している児童養護施設で，ケアワーカーへの暴力行為や威嚇行為，ほかの子どもへの暴言や暴力行為が顕著であった．また，学校での適応に問題があり，時折，不登校状態になることもあった．

【TSCC の結果】

A の TSCC の 2 つの妥当性尺度はいずれも正常範囲内であって問題はない．

臨床尺度では，抑うつ（DEP）尺度，怒り（ANG）の尺度，および外傷後ストレス（PTS）尺度の得点が臨床域になっており，特に ANG 尺度の得点が 74T と高値である．A の施設での対人関係上の問題行動の背景には，成育歴等に起因する母親への激しい怒りが存在することが示唆される．

また，A の抑うつ感は，母親からの拒否的な言動や施設入所という経験による見捨てられ感に起因している可能性がある．さらに，PTS 尺度の得点が臨床域になっていることから，A には何らかの侵入性症状が認められる可能性がある．A の成育歴や家族関係を考慮すると，母親から暴力体験や拒否的言動の記憶が侵入性症状となっている可能性があるといえよう．

Profile Form: Males (Ages 7-12)

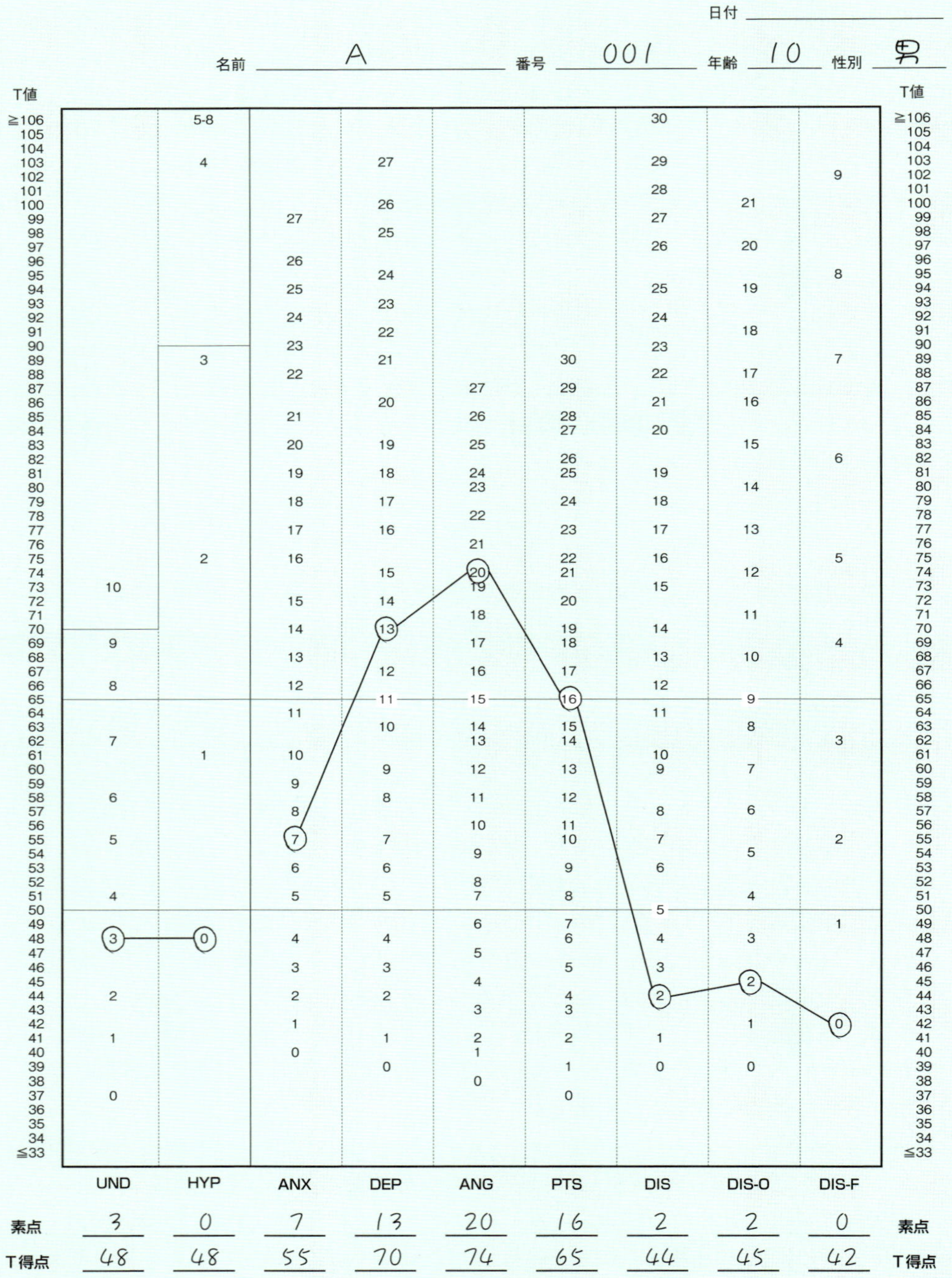

図 2 TSCC プロフィール用紙（7〜12 歳男子用）

〔事例概要，図 2 とともに 30）西澤　哲，他：日本版 TSCC（子ども用トラウマ症状チェックリスト）の手引き：その基礎と臨床. 金剛出版，2009 より許可を得て転載〕

7）今後の課題

ここ数年，わが国における子ども虐待事例の発生件数は欧米諸国に匹敵するほどの増加傾向をみせており，虐待事例への対応が今日の子ども家庭福祉の中心的な課題となっている．このような現状においては，虐待を受けた子どもの的確な心理アセスメント，それに基づいた適切な支援・治療計画の立案と実施，および支援・治療の効果測定が必要となる．しかし，本項で見てきたように，わが国においては，虐待などのトラウマ性の体験が子どもに与える影響を把握するために活用可能なアセスメントのツールがほとんどないといった状況である．虐待を経験した子どもやその家族に対して適切な支援を提供するためには，虐待に関連した心理アセスメント技法の整備が喫緊の課題であるといえよう．

C 子どもの心理療法

1）心理療法の現状

わが国で実施されている心理療法の多くは，Rogers の来談者中心療法や，その子ども版ともいえる Axline[43] の子ども中心プレイセラピーなどの非指示的療法の原則や技法に基づいたものである．これらの技法は，ある程度健康的な自己の発達を前提としている．しかし，残念ながら，虐待やネグレクトなどの不適切な養育は，子どもが乳幼児期の頃から始まることが多いため，その被害を受けた子どもたちにはこうした自己が備わっていないことがほとんどである．彼らへの心理療法では，セラピスト（治療者）のリードによって，本稿で見てきたトラウマやアタッチメントの問題に焦点を当てていく必要性がある．

2）トラウマを対象とした心理療法

①トラウマ性記憶を中心とした回復過程の理解

van der Kolk[44] は，「トラウマを受けた人の多くは，未統合のトラウマ性記憶の断片にとりつかれた状態にある．この段階におけるセラピーは，こうしたトラウマ記憶を，非言語的なものや解離されたものを含めて，言葉が意味と形を有する二次的な精神的プロセスへと翻訳することを目的としたものになる．そうすることで，トラウマ性の記憶が物語記憶（narrative memory）へと変化する」と述べている．この一文には，トラウマの本質と回復のプロセスへの理解が凝縮されているといえよう．トラウマ性障害の中核にはトラウマ性記憶があり，トラウマ性記憶が通常の記憶と異なるのは，それが「未統合」の状態であるためだということになる．さらに，こうした未統合の記憶は，たとえば PTSD の侵入性症状の一つである侵入的想起やフラッシュバックのように，その人の意に反して急に回想されてしまい，その人に苦痛を与えることになる．van der Kolk はこれを「とりつかれた」と表現しているわけであるが，要は意識もしくは自我の統制がきかない記憶ということになる．

このように，トラウマ障害の中核にあるトラウマ性記憶の本質は，その未統合性と非統制性にあるといえる．したがって，トラウマ障害からの回復のためには，こうしたトラウマ性の記憶を統合し，意識や自我の統制下におく必要が生じることになる．そのためには，トラウマ性の記憶を通常の過去の記憶である物語記憶に変性させる必要があると考えられる．通常の物語記憶とは，トラウマ性の記憶がいわば断片化したスチル写真の集合体であるのに対して，ビデオ録画のような一定の流れとストーリー性を持った記憶であるといえる．スチル写真が時間軸に従ってつなぎあわされて，何らかのストーリー性を持ったビデオ録画的な記憶となったとき，それはその人が主体性を持って語ることのできる記憶となる．その記憶を，

言葉という媒体で語ることができるということは，記憶に対する自我のコントロールが可能になったことを意味する．そのために，人は，その体験の際に感じた激しいショックや体感などの言葉にならないような体験を含めて，それらを言葉に置きなおさなければならない．そうした感覚的な，あるいは情緒的な体験を，言葉によって完全に言い表すことは不可能であろう．しかし，その体験に言葉を近づけていくことはできる．こうした精神的作業を，van der Kolk は「翻訳」と言い表している．

　トラウマ性記憶を物語記憶に変化させるためのこうした作業に取り組むには，親から受けた虐待体験を詳細にみていく必要がある．この作業には，多大なる苦痛を伴うことが常である．トラウマ性の体験を思い出すことは，その際に感じた強い情緒的苦痛を再び体験することになるため，そうした体験を回避したいと思うのは，ある意味当然である．通常，人は，つらかった体験を意識から締め出しておきたいと願うものである．しかし，それがトラウマ性の体験である場合には，こうした回避を続ける限り，その記憶は断片化されたままとなる．そして，断片化された記憶は，上述のように，意思に反して侵入を繰り返し，その人を苦しませ続けることになる．トラウマ性の記憶から回復するためには，その体験の全体をつぶさに見据え，自我によるコントロールが可能な物語へと編み上げていく必要があるといえよう．

②トラウマ性障害への心理療法の技法

　トラウマ性の体験からの回復のためには，トラウマとなった体験を詳細に思い出し，その記憶に一つ一つ言葉を当てはめていくことが必要となる．こうした心理療法を，エクスポージャー療法（exposure therapy）と呼ぶ．「エクスポージャー」とは，晒されるという意味であり，その体験に直面してそれを言葉に紡いでいくことを意味する．

　トラウマ性障害に対する心理療法は，こうしたエクスポージャーを中心と進められることが原則となっており，その代表的な技法として，『長時間エクスポージャー法』（prolonged exposure：PE）がある．長時間エクスポージャー法は，トラウマ性障害を抱えるクライエントが，トラウマ性の体験を繰り返し詳細に想起し，それを物語り，あるいは物語った内容を録音したものを何度も繰り返し聞くという形で進められる（Foa ら[45]）．こうした作業によって断片化していた記憶が次第に統合されていく．それと同時に，その体験に伴っていた深刻な，その人に著しい苦痛や混乱をもたらしていた情緒的な衝撃への馴化が生じると考えられる．こうした作業を通して，トラウマ性記憶は，物語記憶となり，苦痛であったが「すでに終わった，過去の体験」として整理されていくことになる．長時間エクスポージャー法では，こういった作業とあわせて，トラウマ性の体験に関連している場所や人など，クライエントが回避している場面に実際に行くなどの「実際上のエクスポージャー」を組み合わせて治療が進められる．

　長時間エクスポージャー法は，PTSD の成人クライエントに対して行われる主たる心理療法の技法である．しかし，この技法に取り組むことは，上述のように，クライエントにかなりの精神的苦痛をもたらすものであり，それだけにクライエントにかなりの努力を求めることになる．それに対して，Shapiro ら[46]は，トラウマとなった体験の一部のイメージと，それに伴った情緒や感覚を持ちながら，急速な眼球の左右運動を行う EMDR（eye movement desensitization and reprocessing，眼球運動による脱感作と再処理）という技法を考案した．眼球の運動がトラウマ性記憶の認知・情緒的処理にどのようにかかわっているのかという理論的根拠はいまだ明確にはなっていないものの，トラウマ性障害に対する一定の臨床的効果が見出されている．おそらく，眼球の急速な動きによって大脳の機能が活性化され，トラウマ性記

憶の処理が加速されるのではないかと推測される．このEMDRは，特に事故や災害などの時間限局性，単回性のトラウマ性体験によるPTSDの治療に有効だとされている．EMDRでは，上述のように，トラウマ性体験の一部を扱うことになり，トラウマ性体験の全体を詳細に語る必要はない．そのため，クライエントへの精神的負担は長時間エクスポージャー法と比べると少ないといえよう．

③遊びによる再現：ポストトラウマティック・プレイ

　子どもの場合には，年齢にもよるが，一般的にいってその体験を言葉で詳細に表現することは困難である．成人が，その記憶を言葉で語るのに対して，子どもには，遊びという表現法がある．

　Terr[47]は，トラウマ性の体験によって精神的な影響を受けた子どもが，その体験を遊びによって表現することを観察した．彼女は，1976年にカリフォルニア州チョウチラでスクールバスのハイジャック事件の被害を受けた23人の子どもたちの精神医学的評価と長年にわたる追跡調査を行った．その過程で観察されたトラウマ性体験に対する数々の子どもたちの心理的，精神的反応のなかに含まれていたのが，『ポストトラウマティック・プレイ』(posttraumatic play) である．Terr の観察した子どもたちは，事件後，人形を穴に埋める遊びを行ったり（子どもたちはバスでフリーウエイを連れまわされた後，山中に埋め込まれた巨大なコンテナの中に閉じ込められ，いわば生き埋めの状態で一夜を過ごした），人形を目的地のない旅に向かわせたりなど，自分たちが経験した恐怖に満ちた出来事を遊びによって繰り返し表現したのである．

　こうしたポストトラウマティック・プレイは，わが国においても観察されている．1995年の阪神淡路大震災の際には，避難所になった各地の学校で，子どもたちは「地震ごっこ」という遊びを行ったことが報告されている．それは，救援物資が入っていた段ボール箱を組み合わせて家を造り，その中に数人の子どもが入り，ほかの子どもが家を取り囲んで激しく揺らすという遊びであった．家の中の子どもたちは，「わー揺れたあ！」「真っ暗や，何も見えへん！」「お母ちゃん，どこ行ったあ！」「助けてえ！」などの悲鳴をあげた．これは，遊びにおける地震というトラウマ性体験の再現であり，Terr のいうポストトラウマティック・プレイにあたる．

④子どもの心理療法：ポストトラウマティック・プレイセラピーを中心に

　前項でみてきたように，トラウマ性体験によって傷ついた子どもたちは，その体験を，遊びを通して表現する．これは，トラウマの再現性の表れの一つであり，いわばトラウマ性の症状だといえる．Gil[48]は，この，トラウマ性症状であるポストトラウマティック・プレイを，心理療法に活用した．彼女は，子どものポストトラウマティック・プレイを，成人における断片化した記憶に相当するものととらえ，そのプレイを心理療法において扱っていくという『ポストトラウマティック・プレイセラピー』(posttraumatic playtherapy) の技法を発展させた．これは，プレイセラピーにおいて，たとえば人形の家や家族人形を用いて，子どもが経験した虐待やネグレクトなどのトラウマ性体験を再現することを中心とした心理療法である．子どもたちは，自分のことではなく人形が体験したこととして，その出来事にいわば間接的にエクスポージャーするという方法である．

　わが国で子どものプレイセラピーを行っている心理療法の専門家の大半は，先述のようにAxline が述べた『子ども中心プレイセラピー』(child-centered playtherapy) の技法にしたがっ

て心理療法を行っている．この技法は，子どもが自主的に主体性を持ってプレイを展開していくことが基本となる．セラピストがその子どものプレイの表現を受け，子どもがさらに十分な自己表現を行えるように応答していくことでセラピーが進められる．こうした心理療法のあり方を，非指示的心理療法という．非指示的心理療法は，子どもには自分の抱える心理的問題を解決する力が備わっているのだが，不安や葛藤などの何らかの心理的な阻害要因のためにその解決能力が一時的に機能停止状態に陥っているという前提に立っている．そして，子どもがプレイという方法によって自己（認知や感情など）を十分に表現できれば，阻害要因は低減され，あるいは解決能力が活性化され，問題解決への道を再び歩むことができると考えるわけである．

しかし，こうした非指示的心理療法の考え方や技法を，虐待やネグレクトなどの不適切な養育環境に置かれた子どもたちに適用することは非常に困難であるように思われる．乳児期や幼児期から慢性的な虐待・ネグレクト環境にあった子どもたちの場合には，Axlineが考えるような問題解決能力を担う自我が年齢相応には形成されていないことが多い．そういった子どもたちに，どれだけ自由な表現を促したとしても，そもそも自我が未形成であるため，問題解決能力が自ら活性化するということはほとんどあり得ないように思われる．

虐待やネグレクトなどを受けた子どもに対する非指示的技法の限界を指摘する臨床家は少なくない．たとえば，Rasmussenら[49]は，「トラウマを受けた子どものプレイセラピーにおいては，ラポールの形成を目的とした非指示的技法だけでは不十分であり，特定的なテーマに焦点を当てるための技法が必要となる」と述べている．ここでいう特定的なテーマとは，虐待やネグレクトなどの子どものトラウマ性体験のことを意味している．つまり，Rasmussenらは，トラウマを受けた子どもの心理療法では，子どもとの治療関係を形成するには子ども中心プレイセラピーなどの非指示的心理療法の技法は有効に作用するが，それだけでは子ども自らがトラウマになった体験を表現してくる可能性は低く，そのために，セラピストがリードしてトラウマ体験に焦点を当てていく技法が必要だと考えているわけである．

また，Pearceら[50]は，「不安を逓減させ，虐待やネグレクトの体験の意味を変化させるためには，直接的もしくは間接的に，苦痛を引き起こすような内容に子どもを曝露する必要がある」としている．この一文から，虐待やネグレクトの被害を受けた子どもの心理療法の鍵が，「体験の意味の変化」であるとのPearceらの考えが読み取れる．虐待やネグレクトといった体験自体を変化させることはできない．それは過去の事実であり，その内容を変更したり，なかったことにはできない．心理療法が提供できるのは，その過去の事実への「意味づけ」を適応的に修正することなのだ．たとえば，虐待を受けた子どもは，「僕が悪い子だったから，お母さんは僕を叩いたんだ．僕は，何度叩かれてもどうしても良い子になれない，どうしようもない悪い子なんだ」といった意味づけをすることが多い．この意味づけを，「僕はお母さんに叩かれた．僕を叩いたのはお母さんの間違いだったんだ．叩かれて，僕はすごく嫌な気持ちになった．もしかしたら，お母さんが叩いたのは，僕が何か悪いことをしたのかもしれないけど，それでも，お母さんのやり方は間違っていたんだ．叩かれた僕はすごく悲しくなって，もっと悪いことをしてしまったんだ」という形に変化させていく必要がある．そして，そのためには，「苦痛を引き起こすような内容」，つまり，虐待やネグレクトの体験と，その際の子どもの考え（認知）や気持ち（感情・情緒）に子どもを直面させる必要があると，Pearceは主張しているわけである．なお，Pearceらがいう「直接的」な方法とは，その子が自分自身のこととして虐待やネグレクトなどの体験を取り扱うことを意味し，「間接的」な方法とは，プレイセラピーなどを活用して，たとえば自分とは異なる人形の体験として取り扱

うことを指している.

また，Johnson[51]は，トラウマ性体験からの子どもの回復を，「再体験」「解放」「再統合」という3つのプロセスによって説明している．再体験とは，トラウマとなった体験を想起し，その際の認知や感情などの反応を心理療法の場面等で再び経験することを意味する．解放とは，それらの認知や感情を様々な形で表現することである．ある体験が，単なる「心の傷」で終わらずトラウマという心的状態となる要因の一つは，その体験に伴う情緒的反応の強度があまりにも強烈であるが故に，通常の精神的ショックの際の，何度も繰り返しその情緒を再体験することによって情緒的な衝撃を低減させるというプロセスが適用できないためであると考えられる．つまり，こうした強烈な情緒的反応を，いわば「瞬間冷凍」させることによって，心は自らの崩壊を防衛しているわけである．したがって，トラウマの「トラウマ性」を解除するためには，体験時に瞬間冷凍された強烈な認知や感情などの反応を「解凍」すること，つまりそれらを外に向かって表現することで，解放する必要があるといえる．トラウマ性の体験時に凍りつかざるを得なかった認知や感情を，セラピストの手助けによって解放することにより，トラウマ性体験に伴っていた情緒的な衝撃は徐々に低減していくと考えられる．その結果，情緒的衝撃の強烈さゆえに隔離（解離）されてきた記憶が，徐々にほかの記憶に編み込まれ，再統合されると，Johnson は考えている．このプロセスは，前述の van der Kolk のいう物語記憶の構成に当たるといえよう．

これら，van der Kolk のトラウマの本質および回復のプロセスの理解，ポストトラウマティック・プレイおよびポストトラウマティック・プレイセラピーに関する Terr[47] や Gil[48] の考え，上述の Rasmussen[49] や Pearce[50] の論点，および Johnson[51] の提唱する回復のプロセスを参考にすると，トラウマを受けた子どもへの心理療法のあり方は次のように整理されよう．虐待やネグレクトなどのトラウマ性体験からの回復を促進する子どもの心理療法は，ポストトラウマティック・プレイによって，子どもが，トラウマとなった体験の再体験と解放のプロセスを繰り返すのを促進し，そのプロセスにおいて，虐待という体験のトラウマ性記憶に伴う情緒的な衝撃を逓減させることにより，その体験の記憶を一般的な過去の記憶として，さらに新たな意味づけを持つ記憶として，物語記憶に再統合するものであるといえる．

こうしたプレイセラピーにおいては，子どもが虐待やネグレクトの体験を表現できるような環境をセラピストが提供する必要がある．たとえば，風呂場で熱湯による火傷を負わされるという虐待経験がある子どもには，プレイルームに風呂場のおもちゃを用意しておくことによって，子どもがそうした被害体験をプレイで表現できるような刺激を与える．あるいは，親の虐待のために入院治療を受けた子どもの場合には，医療セットなどのおもちゃを用意しておくわけである．

こうした刺激に反応を示さない子どもに対しては，セラピストが子どもの被害体験をセラピーのテーマとして持ち込む場合もある．たとえば，包丁で腹部を母親に刺されるという被害体験を有するある子どもとのプレイセラピーでは，「お医者さんごっこ」という遊びで，セラピストが患者役のウサギの人形を持って，「大人の人におなかをナイフで刺されておなかが痛いの」と，子どもが持つ医者役のクマ人形に向かって訴えた．子どもは，当初はセラピストの言葉に凍りつくような反応を示していたものの，次第に，「その大人の人って，ママですか？」といった反応を示すようになった．このような形で，セラピストが子どもの虐待体験に関連したテーマをプレイに持ち込むことで，トラウマ性体験への子どものエクスポージャーを促進することもある．

3）アタッチメント障害を対象とした心理療法

　筆者は，社会福祉法人子どもの虐待防止センターにおいて，児童養護施設や里親家庭で生活している子どもを対象に，施設のケアワーカーや里親（以下，養育者という）との対人関係を修正・強化するための，アタッチメント（愛着）理論に基づいた治療プログラムを実施している（西澤[52)53)]，楢原ら[54)]）．

　本プログラムの最大の特徴は，前述したトラウマ性体験へのエクスポージャーを通して，養育者に対するアタッチメントの形成・強化を促進するという点にある．子どもと養育者が同席している場面で，子どもにとってトラウマ性体験となっていると考えられる親からの虐待やネグレクトなどの体験を扱うわけである．

　虐待やネグレクトなどの不適切な養育が何らかのトラウマ関連障害を生じている場合，心理療法においては，虐待やネグレクトの体験を直接的，もしくは間接的に扱い，それらの記憶によって喚起される強い情緒的反応を軽減する必要があることは前述のとおりである．この，トラウマ性体験に直面するという作業は，子どもに非常に強い心理的苦痛を与えると考えられる．心理療法においては，治療者であるセラピストとの支持的，受容的関係によって支えられることで，子どもがそうした苦痛な作業に取り組むための安心感を得ることが期待される．しかし，セラピストにとっては，子どもにトラウマ性の体験を直視させるという役割を担いつつ，一方で子どもに安心感を与えるための支援を提供するという，一見相矛盾するような困難な役割が求められることになる．本プログラムでは，トラウマ性の体験を子どもに提示するという役割と，子どもに安心感を与えエクスポージャーを促進するための支えを提供するという役割を分離し，前者をセラピストが，そして後者を養育者が担うという点で，トラウマを扱う心理療法の困難さの一つの解決を目指すことになる．つまり，セラピストと養育者が同時に子どもに関わることによって，心理療法においてトラウマ性体験をより効果的に，よりスムーズに扱うことが可能になると考えられるわけである．

　一方で，本プログラムでのトラウマ性体験へのエクスポージャーにおける養育者の果たす役割が，養育者に対する子どものアタッチメントを形成・強化する可能性があると考えられる．子どもにとって，アタッチメント行動がもたらす基本的な機能は，安心感の回復である．子どもは，不安や恐れなどの否定的な情緒や感覚を持った際に，養育者に対するアタッチメント行動を活性化させることによって，そうした否定的情緒・感覚を低減させ，安心感を回復する．心理療法における虐待やネグレクトなどのトラウマ性体験へのエクスポージャーは，子どもに恐怖や不安などの強い否定的情緒・感覚をもたらすと考えられる．そうした状態にある子どもに対して，近接した位置にいて支持的なかかわりを提供してくれる養育者は，「安心感を与えてくれる大人」として認識される可能性が高い．こうした経験の積み上げが，養育者に対する子どものアタッチメントを形成・強化する可能性があると考えられるわけである．

　本プログラムでは，こうした2つの効果をねらって，養育者が同席している状態で，子どもの虐待やネグレクトなどの体験を扱っていくことになる．以下に，本プログラムの特徴を列記する．

(a) 本プログラムは，子どもとその主たる養育者（施設の担当ケアワーカーや里親）との関係の改善・強化を目的とする．そのため，通常の心理療法とは異なり，子どもと養育者の2者による合同セッションを中心とする．

(b) 養育者への心理的教育を重視する．治療プログラム開始時に養育者に「アタッチメントとアタッチメント障害」に関する心理的教育を提供する．また，日常生活における子どもと養育者の関係の強化を目的として，合同セッションの後に養育者へのコンサルテー

ション（約 30 分）を行う．その間，子どもには合同セッションを担当したセラピストとは異なるセラピストによるプレイ・セッションを提供する．ここでは，非指示的技法を基本として，子どもの自主的な表現を促す．

(c) 合同セッションでは，アタッチメントの形成にとっての感覚や感情の重要性に関する従来の指摘を重視し，子どもと養育者の相互関係において感覚や感情面の刺激・共有を図るためのエクササイズ，ゲーム，フィンガーペインティング，描画などのプログラムを取り入れる．

(d) 合同セッションにおいて，随時，子どもの喪失や虐待などのトラウマ性の体験をテーマにできるよう，セラピストは，子どもにとって対処可能と思われる範囲内でのエクスポージャーを行う．このエクスポージャーによって，子どもがトラウマ性の体験をテーマにしたプレイを展開したり，あるいは話し始めた場合には，セラピストはそのテーマに沿って子どものより詳細な表現（認知，感情，記憶など）を促すようかかわる．

(e) 合同セッションでトラウマ性体験へのエクスポージャーを促進する際，養育者は子どもに心理的サポートを提供するようにかかわり，子どもにとって『抱える環境』（holding environment）を提供する．そうすることで，子どもは苦痛な体験に直面するための保護や励ましを養育者から得ることができる．また，恐怖や不安などが高まった子どもに安心感を回復させることがアタッチメントの基本機能であるとするなら，トラウマ性体験へのエクスポージャーという事態で養育者に「抱えられる」ことによって，子どもと養育者との関係の強化が期待される．

(f) さらに，合同セッションにおいては，プレイセラピーの枠組みで，子どもが養育者に対して退行的な関係が持てるよう働きかけ，養育者と子どもの関係のさらなる強化を目指す．

(g) 前述の養育者とのコンサルテーションにおいては，合同セッションで養育者が得た子どもへの理解や子どもに対するかかわり方を，日常生活において応用できるように支援する．

症例 2

5 歳の女子 B 子

ここでは，家庭内で身体的虐待およびネグレクトを体験した幼児のプレイセラピーの実際を見ることにする．なお，ここに提示した事例の詳細は，西澤[55]を参照いただきたい．

【事例の概要】

B 子は，家庭で階段から落下して頭部を強打し，緊急入院となった 5 歳の女の子である．入院時には，頭蓋骨折，急性硬膜下血腫のほか，両腕の古い骨折痕，あざや火傷などの皮膚所見，低身長や低体重などの特徴がみられたため，主治医が児童相談所に虐待通告を行った．その結果，B 子は退院後，児童相談所に一時保護となった．この時点で両親は，「B 子がベッドから落ちて頭を強く打った」と主張していたが，その後，母親が B 子を階段の上から突き落としたことが明らかとなり，児童相談所は B 子を児童養護施設に入所させる措置を行った．

【心理療法の経過】

　B子は，今回の階段からの落下による頭蓋骨折および硬膜下血腫以外にも，古い骨折痕や皮膚所見，あるいは低身長・低体重という特徴がみられたことから，深刻な身体的虐待を慢性的に受け，またネグレクト的な養育環境に長期間おかれてきたと判断され，児童養護施設に入所した直後からプレイセラピーを受けることとなった．

　プレイセラピーの初期，B子は，激しい怒りを表出した．B子の怒りは，当初，セラピストへの身体的な攻撃性として現れていたが，セラピストが適切に対応することで，次第にクマのパペットに向けられるようになり，プレイという枠組みでB子の怒りを扱えるようになった．B子は，クマを殴りながら，「バカ，お前なんかあっちに行け！」「ご飯なし！死ね！」などと激しい怒りの言葉をクマに浴びせたのである（これらの言葉は，おそらく，B子自身が親から浴びせられたものの再現だと考えられる）．

　その後，B子の攻撃は，クマのパペットから赤ちゃん人形へと移行した．B子は，「バカ，死ね！」などと怒鳴りつけながら，赤ちゃんの顔を握りつぶしたり，腹部を激しく殴ったりした．こうしたB子の表現に対して，セラピストは，B子の攻撃行動のナレーションや怒りの言語化を繰り返すという介入を行った．

　その後，セラピストは，B子の攻撃を受けた赤ちゃんを，「お医者さんごっこ」用のおもちゃを使って治療することを試みた．当初は，赤ちゃんを治療しようとするセラピストを攻撃したり，あるいはセラピストから赤ちゃんを取り上げて殴りつけるなど，セラピストのケアに抵抗を示したB子であったが，次第にセラピストが赤ちゃんを治療する様子をじっと見るようになった．やがて，B子自身が赤ちゃんを治療したり，赤ちゃんを抱っこして，「痛かったね，怖かったね」と声をかけながらあやす場面がみられるようになった．

　B子は，数セッションにわたって，赤ちゃんを攻撃し，その後，治療やケアをするというプレイを繰り返した．赤ちゃんに対するB子の攻撃がほとんどなくなり，ケアを中心としたプレイに移行したのを見計らって，セラピストはB子の近くに人形の家を置いた．人形の家に興味を示したB子は，家具やウサギの家族人形を並べて「家族ごっこ」をするようになった．

　この家族ごっこのなかで，B子はウサギの赤ちゃんを階段の上から落下させた．赤ちゃんの落下は，当初は偶然を装って行われたが，B子は，次第に，意図的に落とすという行為を何度も繰り返すようになった．赤ちゃんを落とすB子は，初めのうちは無表情であり，まるで機械的な「作業」を行っているかのような印象があったが，次第に「落ちちゃった」という状況の描写や，「怖い」「痛い」などの赤ちゃんとしての感情や感覚の表現がみられるようになった．このプレイがB子の主たるトラウマ性体験の再現（ポストトラウマティック・プレイ）であると認識したセラピストは，B子が，階段から落とされた際の感情や情緒をより豊かに表現できるようなかかわりを試みた．その結果，赤ちゃんを階段から落とすB子の表情に，驚きや苦痛の表現がみられるようになった．

　こうしたポストトラウマティック・プレイがある程度十分に繰り返されたと判断したセラピストは，次の段階への移行を促した．それは，階段から落下したウサギの赤ちゃんを治療することであった．セラピストの提案に反応したB子は，ウサギの赤

ちゃん（この時点では，「ウサギの B ちゃん」と呼ぶようになっていた）を救急車に乗せ，病院に運び，お医者さんごっこのセットで治療するというプレイを行うようになった．階段からの落下というトラウマ性の再現に治療やケアの要素が伴ったプレイを何度も繰り返した後，B 子は，病院のベッドで寝ているウサギに対して「B ちゃんはこれで元気になりました」と述べたのである．

　上記のプレイの展開で，B 子が階段から落とされるというトラウマ性の体験の再現と，その際の強烈な情緒的体験の解放が適切になされたと判断したセラピストは，心理療法の最終段階にあたる再統合のプロセスへと進むことを目的に，「ウサギの B ちゃんの物語」の作成を B 子に提案した．B 子は，セラピストの提案に興味を示し，人形の家や病院セットなどを用いて以下のような物語を作った．

　ウサギの B 子は，家で病気になってしまいました（注：この物語では，階段の落下による怪我が「病気」に変わっている．これは B 子の心的防衛によるものと考えられる）．それは，お母さんが病気で，B 子をちゃんとお世話できなかったからです．病気になった B 子は，救急車で病院に行きました．病院でやさしくされた B 子は，ある日，赤ちゃんになってしまいました．そこで，看護婦さんがお母さんになって，ミルクをあげたり，お風呂に入れてあげたり，やさしくお世話しました．看護婦さんは B 子のお母さんになりたかったのですが，病気になった子どもたちが次々に病院にやってくるので，B 子のお母さんになれませんでした（注：上記の治療経過の記述では省略したが，プレイでは，B 子が赤ちゃんになったり，看護婦さんが丁寧にケアしたり，あるいはお母さんになろうとしたといった内容が繰り返し表現されていた）．そこで B 子は，病院を出て，学校に行きました．学校には子どもたちが大勢暮らしていました．ウサギの B 子は，お母さんの病気が早く治るようにお祈りしながら，学校で暮らしました．おしまい．

　この物語の完成後，終結準備のための数回のセッションを経て，プレイセラピーは終結した．治療開始から 2 年 6 カ月が経過していた．

4）今後の課題

　本稿では，トラウマとアタッチメントに焦点を当てた子どもの心理療法のあり方を述べてきた．前述のように，わが国の子どもの心理療法の領域においては，子ども中心プレイセラピーなどの非指示的技法が中心となっている．しかし，こうした技法に限界があることは明らかであり，子どもたちの状態に応じた適切な心理療法の適用が必要となる．

　現在，虐待やネグレクトを理由に家庭から分離された子どもたちが多く生活している児童養護施設の大半には，非常勤や常勤の心理士が配置されている．しかし，こうした心理士が受けてきた臨床心理学のカリキュラムには，トラウマやアタッチメントに焦点を当てた心理療法を実施するために必要な知識や技法のトレーニングは含まれていない．今後，不適切な養育を受けた子どもに，その状態に応じた心理療法を提供できるよう，心理士の養成カリキュラムの整備が望まれる．

おわりに

　児童虐待防止法の制定から今年で11年になる．この11年の間に，虐待やネグレクトなどの不適切な養育は，慢性的トラウマ体験として子どもの心理，精神，行動面に様々な影響をもたらすという理解は得られるようになった．そのため，今日では，虐待を受け家庭から分離された子どもに社会的な養育を提供する機関である児童養護施設の大半には心理士が配置され，また，児童精神科医や小児精神科医の関与も11年前とは比べ物にならないほど増したといえよう．虐待を受けた子どもがこうしたいわゆる「心の専門家」と呼ばれる人たちと接触する機会は格段に増大した．しかし，一方で，こうした子どもたちが不適切な養育体験によってどのような心理的，精神的な影響を受けたかを客観的に把握するための技法やツール，および彼らに対する心理療法のあり方に関していえば，わが国は欧米から遅れること20〜30年といった現状にあることは否めない．

　本稿では，不適切な養育を受けてきた子どもの精神病理的理解，アセスメントのあり方，および心理療法のあり方に関して，筆者のこれまでの臨床経験および臨床研究に基づく知見を示した．もちろん，本稿で扱うことができなかったアセスメントや心理療法の技法は多く存在する．自分たちの慣れ親しんだアセスメント・ツールや心理療法の技法にとらわれるのではなく，子どもたちが必要とするものを検索し，実践においてその適用可能性を探っていくことが，今日の子ども家庭福祉領域で活動する臨床家に求められているといえよう．

文献

1) Ackerman PT, et al：Prevalence of post traumatic stress disorder and other psychiatric diagnoses in three groups of abused children（sexual, physical, and both）. *Child Abuse Neglt* 1998；**22**：759-774
2) Green BL, et al：Outcomes of single versus multiple trauma exposure in a screening sample. *Journal of Traumatic Stress* 2000；**13**：271-286
3) Maughan A, et al：Impact of child maltreatment and interadult violence on children's emotion regulation abilities and socioemotional adjustment. *Child Dev* 2002；**73**：1525-1542
4) Putnam FW, et al：Psychobiological effects of sexual abuse. A longitudinal study. In *Psychobiology of post-traumatic stress disorder.* New York, New York Academy of Sciences, 1997；150-159
5) Cicchetti D, et al：The toll of child maltreatment on the developing child. *Child and Adolescent Psychiatry Clinics of North America* 1994；**3**：759-776
6) Spinazzola J, et al：Survey evaluates complex trauma exposure, outcome, and intervention among children and adolescents. *Psychiatr Ann* 2005；**35**：433-439
7) van der Kolk, et al：Proposal to include a Developmental Trauma Disorder diagnosis for children and adolescents in DSM-V. 2009（http://www.traumacenter.org/announcements/DTD_papers_Oct_09.pdf）
8) Briere J：*Trauma Symptom Checklist for Children（TSCC）：Professional Manual.* Psychological Assessment Resource, 1996
9) 西澤　哲，他：子どもの虐待経験と虐待による行動特徴の評価に関する研究．平成16年度厚生労働科学研究費補助金（子ども家庭総合研究事業）「児童福祉機関における思春期児童等に対する心理的アセスメントの導入に関する研究」分担研究報告書．2005
10) Nader KO, et al：*Clinical administered PTSD scale, child and adolecsent version（CAPS-C）*, National Center for PTSD, 1994
11) Terr LC：Childhood trauma：An outline and overview. *Am J Psychiatry* 1991；**148**：10-20
12) Reich W, et al：*Diagnostic Interview for Children and Adolescnets（DICA）*. Washington University Press, 1991
13) Schaffer D, et al：*Diagnostic Interview Schedule for Children（DISC）*. Columbia NIMH DISC Training Center, 1992
14) Jones RT：*Child's Reaction to Traumatic Events Scale（CRTES）：A self report traumatic stress measure.* Dept. of Psychology, Virginia Polytechnic Institute and State University, 1994
15) Jones RT, et al：Predictors child and adolescent functioning following trauma-related events. Paper presented at a symposium "Children's Responses to Natural Disasters", at the annual meeting of the American Psychological Association Convention. Toronto, Ontario, Canada, 1993, Aug

16) Wolfe VV, et al：Children's Impact of Traumatic Events Scale-Revised（CITES-R）. London Health Sciences Center, London, Ontario, 1991
17) Finkelhor D, et al：The traumatic impact of child sexual abuse：A conceptualization. American Journal of Orthopsychiatry 1985；**55**：536-541
18) Putnam FW：Child Disocciative Checklist. *National Institute of Mental Health*. Bethesda MD, 1988
19) Putnam F, et al：Further validation of the Child Dissociative Checklist. *Dissociation* 1994；**7**：204-211
20) Friedrich WN：Child Sexual behavior Inventory：Professional manual. Odessa, Psychological Assessment Resources, 1997
21) 藤澤陽子, 他：性的虐待を受けた子どもの性化行動に関する研究：Child Sexual Behavior Inventory（CSBI）を用いた評価の試み. 2006年度明治安田こころの健康財団研究助成論文集 2007；**42**：156-165
22) Singer MI, et al：Adolescents' exposure to violence and associated symptoms of psychological trauma. JAMA 1995；**273**：477-482
23) Evans JJ, et al：*Reliability and validity of the Trauma Symptom Checklist for Children in a normal sample*. Paper presented at the San Diego Conference on Responding to Child Maltreatment, San Diego, CA, 1994
24) Friedrich WN：Unpublished dataset. Mayo Clinic, Rochester, MN, 1995
25) Briere J, et al：*The Trauma Symptom Checklist for Children（TSCC）：Preliminary psychometric characteristics*. Unpublished manuscript, Department of Psychiatry, University of Southern California School of Medicine, 1995
26) Nelson-Gardell D：Validation of a treatment outcome measurement tool：Research for and with human service agencies. *Paper presented at the 35th annual workshop of the National Association for Welfare Research and Statistics*, Jackson WY, 1995
27) Smith DW, et al：Trauma Symptom Checklist for Children and Children's Impact of Events-Revised scores in sexually abused children. Unpublished manuscript, 1995
28) Elliott DM, et al：Multivariate impacts of sexual molestation, physical abuse, and neglect in a forensic sample. *Paper presented at the 4th International Family Violence Research Conference*. Durham, NH, 1995（July）
29) Lanktree CB：Treating child victims of sexual abuse. In J. Briere（ed.）, *Assessing and treating victims of violence*. San Francisco, Jossey-Bass, 1994；55-66
30) Cohen JA, et al：*The effectiveness of short-term group psychotherapy for sexually abused girls：A pilot study*. Grand Rounds presentation, University of Pittsburgh School of Medicine, Pittsburgh PA, 1992

31) 西澤 哲, 他：日本版 TSCC（子ども用トラウマ症状チェックリスト）の手引き：その基礎と臨床. 金剛出版, 2009
32) 西澤 哲：児童養護施設に入所中の子どもの心的外傷反応のタイプに関する研究, 日本社会事業大学社会事業研究所年報第36号, 2000；117-126
33) 西澤 哲：子どものトラウマのアセスメント. 臨精医（増刊号）2004；70-78
34) 西澤 哲, 他：養護施設に入所中の子どものトラウマに関する研究：虐待体験と TSCC によるトラウマ反応の測定. 1998年度共同研究報告書. 日本社会事業大学社会事業研究所, 1999.
35) 奥山眞紀子：児童虐待と心のケア. 母子保健情報 2000；**42**：74-81
36) 斉藤 学：全国養護施設に入所してきた被虐待児とその親に関する研究. 子どもの虐待とネグレクト 2001；**3**：332-359,.
37) 伊藤ゆたか, 他：児童養護施設で生活する被虐待児に関する研究（2）ケア・対応の現状と課題について. 子どもの虐待とネグレクト 2003；**5**：367-378
38) 坪井裕子：Child Behavior Checklist/4-18（CBCL）による被虐待児の行動と情緒の特徴. 教育心理学研究 2005；**53**：110-121
39) 西澤 哲, 他：子どもの虐待経験と虐待による行動特徴の評価に関する研究. 平成16年度厚生労働科学研究費補助金（子ども家庭総合研究事業）分担研究報告書, 2005
40) 西澤 哲, 他：虐待を受けた子どもの行動チェックリストの臨床的妥当性および有用性の検討. 平成17年度厚生労働科学研究費補助金（子ども家庭総合研究事業）分担研究報告書. 2006
41) Wolfe VV, et al：The Impact of Sexual Abuse on Children：A PTSD Formulation. *Behavior Therapy* 1989；**20**：215-228
42) 犬塚峰子：児童相談所における子ども・家族のアセスメントに関する研究：児童相談所で保護した被虐待児の前方視的追跡調査. 平成15年度厚生労働科学研究費補助金（子ども家庭総合研究事業）分担研究報告書. 2004
43) Axline V：*Play therapy*. New York, Ballantine, 1947
44) van der Kolk BA, et al：*Traumatic Stress：The effect of overwhelming experience on mind, body, and society*. New York, Guilford Press, 1996.（西澤 哲（監訳）：トラウマティック・ストレス：PTSD およびトラウマ反応の臨床と研究のすべて. 誠信書房, 2001）
45) Foa E, et al：*Effective treatment for PTSD：Practice guideline from the International Society for Traumatic Stress Studies, 2nd edition*. New York, Guilford Press, 2009
46) Shapiro F, et al：*EMDR：The breakthrough "eye movement therapy" for overcoming anxiety, stress, and trauma*. New York, Basic Books, 1997

47) Terr LC : "Forbidden Games" : Posttraumatic child's play. *J Am Acad Child Psychiatry* 1981 ; **20** : 741-760
48) Gil E : *Healing power of play : Working with abused children*. Guilford Press, 1991（西澤　哲訳）：虐待を受けた子どものプレイセラピー. 誠信書房, 1998
49) Rasmussen LA, *et al* : Focused play therapy and non-directive play therapy : Can they be integrated? *J Child Sex Abus* 1995 ; **4** : 1-20
50) Pearce JW, *et al* : *Psychotherapy of abused and neglected children*. New York, Guilford Press, 1997
51) Johnson K : *Trauma in the lives of children*. Alameda, Hunter House, 1989
52) 西澤　哲：幼児期後期から学童期の子どもの愛着とトラウマに焦点を当てた心理療法. トラウマティック・ストレス 2008 ; **6** : 24-32
53) 西澤　哲：施設養育におけるアタッチメントの形成：アタッチメントに焦点を当てた心理治療の実践を通して. 子どもの虐待とネグレクト 2008 ; **10** : 297-306
54) 楢原真也, 他：子どものアタッチメント（愛着）とトラウマに焦点を当てた心理療法の有効性の検討：第1報 ACBL-R による有効性の検討. 子どもの虐待とネグレクト 2010 ; **12** : 119-130
55) 西澤　哲：虐待を受けたある幼児のプレイセラピー：トラウマ・プレイセラピーのあり方の模索. 子どもの虐待とネグレクト 2001 ; **3** : 234-242

コラム EMDR

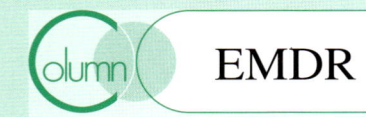

EMDR

兵庫教育大学臨床心理学コース　海野千畝子

1．EMDR とは

　EMDR（eye movement desensitization and reprocessing）とは，「眼球運動による脱感作と再処理」と訳され，1989 年にアメリカの臨床心理士 Francine Shapiro によって提唱された過去の外傷体験（トラウマ：不快な人生イベントを含む）を処理する心理療法の技法である．次に虐待を受けた子どもに用いる際に留意する視点を挙げる．

2．EMDR を実施する時期と環境

　実施する環境は，虐待を受けた子どもが，安全な場所にいることが前提となる．入院中や養護施設入所後に，周囲のスタッフの EMDR に対する理解やサポートが得られる状況で医師や臨床心理士らが実施するのが望ましい．しかし，外泊に際して家族との不安定な関係や混乱した情動が予想される場合や，施設内での子ども間の暴力・性暴力が横行する状況下での実施は慎重にしたい．さらに，虐待を現在も受けている，または受けている可能性がある子どもには実施を考慮する．理想的には，安全な環境のなかでアタッチメント対象者（虐待者ではない親やケアワーカー）との関係が安定している状況で，治療の最終段階に実施するのが効果的である．

3．EMDR までの長い道のり

　虐待を受けた子どもは，歪んだ愛着（トラウマボンド）や病的な解離（記憶・自己感覚・自己コントロールの障害）状態（特定不能な解離性障害の診断がつく場合が多い）の問題があるため，虐待のトラウマを処理する EMDR を実施するまでの治療プロセスには長い手順を必要とする．次に筆者が実施している方法を紹介する．

　はじめに丁寧なアセスメントを行う．子どもに解離の査定（A-DES［adolescent dissociative experiences scale，思春期解離体験尺度］の変法）を行い，解離状況の把握をした後，子ども自らに幼児期からの生育の歴史を聞き取っていく．よい思い出からは子どもの資源を，悪い思い出からは，これはトラウマ 1 だね，このこと（トラウマ）はとても大切なことだから後で必ず一緒に話そうね，今話すと心のダムが開いて水が体中をかけ巡るように頭がぐちゃぐちゃになって危険なことがある，少しずつ教えてもらうね，等と促しながら後の EMDR の標的記憶として記録しておく．悪い思い出は深く聞き取らず，「首絞め」「外におんだされ」等，子どもが使った言葉で名前をつける程度にとどめる．生育史聴取が終了して，よい思い出が理解できたところで，その資源を強化する EMDR（RDI，資源の開発と植えつけ）を実施する．また，生活における成功体験が出てきたときもそのイメージを想起しながら EMDR（RDI）を行う．そして，安全な場所のイメージが固まり，セラピストとの十分な愛着ができたところで，不快な思い出の EMDR に入っていく．

4．感情と身体感覚の学習

　虐待を受けた子どもは前述した病的解離状態にあることから，自らの身体感覚や感情を

十分表現できない．生育史の聞き取りをしながら，感情カードなどの視覚的な手がかりをもとに，寂しかった，見捨てられた，置き去りになった，嫌だった，等の感情をセラピストと共有する．どの感情や身体感覚も感じ表現できることを子どもが理解することが重要である．罪悪感やトラウマの絆があると，時に男児は悲しみを表現すること，女児は怒りを表現することが苦手である．

5．チャンス EMDR

チャンス EMDR とは，その週に受けた虐待や暴力等の怒りの発散，その場のフラッシュバックからの回復を目的に短時間の EMDR セッションを実施することである[1]．虐待者への怒りには，子どもが治療者の手をタッピング（指先の腹の部分で軽く弾ませるように優しく叩く）DR することで，目を動かす EMDR 以上の効果を示すこともある．このチャンス EMDR は一時的には子どもを有力化するが，永続的に外傷から回復はしない．その後に外傷的な状況に晒されれば，子どもの情動の混乱は再燃してしまうからである．

6．抵抗への配慮

EMDR は過去のトラウマの処理を行うため，子どもの身体や精神に負担がかかる．EMDR 処理の後，倦怠感が増大し継続が困難になることもある．子どもが抵抗を示したら，今日はやめよう，あなたの好きなことをしよう，でも次回は頑張ろう．あなたの大切なことだから，と励ましている．大人に嫌と言う体験は，虐待を受けた子どもには特に重要である．また，抵抗に先手を打つこともある．今日はすごく頑張ったね．トラウマ（虐待）の傷を小人の靴屋（グリム童話）がトンチンカンと頭の中で修理している，小人が頭で頑張ってエネルギーを使っているから，身体がすごくだるくなることがある，そんなときは小人が僕を治している，と思ってね．次の日にはよくなる，だるくなったら次に会うときに教えてね，そんなとき何ができるかな，と対処行動を話し合っておく．後味は毎回聞く．

症　例

A 子 14 歳

A 子は DV の目撃などの心理的虐待を父母から受け，その後，性被害を受けている．A 子は当初，自傷行動や自殺未遂の症状があった．精神科の入院治療の後，誰にも話していない性被害の嫌な思い出から解放されたいと，セラピストが促した EMDR 治療を承諾した．性被害時に性的興奮を覚えた A 子は NC（否定的な考え）：私は最低だ，と自己の身体を憎んでいた．セラピストが，誰でも性器の一部を触られれば興奮を覚えて当然だよ，あなたの身体はとても自然だよ，と「認知の編みこみ」を伝えると大粒の涙を流した．そのセッションを機に PC（肯定的な考え）：私はここから学んだ，の尺度が増大していった．A 子は父母への想いを整理し，安全な場所：祖母宅の飼い犬をなでている，の映像の信頼を励みに自分が未来にやりたいことを意欲的に学ぶ姿勢を獲得していった．

7．おわりに

　EMDR は過去の外傷を人為的に塗り替える優れた技法である．筆者の経験では，安全な処理や効果は，EMDR までの実施準備いかんであった印象がある．子どもと周囲の状況を観察し時熟を待つことも臨床の技能といえよう．

─── 文　献 ─── ─── ─── ─── ─── ─── ─── ─── ─── ─── ─── ─── ─── ─── ─── ─── ─── ───

1) 海野千畝子：子ども虐待への EMDR による治療 1─子どもへの治療─．こころのりんしょう a・la・carte 2008；**27**：285-287

2 アタッチメント

目白大学人間学部子ども学科
相州乳幼児家族心療センター（あつぎ心療クリニック附属）
青木　豊

Essential Points

- 被虐待児はアタッチメントの問題を持つが，アタッチメントに方向づけられたアプローチを行うには，まずアタッチメントの概念やアタッチメント障害について明晰に把握する必要がある．
- それら子どものアタッチメントの評価は，月齢・年齢によって異なるため，対象児の発達段階にあった評定を行う必要があるが，学童期以降はそれが困難なことも多い．
- アタッチメントに方向づけられたアプローチを行うには，症例（発達段階にも）に合わせて技法を変える必要がある．乳幼児期ではアタッチメント関係のどの要素に介入のターゲットを置くかがキーとなり，それ以降の子どもではアタッチメントに焦点づけられた子どもの個人治療と親へのガイダンスが必要となる．

　虐待を受けた子どもを臨床場面でみようとすれば，2つのレンズすなわちアタッチメント理論とトラウマ理論というレンズが右と左にはめこまれているメガネをかけて，その子を注意深く見つめることが必要である[1]．本章では虐待を受けた子どものアタッチメントの問題についてのみ記載するが，上記の指摘からも臨床の実際においてそれは一種片手落ちの感が否めない．一方，2つのレンズで臨床に臨むためには，まず1つのレンズをしっかりと身につけ，次にもう1つのレンズを獲得したのち，さらにこの2つのレンズで見たときのそれらが生む相互影響（いわゆるトラウマ―アタッチメント関係）を学ばなければならない．本稿では一方のレンズのアタッチメントを読者に身につけてもらうことを手助けすることが目的となる．

　さてアタッチメントの問題に焦点をしぼると，虐待により，乳幼児期から児童期にアタッチメントに問題が生じることはそのメカニズムを含め，ほぼコンセンサスが得られている．

　しかし，臨床の実際―評価・治療となると種々の未解決な問題が現時点でも多く残っている．それらの問題を列挙すると，以下のようになる．

　1. 乳幼児期・前学齢期・学齢期すべてでアタッチメントの評価法は異なる．そして乳幼児期を除けば，アタッチメントの評価法の研究は特にこの10年進んではいるが，どの評価法も信頼性・妥当性が堅固に確立されているとは言いがたい．
　2. したがって，虐待によって生じるであろうアタッチメントの評価が学齢期では容易でなく，治療効果も測りにくい．
　3. また，乳幼児期に虐待を受けた子どものアタッチメントに問題がどれぐらい継続的か

の同定が困難で，特に学童期の精神病理へのメカニズムを明確にしがたい．
　4．精神障害としてのアタッチメント障害については，早期児童期までは使えるが，それ以降はこの診断は利用できない．
　5．治療については，乳幼児期・前学齢期の子どもを対象とした治療は，いくつかのグループが実証研究も含め臨床・研究ともに急速に前進している．それ以降の子どもにもアタッチメントへの配慮は必要と考えられ，実際それらについての報告は散見される．しかしそれらは，症例検討レベルのものがほとんどで，上記のように未解決な問題が多いためエビデンスを持った治療が確立されていない．

本稿では，現時点で得られているエビデンス，種々の臨床研究と著者自身の臨床経験から，虐待によるアタッチメントへの影響について，その評価，アタッチメントに方向づけられた治療の順に記述する．そして上記のような理由から，乳幼児期，前学齢期，児童期に分けて記載することを心がける．また現時点で概念的にも臨床的にも不明確と思われる点は，その都度取り上げる．

A　理　解

虐待がどのようにしてアタッチメントに病理を発生させるのであろうか？　そのメカニズムについて触れる前に，簡単にアタッチメント概念について振り返る．

Bowlby[2]を起源とするアタッチメント研究者・理論家たちは，アタッチメントを行動制御システムの一つとしてとらえた．アタッチメントシステムは，痛み，恐怖，親との分離，見知らぬ場面など（アタッチメントの活性化因子）により活性化して，2つの目標に向かう．第1の目標は外的な目標で，アタッチメントの対象（通常は親）に接近することである（たとえば，泣いて母親に駆け寄り抱きつく）．第2の目標は内的なもので安全感・安心感を得ることである（母親に抱きついた乳幼児はほっとする）．感受性のあるアタッチメント対象（通常は親）は接近してくる乳幼児に慰めを与える（たとえば，しっかり抱きかかえ「大丈夫よ」と声をかける）．こうして目標が達成されると，アタッチメントシステムは脱活性化して，乳幼児は再び親から少しずつ離れて外界を探索できるようになる（探索行動制御システムの活性化）．乳幼児はアタッチメント対象との関係のなかで，幾度もこういったアタッチメント体験をすることによって，他人に対する基本的な信頼感や自己の肯定感を獲得していくものと考えられている．さらに自分で移動ができるようになる1歳前後から，アタッチメント対象を"安全基地"として，探索を楽しめるようになる．このアタッチメントシステムと探索システムのバランスが，アタッチメント形成の一つの目標ともなり，指標ともなる（アタッチメントの発達段階については，文献3)を参照されたい）．

さて子どもが虐待やネグレクトを受けると，アタッチメントの形成が著しく障害される．たとえば身体的虐待の場合，暴力を受けている乳幼児は身体的苦痛や危険を感じる．そのため児のアタッチメントシステムは活性化して，本来ならアタッチメント対象である親に物理的に接近して安全感を得ようとするはずである．ところが，アタッチメント対象自体から暴力を受けているために（この状態を，Hesseら[4]は"パラドキシカルな状況"と呼んだ），乳幼児が親に近づくことはかえって危険であり，アタッチメントシステムは根本的に機能しない．そのため被虐待乳幼児のアタッチメント形成は深刻な打撃を受ける．月齢12～18カ月でのストレン

ジ・シチュエーションを用いた再会場面では（養育者が室外へ出て，再び戻ってくる），虐待者に対するこれら被虐待児のアタッチメントのパターンは，いわゆる Disorganized/Disoriented：未組織/無方向性型が観察される[5]．ほかの安全型，非安全型でも回避型や抵抗型では，乳幼児のアタッチメント活性化時の対処法・方略には，まとまりがある．たとえば安全型では，再会場面でアタッチメント対象に率直に接近し抱きつくことで比較的早期に同システムは脱活性化するし，回避型では，児は再会場面でも，関心を外界のおもちゃなどに向けアタッチメント対象に接近する傾向が少ない―この 2 つとも乳幼児の方略は一貫している．ところが未組織/無方向性型の子どもは，再会場面で 2 つの方略を同時にしたり，急激にほかの方略に変えたり，固まってしまったり，意味のない奇妙な行動を繰り返したり，うろうろと歩き回り方向を失ったかのように見える行動などを行う―すなわち一貫した方略を持ち合わせていない．虐待による"パラドキシカルな状況"では，アタッチメントシステムは基盤から機能することができず，いわば「ぐちゃぐちゃ」になってしまうのである．

またアタッチメントの機能は年齢を増すごとに，アタッチメントと探索・自律とのバランスを形成し，子どもをより自律的にすることを促す．3 歳頃に達した乳幼児は，安全基地として機能した養育者を内在化し（internal working model：IWM，内的作業モデル），家族から家族外へ探索を行えるようになる．その時期では，軽度のアタッチメントシステムの活性化（恐怖・不安・身体的な怪我）が起きても，子どもは内在化されたアタッチメント対象にアクセスし，自律的に感情調節が可能となる．被虐待児は，このような安全な内的作業モデルを形成しない．上記のようなパラドキシカルな状態におかれた子どもは，3 歳前後以降は表象の能力がさらに高まることにより，養育的他者の IWM として，自己に脅威と恐怖感を与えるモデルや，養護しなければならない無力なモデル，あるいはコントロールの効かない腹立たしい対象，およびこれらが時に断片化して同時に存する IWM を形成する．自己の内的作業モデルとしては，命令的で制懲罰的あるいは過度に養育的[6]，あるいは強迫従属的[7]な表象へと防衛的な組織化がなされる（しかしこれらが養育的他者に対する IWM 同様，断片化して同時に存在することもしばしば観察される）．これら内的作業モデルは，固定化していき，その表象を養育的他者や同年代の子どもに汎化する．その結果，幼稚園，小学校などで，先生や友だちとの適応的な対人関係が築けず，さらに健全な探索（たとえば学習・勉強）が困難になる．

B 評 価

特定の子どものアタッチメントの評価をするには，まずアタッチメントシステムが活性化した状況で，その際の子どもの行動（乳幼児期）や言語的表出（特に学齢期）を観察し聞き取る必要がある．

すでに述べたように，アタッチメントの評価法は，乳幼児期・前学齢期・学齢期・（成人期）と，それぞれ異なるものが開発されている．それぞれの発達段階での代表的評価法と被虐待児の行動や言語的表出の特徴を，0 から 2 歳台，3～5 歳，学齢期と順に以下に示す．その後，Zeanah らの提案する，アタッチメント障害（attchment disorder：AD）[8]について述べたい．

学齢期以前の評価では，虐待によるアタッチメントの型すなわち未組織/無方向性型についての評価が特に重要である．被虐待乳幼児のおよそ 90％がこの型のパターンを持つために[5]同評価の重要性は疑いがない．一方，この特定の型は，同時期および将来の精神病理のリスク因子であり，精神障害ではない．AD はその時点で，アタッチメントの病理が中核となる疾患であり，未組織/無方向型より重度の病理を持っていると仮説されている（図 1）[9]．このことからも

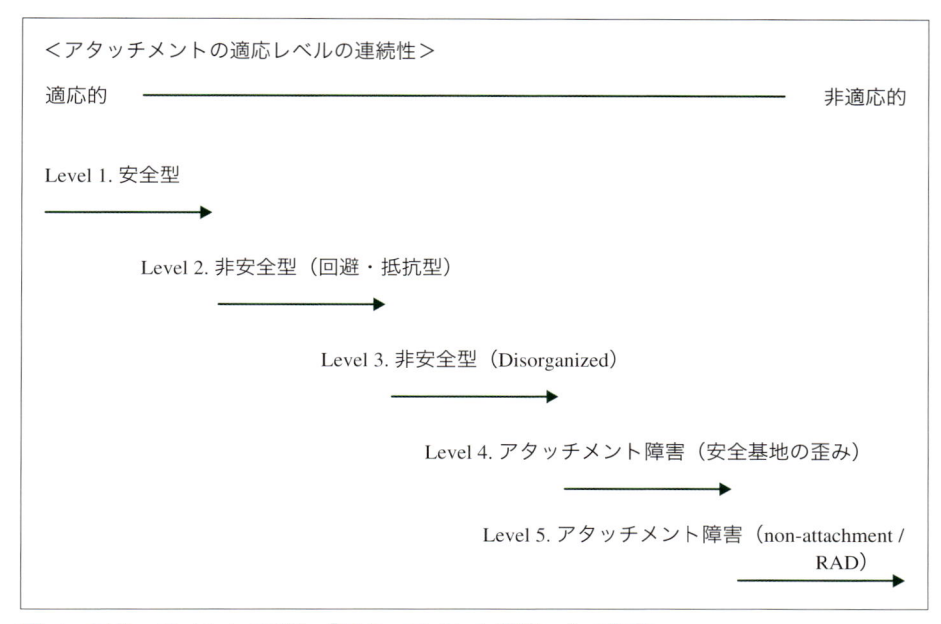

```
<アタッチメントの適応レベルの連続性>
適応的 ─────────────────────────────── 非適応的

Level 1. 安全型
───────→

              Level 2. 非安全型（回避・抵抗型）
              ─────────→

                        Level 3. 非安全型（Disorganized）
                        ─────────→

                                  Level 4. アタッチメント障害（安全基地の歪み）
                                  ─────────→

                                            Level 5. アタッチメント障害（non-attachment /
                                                                          RAD）
                                            ─────────→
```

図 1　アタッチメントの型と「アタッチメント障害」との関係
(9) Boris NW, et al：Disturbances and disorders of attachment in infancy：An overview. *Infant Mental Health J* 1999；**20**：1-9)

わかるように，AD の病因の主なものは，劣悪な施設養育を含んだ重度の虐待やネグレクトと推測される．したがって，この障害を評価に加えることは，被虐待児についての評価において必須といえる．

1）特にアタッチメントの型の評価を中心に

① 0〜2 歳代

　乳幼児期（月齢 12 カ月から 2 歳代）においては SSP（strange situation procedure，ストレンジ・シチュエーション）でアタッチメントの型を分類することが可能[10]であり，SSP は信頼性・妥当性が堅固に確立されている．紙面の都合上，SSP については詳しく記述しないが，要点のみ示すと，養育者と乳幼児が実験室（プレイルーム）に誘導され，その後 2 回の分離・再会を行う．その際，検査者（stranger）がいたり，いなかったりする．再会場面での子どもの行動が最も重要視される．というのも，子どものアタッチメント行動制御システムは，知らない場所，知らない人，親からの分離という活性化因子により，活性化する（情緒は陰性に彩られる），したがって再会場面では上述の二つの目標（親に接近し，安全感・安心感を得る）に子どもを動因する．そのようにふるまう子どもは安全型と評価される．SSP による非安全型には，回避型，抵抗型，未組織/無方向性型がある[10)11]．すでに短くふれたが，回避型の子どもは分離にもあまり動揺せず探索や遊びを続け，再会場面でも同様の行動を続ける傾向が強く，アタッチメントシステムが活性化しているのかが疑われるような行動形態をとる．抵抗型の子どもは分離エピソードでは激しく泣き，再会後も泣きやまず，アタッチメントシステムがなかなか脱活性化しない．すでに A 項でふれたように，ここまでの型すなわち安全型，回避型，抵抗型の子どもの共通点は，アタッチメントシステムが活性化したときに対処する方略が一貫している点である．安全型の子どもは率直に，回避型の子どもはクールに，抵抗型の子どもは泣き叫ぶ．一方，非安全型の未組織/無方向性型の子どもは，一貫した

方略を持っていないように見える．ある方略の後に突然ほかの方略に転換したり（例：接近して途中で止まり，踵を返して走り去る），2つの方略を同時にしたり（例：目を閉じて養育者に接近する），固まってしまったり，妙な行動を繰り返したり，方向性を失くしてうろうろと歩き回ったりするなど，まさに未組織/無方向性を示す．このようになるメカニズムはすでにAの理解で示した[4]．虐待を受けた子どもの約90%がこの未組織/無方向性型をとる[5]．

　1歳後半から2歳代になると，上記のような型をとる場合と，"強迫的服従（compulsive compliance）"と呼ばれる行動をとる場合がある[7]．この行動はかならずしも，SSPでなくとも観察される行動で，後に述べるZeanahらの提案するアタッチメント障害のサブタイプである「過服従」と通じる行動である[8]．

②3～5歳代

　3～5歳では，Aに記したように，IWMが発達し，そのため内的にそのIWMにアクセスして感情を調節することがある程度できるようになる．またアタッチメント関係は目的修正的パートナーシップ（goal-corrected partnership）の段階に入る[3]．目的修正的パートナーシップとは，両者が自分の考えや感情を表出・交渉し，両者の共有する目的に向かうことのできる関係性をいう．しかし，被虐待児では，まとまったIWMを持つこともかなわず，その結果，目的修正的パートナーシップの段階に入ることも困難である[12]．

　またこの時期から，すでに述べたように未組織/無方向性なアタッチメントが，多くの子どもで組織化されることが推測されている．というのは，以下のようなSSPでの行動が，被虐待児に観察されるからである．代表的な研究者たちは，乳幼児期の未組織/無方向型性が3つのパターンの型に変化することを示唆している[13]～[15]．一つ目のパターンは，命令的で威圧的懲罰的なパターン（強迫的懲罰型）で，特に再会場面などで養育者に対して命令をし，それに反すると懲罰的な態度をとる．われわれが治療したある39カ月の女児は，再会した母に椅子に座れとしつこく命令し，少しでも母親が椅子を離れると大声で叱責し，近づき母親を叩いて椅子に座らせた．第2のパターンは，養育者を強迫的に養育しようとするものである．気を遣い，養育者の面倒をさかんにみようとする．第3のパターンは，組織化されないまま，18カ月までと同じようなまとまりのない，方向性のないパターンを持続させる．

　ここの月齢での評価には，SSP以上にQ-sort法がある．同方法では，家庭訪問をして養育者と子どもの行動を観察して，その後子どもが示した行動を記載した90枚のカードを，その行動の程度・頻度でソートする．この方法ではその特定の子どものアタッチメントの安全度の程度が測りうる[16]．しかしまだわが国では家庭訪問に割く時間，それに伴う経済的問題，行動観察の訓練の不十分さなどから臨床的に使うには困難な段階にあると考えられる．

　この年齢に達すると，上記のごとく子どものIWMを検査する方法が使いうる．その一つとして，3歳ではドールプレイ[17]を用いた検査がある．この検査では，検査者が5つの物語（たとえば"両親が出かける"，"両親が帰ってくる"）を提示し，次に子どもに何が起こるか人形を用いて演じさせる．安定型（Bタイプ）では，アタッチメントのテーマに関連した適応的な対処行動を示す．たとえば両親不在中，おばあちゃん人形と遊ぶ．ところが被虐待児で無秩序タイプの子どもでは，奇妙な反応，混乱した反応を示す．たとえば子ども人形を叩いたり，投げつけたりするなどの行動である．

　また，IWMを検査する方法としてほかに，絵画反応法が，Jacobsonら[18]によって開発されている．この方法では，検査者により親との分離など，アタッチメントシステムを活性化させる（この場合想像上）絵が子どもに示されて，絵画上の子がどんな気持ちであるか等を被

験者の子どもから聞く方法である．

わが国で開発された質問紙として"養育問題のある子どものためのチェックリスト（Checklist for Maltreated Young Children：CMYC）"がある[19]．この質問紙は，「愛着の問題」「トラウマ」「感覚・行動調節」という3つの尺度を持ち，したがって愛着の問題を評定できるうえ，臨床のカットオフラインを持っている（正常域・境界域・介入域）．比較的簡便な質問紙であることも臨床上用いやすい．新しく開発され，まだ多くの研究に用いられていないため信頼性・妥当性の確立が不十分ではあるが，わが国で臨床に使える貴重な質問紙である．

③ 学齢期

学齢期におけるアタッチメント研究は，ほかの時期に比べて遅れていたが，ここ10年間で研究が進んできている．しかし以下に挙げる評価法もいまだ，学齢期以前の評価法に比して，信頼性・妥当性の確立が不十分である．さらに，学齢期におけるアタッチメント概念をどのようにとらえるかについて，これも学童期以前よりもコンセンサスのレベルが低い[20]．加えて年齢を重ねるごとに二次的問題が重なり，アタッチメントを基盤とした新しい発達課題の達成（躾や学習への探求）が困難になるなど，種々の問題が折り重なる．これらの状況を考えれば，学齢期にアタッチメントの評価を行うことが容易でないことは想像に難くない．実際の臨床においては，丁寧な生活歴の聴取や現在の本人，および養育者に対する詳細な評価からこれらを解きほぐし，介入に備える必要がある．

以下に示す評価法は，とりあえず利用できるものであるために，それらを取り上げる．これらは主にIWMの検査を通してアタッチメントの性質を評価しようとする質問紙や面接法である．代表的なものを列挙すると，質問紙としてはFinneganら[21]，Kernsら[22]の質問紙，子どもの自伝的なテーマを聞く方法（例：Ammanitiら[23]），家族画を分析する方法（例：Furyら[24]），分離—再会場面を用いる方法（例：Easterbrooksら[25]）などである．上記の検査で使えるものがわが国で手に入れば，それを施行することで，貴重な情報が得られることになろう．一方，面接などでは，一定の訓練が必要になる．

評価を困難にするさらなる要素の一つは，この時期になれば自律性がより求められ，友だちとの関係がより深まるためである．安全型の子どもでは，アタッチメントシステムの活性化のレベルが高くとも，感情の調節が以前より可能になり，友だちとの情緒的関係を用いてそれに耐える力も増える．すなわち，アタッチメントの評価の際に，養育者との関係の特徴が，前学齢期ほど際立っていないため，とらえがたい面がある．一方，先にも記したように，適応的な友人関係が作れることは，その子どものアタッチメントが安全なことを示唆している．被虐待児の場合，よくみられることは，アタッチメントシステムの活性化のレベルが低くても，混乱の度合いが高く，ストレス耐性が低い点である．彼らのIWMは"養育的他者"についても前述のように組織化された，あるいはまとまりのない断片的なもので，その対象について基本的信頼感の欠如がみられる．自己についてのIWMは，基本的自己肯定感の低さを基礎に，上記のような組織化（強迫的養育者いわゆる自虐的世話人など）と断片化した自己の併存が想像される．ストレス時には，依存する人の存在を見つけられず，被害的になることもしばしばで，場合によってはトラウマの病理の一つである解離やフラッシュバックも起こりうる．その結果，暴力的になったり，引きこもりや抑うつ的になるなど，非適応的な問題行動が顕著になる．

表 1　Zeanah らの提案しているアタッチメント障害

アタッチメント障害：選択的なアタッチメント対象を持たない
1．選択的な養育者を持っている証拠がない，以下のような行動からわかる：
　　a．大人を分別しない，あるいは
　　b．より知っている養育者よりも見知らぬ大人を選んで慰めを求める　あるいは
　　c．怪我をしたり，驚いたり，苦痛を感じたときに，養育者が慰めを与えようとしても，それを求めたり，それに反応したりしない，あるいは
　　d．見知っている養育者に感情的な反応を示さず，感情的な相互的な関係も示さない
2．精神月齢が少なくとも 10 カ月に達している
3．広範性発達障害の診断を満たさない
関連した特徴：
1．感情の調節が悪く，陽性の情緒が抑えつけられており，焦燥感がある，あるいは悲しげである
2．探索・冒険するときに養育者をチェックバックすることをしない，特に見知らぬ場面においてそうである
3．見知らぬ大人に普通示されるためらい（人見知り）がない
4．比較的に見知らぬ人にでも喜んでついて行ってしまう

アタッチメント障害：安全基地のゆがみ
子どもは選択的なアタッチメント対象を持つが，その関係性が混乱しているか障害されている．それは以下に示す一つあるいはそれ以上の特徴によって示される
1．自己を危険にさらす，危険な行動をとる，あるいは/そして　攻撃的な行動をする，特定の養育者といるときそうであるが，ほかの養育者といるときはそうとは限らない
2．探索が制限されたあるいは過剰なしがみつき，特定の養育者と見知らぬ大人とがいるとき起こる
3．特定の養育者に対して過剰な警戒心と不安な過服従を示す
4．役割逆転した面倒看

〔8〕Zeanah C, et al：Attachment Disorders. In Zeanah CH（ed），*Handbook of Infant Mental Health*, 3rd ed, Guilford Press, 2009；421-434〕

2）アタッチメント障害（AD）について

　この障害についてまずはじめに明確にしなければならない点は，同障害が診断できる年齢の範囲についてである．それは乳幼児期（少なくとも 2，3 歳程度から）から早期児童期までである．その発達段階を超えてこの障害は定義されていない．さて AD については，現在公式に発表されているものとして，以下の 3 つがある．DSM-Ⅳ-TR[26]，ICD-10[27]，Zeanah らの提案しているもの[28]である．ここで筆者が以下にその中から Zeanah らの診断基準を紹介する理由は，第 1 にそれが DSM-Ⅳ-TR，ICD-10 を同診断基準がその下位分類に含んでいるためである．第 2 に DSM-Ⅳ-TR，ICD-10 の反応性愛着障害および脱抑制型愛着障害は，選択的アタッチメント対象を有していないという，最重症の疾患であり，虐待の最重症のほんの一部しかとらえられないと考えられるからである．Zeanah らの提案している AD には，選択的アタッチメントは有するが，アタッチメントの病理が重度のために問題行動が明確な群を含んでいる．Boris と Zeanah は，SSP によるアタッチメントの型分類と，反応性愛着障害を含む AD とを適応度の順に布置している（図 1）[9]．この仮説が正しいとすれば，AD は未組織・無方向型よりも非適応的である．被虐待児の約 90% がこの型であるとすれば，AD も病的な養育を想定せざるを得ない．そして実際，この診断基準（AD）を作るうえで多くの症例報告が取り上げられたが，そのほとんどが虐待事例，あるいは劣悪な施設事例であり[29]，わが国での症例検討でも 2 例とも虐待事例であった[30]．したがって，Zeanah らの AD が診断されれば，それは虐待例である可能性が高い．一方そう診断されなかったといって，より軽症の虐待がないとは評価できないのである．

　2009 年度版の診断基準を表 1[8]に示す．「アタッチメント障害：選択的なアタッチメント対象を持たない」は DSM-Ⅳ-TR，ICD-10 の反応性愛着障害および脱抑制型愛着障害にほぼ

```
養育者の                              乳幼児の
愛着についての    →  養育者の感受性  →  養育者へのアタッチメント
心的表象・内的作業仮説                (アタッチメント行動と内的作業仮説)
```

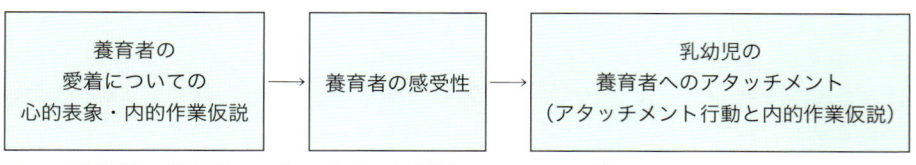

図2 乳幼児―養育者のアタッチメント関係についての理論モデル
〔31〕van IJzendoon M：Adult attachment representations, parental responsiveness, and infant attachment：A meta-analysis on the predictive validity od the adult attachment interview. *Psychological Bulletein* 1995；**117**：387-403〕

相応する．誰にもなつかず引きこもっているかアンビバレントな反応を示すいわゆる抑制型，見知らぬ人にもすぐに抱きつくなどの無差別的社交性を示す型，それらの混在を示す型もある．「アタッチメント障害：安全基地の歪み」は，選択的アタッチメント対象は有するが，養育者を安全基地として適応的に使えていない以下に示すような行動をとる子どもたちである．危険な行動をとるパターン（一見ADHD様にみえるが，この行動特性がみられるのは問題となっている養育者といるときのみに起こる），探索が制限されたあるいは過剰なしがみつきを示すパターン，特定の養育者に対して過剰な警戒心と不安な過服従を示す子ども，養育者のことを過剰に気遣い，面倒をみる役割逆転をしたパターンなどであり，これらの混在もみられる．

C 治療

虐待のためにアタッチメントに問題を持った子どもに対する治療について，第1にその治療メカニズム，第2に発達段階特異的な治療モード，第3に親からの分離が行われた場合など，現実的な臨床場面での介入法を概説する．それに続いて，臨床上の知識を現実的なものにするため，いくつかの症例を提示するが，上記したようにアタッチメントの概念が乳幼児を中心に展開し研究も多いこと，学齢期については研究がまだ発展途上にあることから，治療法および症例は学童期前を主に記載する．

1）治療メカニズムと介入法
①アタッチメント関係

アタッチメントの問題に対するアプローチを概念化するうえで，アタッチメントをアタッチント関係としてとらえる（これまでは主に行動制御システムとして説明してきた）ことが臨床応用に有益である．以下，van Ijzendoornのその概念化の代表的な一つを示す．

van Ijzendoornはアタッチメント形成に関する多くの実証的研究を用いて，乳幼児―養育者のアタッチメント関係を3つの要素によって概念化した（図2）[31]．第1の要素は，親のアタッチメントについての精神的表象（parental mental representation of attachment）で，これが養育者のいわゆるIWMである．IWMとは，Bowlby[2]が精神分析理論とサイバネティック理論を用いて，当初は乳幼児の内的表象について提唱した概念である．すなわち乳幼児は主要なアタッチメント対象との関係をもとに自己を含んだ人々に対する期待，認知あるいは心的モデルを形成する．そしてこの心的モデルが新しい状況（たとえば幼稚園での先生との新しい関係）での知覚をオーガナイズし，その状況での行動を導くとBowlbyは仮説して，この心的モデルをIWMと名づけた．このようにIWMとは本来乳幼児の愛着についての心的表象を理論化するために導入された概念である．その後，アタッチメント研究が進展し成人の愛着についての研究がアダルト・アタッチメント・インタビュー（adult attachment interview：

AAI）を用いて[32]行われるようになると，乳幼児の内的作業モデルの研究と並行して，養育者のアタッチメントについての内的表象（内的作業モデル）についても実証的研究が進んだ．そしてBowlby[2]が予測したように，養育者の内的作業モデルがアタッチメント関係の第2の要素である養育者の感受性（parental sensitivity，より具体的には乳幼児のアタッチメント行動に対する養育者の行動）に影響を与えることが多くの研究で明らかになってきた[33,34]．さらに多くの実証的研究から，養育者の乳幼児に対する感受性がアタッチメント関係の第3の要素である乳幼児―養育者のアタッチメント（infant-parent attachment）に影響を与えることも示された[35,36]．乳幼児―養育者のアタッチメントとは，乳幼児の養育者に対するアタッチメント行動と内的作業モデルを含んだ概念であり，乳幼児のアタッチメントの型に現れると考えられている[37]．

②介入の目標

介入の目標は，一義的にはアタッチメント関係の改善を通した虐待の消失である．van Ijzendoornらは彼らの概念化から介入目標であるアタッチメント関係の改善を以下の3側面に整理している．すなわち，①虐待を行う養育者のアタッチメントに対する内的表象・内的作業モデルの改善，②養育者の感受性と乳幼児に対する行動（虐待・ネグレクト行為を含む）の改善，③乳幼児―養育者のアタッチメントの改善，の3側面である．

③介入の方法

a．分離された場合

まず現実的な問題として，分離の処遇状況を取り上げる必要があろう．介入前の虐待が重症で，子ども―養育者の関係の改善が早期に望み得ず虐待が継続する場合は，虐待者と子どもとを分離して，子どもに安定した養育者の現実的供給（親戚，里親，施設職員など）を行う必要がある．わが国の場合，これら子どもの約90%が児童養護施設に処遇される[38]．

施設入所中の介入については，乳幼児とそれ以降では異なる．

ⅰ）乳幼児期

乳幼児期には象徴的な機能が不十分であることや，乳幼児のアタッチメント関係が関係性特異性を持っているために（たとえば，特定の乳幼児は，その虐待者とのSSPでは，未組織/無方向性型を示した場合も，もう一方の養育者が適応的な養育を行っている場合，その養育者とのSSPでは，その子は安全型であっておかしくない（乳幼児期の関係性特異性については文献39）参照），乳幼児個人へ治療（たとえば週2回心理士による遊戯療法）は有効性が低いことが知られている[34]．この時期にはIWMが汎化しないと推測されるからである．

したがって施設入所中は，アタッチメント形成の重要な時期であり，すでに記したように適応的な代理の養育者とのアタッチメント関係を日常的な生活のなかで新しく形成していく必要がある．そのために，施設職員（あるいは里親）にはアタッチメントに方向づけられた養育を，その理念の一つとして行ってもらう．そのための構造的な方法として，わが国では西澤[40]，森田ら[41]，青木ら[42]のプログラムが開発され，現在，実証的研究の途上にある．

西澤は，施設職員安全基地をして同席させ，治療者が虐待の暴露療法を行うというユニークな方法をとっている．森田らは，施設全体を治療的に構造化しながら，

これも治療者，施設職員，子どもが身体を使って遊ぶ（たとえば，アスレチックスのような遊びが含まれており，子どもに危険—アタッチメントの活性化—が起こり，それを治療者の援助を得て施設職員がなだめ，手助けしながらゴールを目指すなど）方法が主に用いられている．青木らは，施設職員へのアタッチメントについての心理教育と，施設職員への子どものアタッチメント行動に注目するように彼らの開発したアタッチメント行動チェックリストを定期的に施行してもらっている．そのうえでそのデータ，およびほかのデータと，一般的な職員の子ども観察に基づいて，介入チームが定期的に担当職員にコンサルテーションを行う．その目的は，子どもが職員へのアタッチメントをより安全なものにするために，職員のアプローチを工夫することである．

症例 1

月齢 25 カ月の A 君（男児）

25 カ月で虐待により施設分離された A 君（男児）は，入所当初ほかの子への暴力やてんかん発作など種々の問題行動を示していた．担当職員はこれらの行動に手を焼きながらも，入眠児の A 君の行動をケースカンファレンス（介入チームとのミーティング）で報告した．すなわち，入眠児 A 君は必ず大泣きをして物を投げるなどの乱暴な行動をするとのことであった．A 君は大泣きしても，A 君の寝る場所からすぐそばにある職員の部屋に来ることは決してなかった．介入チームからは，アタッチメント行動チェックリスト（Attachment Behavior Checklist：ABCL）の結果などから，安全基地行動の少なさ，非安全の行動の高さが提示された．そこで，A 君は，何らかの理由で寝るとき乱暴な行動の奥に恐怖を感じて泣いている（アタッチメントシステムの活性化）のかもしれないこと，また入所当初ということもあり，職員を選択的アタッチメント対象にしていない可能性があることなどが話し合われた．

介入チームと職員は以下のような対策を考え，職員はそれを実行した．すなわち寝る前に大泣きしている A 君のところに職員が赴き，「つらそうだね」と声をかけ，添い寝することを提案し，拒否されなければ添い寝するというものであった．A 君ははじめそれを拒否していたが，5 日目にはっきりした拒否を示さなくなったことをきっかけに，担当職員は添い寝をした．それでも A 君は 4 日間大泣きしていたが，添い寝は拒否しなかった．そして 5 日目以降，少し泣いた後寝入れるようになった．

3 カ月後のミーティングでは，職員が自発的に次のような養育をしていることを報告した．1 カ月ほど添い寝した後，A 君に「怖かったら私の部屋に来てそう言って，そしたら必ず行くから」と提案した．このようにした後，A 君は時々担当職員の部屋に寝る前に来て，一緒に寝てくれるよう頼んだ．また職員の部屋に来たときに，職員が「大丈夫だよ」といって抱いてあげるだけで戻って眠れるようにもなってきた，とのことである．その 3 カ月目のミーティングでの ABCL では，安全基地の点は上昇し，非安全の行動の点数は減少していた．のみならず，A 君の問題行動は激減していた．職員の感受性のある養育が，A 君の担当職員に対する安全なアタッチメントを新生し，問題行動も減少したと考えられる．

ⅱ）学童期

　学童期になれば，上記のような担当職員によるアプローチに，個人治療が使えるようになる．その頃には象徴機能は発達し，IWM もある程度固定化しているので，遊びや心理療法のなかでそれを扱える．一方，もちろん思春期ほどではないにしろ，IWM の固定化は年少児に比較して，治療の困難性を増す．

　著者は，そういった状況で治療に携わったことが極めて少ないため，入所時の子どもの治療のケースをここに記すことはできないが，在宅で虐待を受けていた子どもの治療は行った経験を有するため，後にそのケースを記載する．その経過などを参照してもらいたい．

b．在宅であるか分離されても再統合が計画されている場合

ⅰ）前学齢期

　米国には，乳幼児期から前学齢期の被虐待児あるいはハイリスクな家族に対する，アタッチメントに方向づけられたプログラムが多く存する．以下それらを簡単に紹介するつもりである．しかしその前に特に乳幼児期の場合の，介入についての大枠をアタッチメント関係の概念化（図1)[9]を利用して説明したい．乳幼児期の場合，すでに記したようにアタッチメント関係には関係性特異性があるために，虐待者と乳幼児とのアタッチメント関係の改善がその目的となる．理論的には介入の入り口[43]が，大きく2つ考えられる．第1に，虐待者の IWM を介入の入り口にする技法，第2に虐待者の感受性（養育行動）と子どものアタッチメント行動との Interaction に介入する方法である．両者ともにアタッチメント関係全体を評価しながら介入するが，介入の直接的入り口が異なる．第1の方法は，養育者の内的表象に介入するため，精神・心理療法の技法が用いられ，その代表的技法として乳幼児─親精神・心理療法[43]が挙げられる．この方法では，虐待者の IWM をまとまったものにするため，力動的な技法などが主に用いられる．またしばしばこの技法では，世代間伝達のテーマ（本稿のテーマとしては，虐待をめぐる世代間伝達のテーマ）が取り上げられる．第2の技法の代表例は Interaction Guidance（相互交渉ガイダンス)[44]である．この方法では，養育者と乳幼児とのたとえば遊び場面などのビデオ録画を行い，それを養育者と治療者とが見て，治療者は主に養育者の養育行動を適応的な方向にガイドする．

　これら2つの中核的な技法を応用し，家庭訪問などの構造的な工夫を組み合わせてパッケージにしたアタッチメントに方向づけられたプログラムが，欧米では多く存する．それらについて，以下に概略を示す．

　ロサンゼルスでは，乳幼児─親精神・心理療法の創設者 Fraiberg を後継して，5歳までを対象に Lieberman らが中心となり，乳幼児─親精神療法を行っている．対象は貧困なトラウマを受けた家族である．親のストレスフルな生活への現実的な支援や文化的背景への考慮が加え，家庭訪問（"台所での精神療法"）やオフィスで治療を行っている．治療の有効性を示す実証的エビデンスが発表されている[45,46]．Heinicke らは，UCLA Family Development Project[47]を施行した．週1回ハイリスクの家族に，妊娠第2期〜1歳まで家庭訪問を行い，Lieberman らに似たアプローチを行い，後1年は2週に1回のフォローアップを行っている．彼女らはこのアプローチが有効性を示すエビデンスを報告している[47]．Yale Child Center の Slade らは，Minding the Baby（赤ちゃんを思いやる）というプログラムを，やはりハイリスクの

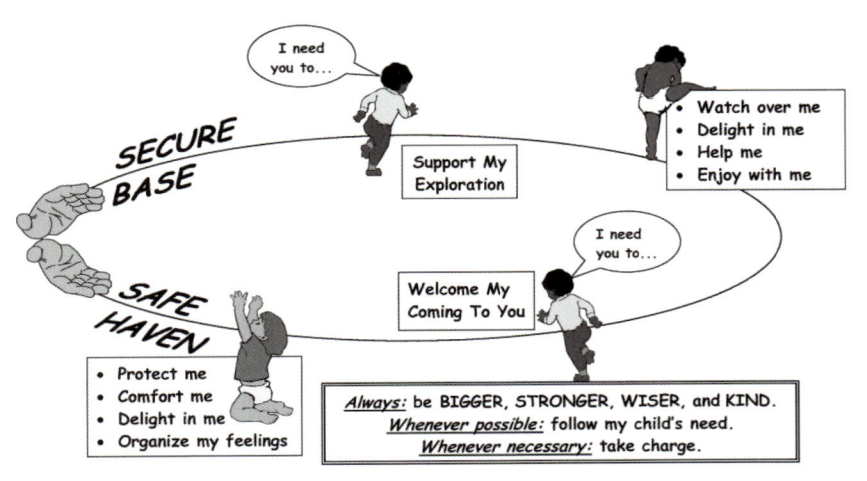

図 3　Circle of Security Program
〔50〕Cooper G, et al：The Circle of Security intervention：Differential diagnosis and differential treatment. In Berlin LJ, et el（eds）, *Enhancing early attachment：Theory, research, intervention, and policy.* Guilford Press, 2005；127-151〕

Ⓒ 1998 Cooper, Hoffman, Marvin, &Powell
circleofsecurity.org

家族を対象に，妊娠から1歳までは週1回の家庭訪問を通して行っている[48]．その後2歳まで2週に1回のフォローアップが行われる．マニュアル化された方法で，母親のIWMと養育行動にアプローチし，特に母親自身の心理や行動を振り返る能力の改善を目指す．Dozierらは，Attachment and Biobehavioral Catch-up（アタッチメントと生物行動学的キャッチアップ）と名づけたプログラムを，分離された乳幼児を育てている里親を対象に行っている[49]．方法は短期の家庭訪問で，養育者に滋養的態度で接し，心理教育を行う．その内容は，養育として子どものリードをフォローすること，子どもを脅かさないことなどを教え，ビデオテープでのインストラクションも利用している．また，より一般的な教育として，世代間伝達などについてもテーマとして扱っている．彼女らはまた効果研究も発表している[49]．

　Circle of Security Program[50]は，ここに紹介したプログラムのなかでも，最もアタッチメント理論をそのプリンシパルとしているプログラムといえる．20週の期間，高度に訓練を受けた修士が75分/1回，6～9組もの親をグループで治療する．親へのアタッチメントについての心理教育を図3などを用いて行い，治療前評価のビデオをグループで話し合う（いわばInteraction Guidanceのグループ版のような技法）を用いる．テーマはあくまでアタッチメントである．その他種々の工夫が凝らされ，効果研究も発表されている[51]．この方法はわが国では甲南大学の北川が現在導入を始めており，わが国での発展が期待される．The Leiden Programsでは[52]"Skill-Based Treatment"と称される支援を行っている．3回の家庭訪問を，月齢6～9カ月の器質的にイライラしやすい子どもに2時間/1回で行い，母親の子どもの発するキューへの敏感性を高めるアプローチを行っており，効果研究も報告されている[52]．Video-Feedback Intervention to Promote Positive Parenting（VIPP）はJufferらにより開発されたプログラムで，1歳未満の乳児を対象に，90分/1回で4回家庭訪問を行い，これも母親の感受性の向上に焦点を当てている．方法としては，パンフレットを用いた心理教育，ビデオでとられた乳児―親の相互交渉をレビューするなどを用いる．こ

のプログラムも実証的研究を報告している[53)54)].

　公的サービスとしてのプログラムとしては，New Orleans の Tulane Infant Team がある[55)56)]．同チームは児童相談所にパートとして働いており，対象は分離された被虐待乳幼児とその家族である．構造化された評価と，乳幼児―親精神療法，interaction guidance，乳幼児―親グループ治療，など症例によって介入法は選択される．Florida Infant Mental Health Pilot Program は[57)]，57 組の 52 カ月までの子どもを対象に行われた．Tulane Infant Team と類似した方法を用いている．Spieker らによって開発された Early Head Start with Parent-Child Communication Coaching では[58)]，10 のトピックで親―子どもコミュニケーションコーチングを 33 ステップで行っている．ターゲットは，親の IWM，養育行動，親と治療者の関係と幅広い．Tamar's Children では，薬物依存既往歴を持つ監獄でのプログラムで，方法としては上記 COA を用いている．予備的エビデンスの発表がある[59)]．

　以上のように，欧米では，虐待されたあるいは虐待ハイリスクの対象に対して，アタッチメントに方向づけられたプログラムが各地で行われている．わが国では，上記の分離され施設養育されている子どもへの，構造化されたプログラムが開発されつつある．また各地で NPO 組織による母親グループなどの努力がなされているが，介入前評価と構造化された支援プログラムは少なく，またその実証的報告はさらに少ない．青木らの相州乳幼児チームは，外来クリニックのセンターで対象を乳幼児とその家族として，ほぼ Tulane Infant Team の方法を導入，応用しながら，治療前の構造化された評価，乳幼児―親精神療法，Interactional Guidance，親への心理教育などを，虐待症例にも行っている[60)]．同チームも残念ながら，効果研究には至っていない．以下，相州乳幼児チームが行った，上記 2 つの代表的治療すなわち乳幼児―親精神療法，Interaction Guidance をケースとして提示する．

症例 2

月齢 26 カ月の B 君（男児）とその母親 C さん

　母親 C さんは，B 君が生まれてからそれほど可愛いとは感じなかった．B 君が月齢 14，15 カ月頃から，C さんは B 君の行動にイライラし始め，心理的・身体的虐待が始まり悪化の一途をたどった．月齢 24 カ月ごろには日に 1，2 回は平手で叩いたり，口をつねったり，あるいは暗い部屋に閉じ込めることもしばしばとなった．C さんはこれらの虐待行為について強い罪悪感に襲われ，B 君が 26 カ月のときにわれわれの外来に初診した．

　関係性評価を含んだ，包括的評価が行われた．関係性評価の相互交渉の評価では，分離・再会場面で B 君にまとまりのない行動がみられた，すなわち，B 君はドアを開けて入ってきた母親の方向に走って母親に接近したが，なぜかストンと座り，一瞬茫然とした表情を見せた後，急にプレイルーム中央に戻り遊びに集中し始めた．その際 C さんも分離にまつわる情緒について B 君に何も話すことなく，ただ遊びを再開していた．さらに B 君は，その後すぐにキーキーと叫び声をあげ，木でできた玉のおもちゃをあちこちに投げ始めた．

　また母親の B 君についてのあるいは B 君との関係性の表象の評価で（working

model of the child interview：WMCI），CさんはB君が「言うことを聞かないので暗いところに閉じ込めたら，すごい勢いで泣いてるんです」と薄笑いを浮かべながら語り，B君のアタッチメント行動に対する母親の感受性の低さとサディスティックな傾向が認められた．またB君の性格についての質問に応えたCさんは，「B君はいつでもどこでも自分にまとわりつき，離れない」と語り，ほかの質問には「スーパーなどで，知らないおばさんの方にすぐ行ってしまって，自分から離れる」と報告し，アタッチメント関係についての表象に明確な矛盾が見出せた．ほかの評価をすべて紹介できないが，CBCLでは，内向，外向尺度ともに非常に高かった．

　Cさんの生活歴を簡単に紹介する．Cさんは父親っ子として育ち，母親とは小さいときから遊んだ記憶もなかったという．Cさんが5歳時に，父親は山で遭難して死亡し，Cさんと10歳離れた姉とCさんは遠方の親せきに別々に預けられた．その後小学校3年生のときに，Cさんだけが母親の元に引き取られた．Cさんが帰省すると，すぐにほとんどネグレクトの状態が始まった．さらに小学校4年生のときから母親が，「口で言ってもわからない」と言ってCさんに対して叩く，蹴る，刃物で追い回す，などの身体的虐待を始め，高校入学まで毎日のように続いた．この間，Cさんは母親から「お前なんかいなければよかった」としばしば言われたという．Cさんが高校2年生のときに，母親が心筋梗塞で死亡した．その後Cさんは高校を卒業し，姉が結婚し暮らしていた都市にアパートを借りて就職した．31歳で結婚しB君をもうけた．

　さて介入前評価において，Cさんは過去の両親との関係やB君との関係についての情緒を伴った連想を行う能力を示しており，乳幼児—親精神療法の適応と考えられた．そこで介入技法乳幼児—親精神療法を選択し合意を得た．この技法を用いて，B君とCさんのアタッチメント関係の歪み（B君のdisorganizeなアタッチメントと母親Cさんの感受性の非適切さ）をテーマとして治療を行う計画を立てた．週1回，50分/1回で母子同席治療である．

　B君，Cさん，治療者3人で治療は始まったが，B君が乱暴で大はしゃぎするため，B君と遊ぶ共同治療者を途中から導入した．治療第6，7回セッションから，B君の遊びは徐々にまとまりを帯び，共同治療者とも少しずつ相互交渉的な遊びができるようになってきた．しかし一方で相変わらずセッションの終わりには「もっと遊びたい」と訴えたり，「玩具を持って帰りたい」といって，母親と共同治療者に唾する，大声をあげたりするなど一騒動であった．

　転機となった第8回セッションと第10回セッションを以下に紹介する．

　第8回セッションでは，Cさんは以下のような報告を行った．「小学校3年生のときに家に帰りましたが，母親は昼も夜も働いていました．そのため学校が終わるとできるだけ友だちと外で遊んでいました．友だちの母親が次々に友だちを迎えに来ます．私は最後1人になり家に帰るのが常でした．家に帰ると1人で夕食をとってから，母親が帰って来るまでがとても長かったです．田舎の一軒家で隣の家も遠く，家は暗くて静かで，淋しく怖い．母親が帰ってくる直前まで電燈をつけて起きていて，ぎりぎりになってから消して布団に入っていました」．治療者は，介入前評価でCさんがB君について「変なところで怖がり．暗いところがすごく怖いので，お風呂とかに電気

を切って閉じ込めるとすごく泣いていた」と薄笑いを浮かべて語っていたことを思い出し，Cさんも過去にはB君といわば同じ状態に置かれていたのだと感じた．治療者がさらに連想を促すと，Cさんは「母親が帰って来ると音がするので，それでやっとホッとしていました．母親がときどき私の寝ているところを見に来ましたけれど，私は寝たふりをしていました」と語った．治療者は，相互交渉を介入前に評価した clinical problem-solving procedure の再会場面において，B君―母親のアタッチメント関係が相互回避的であったことを思い出しながら，「怖かったとか，寂しかったとか言わず，寝たふりをしていたのですね．どういう気持ちだったのですか？」とCさんに尋ねた．Cさんは「母は小さな子を放って置いたのですから，少しは心配していたとは思うのです（この言及は，上記の第9回セッションでの「私に関心がなく，心配もしていなかった」というCさんの連想と矛盾し，表象としてのまとまりの悪さを示している）．ですから，そういうことを言ってはいけないと思っていました」と答えた．治療者が「もし怖かった，寂しかったと言ったらどういう反応をお母さんがしたでしょう？」と尋ねると，Cさんは「『仕方ないでしょ！』とか言われたと思います」と答え涙ぐみ始めた．治療者は「大切なお父さんを亡くしお母さんからも離れて生活して，やっと家に帰れたと思ったら最も頼りたい人が夜までいない．まして，そういう夜には暗くて1人ぼっちで怖いし寂しい，そういう気持ちをお母さんに言えなかったのだからつらかったでしょうね」と伝えた．Cさんは「そういう気持ちを，今までほかの誰にも話したことはありませんでした」と語り涙を流した．この回，一定程度Cさんのアタッチメントの問題が徹底操作された．第9回セッションでCさんは，B君を暗くして風呂に閉じ込めることができなくなったとまず報告した．過去の同様の体験（暗い部屋で1人で母を待っている）を感情・願望などを含め受け入れたCさんは，B君をかわいそうで暗い部屋に閉じ込められなくなっていた．Cさんの感受性の亢進がみられた．

第10回セッションでは，身体的虐待がテーマとして語られた．「一昨日，寝る前に布団に入って，ふと母親が小学校4年生になって急に私を叩き始めたのが，もしかしてこういうことじゃないかと思い浮かんだんです．多分小学校4年生のときに，母が突然『新しいお父さん要る？』って私に聞きました．知り合いから母親に再婚話が来ていたのです．私は即座に『要らない』って答えました．そのときは寂しいとも感じていませんでしたし，私の父親は1人だと思っていましたから．その後，母はその縁談を断りました．どうもそのことが，叩いたりするきっかけになったのではないかと……．そうでないと，急にあの頃からでしたから」．治療者がさらに話を聞いていくと，Cさんは最近母親について姉と電話で話した内容を以下のように語った．「母は結婚前，比較的裕福な家庭に育ったのです．父と結婚して父は収入が少なかったので，母は働かざるを得なくなりました．そしてやっと家が買えたと思ったら，父が遭難して……」と，父親が男として甲斐性がないという陰性の側面や，母親のつらかったであろう体験について，この回初めて語り始めた．Cさんは話を続けて「そして私が母の元に帰ったときには，もう姉は就職でしたから姉に関しては荷を下ろしたという感じで．だから母としてはあのとき再婚したかったと思うのです．なのに私が『新しい父は要らない』と．それで私がいるために，まだ苦労しなければならない．だから『お前さえいなければ』と……そういうことで，暴力のきっかけになったのかもしれな

いと……実際そのころから『お前さえいなければ』とよく言われました……」と語った．治療者が「もしそれがきっかけだとして，あなたはそれに対してどういう気持ちですか？」と尋ねた．Cさんは「母としてはそうかもしれません．でも私としてはどうしようもありませんから……母の迷惑，苦労になるなら……自分の存在を消すしか解決のしようがないから……（Cさんは，口をへの字にし，声を震わせ，涙を流しながら苦悩を懸命に語った）．母の元に帰らなかったほうが私のためにも，母のためにもよかったのかもしれません……」と言いながらCさんは言葉を詰まらせ涙をぬぐった．

ちょうどこのとき，それまで母親の表情をじっと見つめていたB君は次のような行動をとった．まず，治療者の方へ車のおもちゃを持って近づき，母親の表情を何度も真剣に伺いながら車を治療者の腕に走らせた．治療者がCさんの話に聞き入っていたためB君に反応しないでいると，B君は床の上に車を置きCさんに向けて走らせた．車が母親の足に止まると，B君は歩み寄って母親の膝に体を寄せ，泣いているCさんの顔を真剣に見つめた．Cさんは近づいたB君を見て涙を流しながら微笑み，B君の背に手を回した．するとB君は上半身をCさんに投げ出すようにして抱きついた．母親もそれに応えてB君を抱き，背を優しく撫でた．このような情景は，介入開始以来初めてであった．B君からの慰めの要素が強いという意味で限界はあるものの，このときみられた母子関係には，お互いに通じ合う深い情緒的なつながりが感じられた．それは，介入前評価で見て取れた相互の回避的関係とは対照的であり，アタッチメント関係の問題が氷解していく様子が観察されたものと理解された．

実際このセッション後，B君に対する身体的な虐待は消失し，Cさんの不安・抑うつ状態も改善していた．第14回セッションで，Cさんは「まだ大変なことはあるけれども，こんなにB君を可愛いと思えたことはない」と語った．またCさんはB君の聞き分けがよくなったとも報告した．

この例では，母親のIWMがより適応的になり（たとえば，否認・回避していた，ネグレクトされた時の体験・感情の受け入れが進んだ），その結果感受性が適応化し，児のアタッチメントが改善し，問題行動も消失したと考えられる．

症例3
月齢12カ月のDちゃん（女児）とその母親Eさん

母親Eさんは，Dちゃんが月齢1カ月時に，地域の母子保健課の保健師に「子どもが泣きやまない」ことを主訴に電話相談を始め，その後頻繁な育児の困難の電話相談を続けた．保健師は定期的な訪問を始め，その結果，母親は精神科受診の必要があること，母親の育児能力の限界があること——より具体的には日に何時間かのネグレクトがあり，ミルクでの哺乳がうまくいっていないことや，乳児にとっての危険物がDちゃんの生活する部屋に放置されていること，などを観察した．保健師は精神科クリニックと小児科に付き添って受診し，その後治療やモニターが始まった．しかし，Dちゃんは月齢9カ月頃から体重の増加が止まり，11カ月まで増えず正常範囲の下限を切った．保健師は小児科医とともに，両親と近隣に住む父方祖父母に体重増加不良の深刻性を説明した．当時の精神科主治医が母親に乳幼児の治療も行えるわれわれのク

リニックを紹介したため，EさんはDちゃんを伴ってわれわれの乳幼児専門外来を受診した．治療前評価は包括的に行われたが，主にアタッチメントの評価を中心に以下にまとめる．

　母子の関係は著しく障害されていた．実際母親Eさん自身が「Dちゃんといるとイライラして大声を上げ，Dちゃんがいる場所でDちゃんに直接ではないがものをしばしば投げる」こと，「泣いていても放っておくこともしばしばある」と語っており，母親によるDちゃんへの心理的虐待とネグレクトとが認められた．乳幼児チーム評価時月齢12カ月のDちゃんは母親といるときまったく笑顔を示さず緊張しており，相互的な遊びも情緒の共有も観察されなかった．母親に対するアタッチメントについては再会時，手と足をグニャグニャと動かし続ける disorganize behavior が明確に観察され，アタッチメントの安全度が著しく低いことが評価された．母親がミルクや離乳食を与えるとき，Dちゃんはすぐに泣いてしまい母親もイライラするばかりで，すぐに哺乳を中断した．乳幼児チームの評価においても保健師の家庭訪問における観察においても，父子関係は比較的良好で，父親はミルクや離乳食を与えることもスムーズに行っていた．Dちゃんは非器質性成長障害（non-organic failure to thrive）と診断された．

　母親については，強迫性障害，分類不能の人格障害が診断され，被虐待歴もあった．評価の時点でDちゃん家族は核家族で3人暮らしであった．支持的である父方祖父は会社を経営し，比較的裕福で余裕のある一軒家に生活していた．乳幼児チームの評価中もDちゃんの体重は増加せず，ついに13カ月で2SDを下まわった．

　事態は急を要したため，保健師と乳幼児チームは以下の順序で支援を行うことを計画し実行に移した．すなわち保健師と乳幼児チームは同時期に母親・父親・父方祖父母同席でこれまでの多元的評価を伝えた．とりわけDちゃんの体重増加の不足が深刻性と母親の滋養を含めた育児のストレスを説明し，このままの状態にしておくことはできないことを家族に伝えた（事前に児童相談所には評価の結果を伝えてあった）．説明を受けた祖父母を含めた家族は，以下のことを決めて実行した．すなわちEさん家族が父方祖父母宅に転入・同居し，主に祖母が滋養を含めたDちゃんの世話を行い，不安・抑うつ状態にある母親Aさんは極力休養するとの内容である．転入後Bちゃんの体重は急速に増え，月齢15カ月には正常範囲に到達し，その後も順調に体重は増加した．

　クリニックの乳幼児チームは以下の役割を果たした．まず母親に対して乳幼児チームの一員である精神科医により薬物療法，支持的精神療法とすでに述べた家族調節が行われた．さらに母子関係の改善を目標として interaction guidance がその後約3年，週1回，50分/1回で行われた．目標は，母子の関係性——特にアタッチメント関係の改善であった．

　Interaction Guidance の中核的部分は，治療中治療者は壁にくっついて，約6分間母子で自由遊びをしてもらい，それを録画する．その後，同録画ビデオを治療者と母親が観て，治療者が Interaction をより適応的な方向にガイドすることである．

　3年間の経過をすべて記すことはできないので，ハイライトとなるセッションをいくつか紹介する．

　治療初期は著しく非適応的な関係が治療者と母親がともに観るビデオでも展開され

たが，治療者は母親が，どういう形であれポジティブな関わり（たとえばDちゃんに6分の間，関心を持ち続けていること，おもちゃを手渡してあげること，おもちゃの名前を言うという単純ではあるが声かけをしていること，などをポジティブフィードバックしていった．

そうしてそれは徐々に進んでいく過程ではあったが，治療開始約9カ月後には，Dちゃんは母親に自分が作ったブロックなどを示し，それをEさんも褒めるなどのInteractionがまれにみられるようになった．治療者はその場面を幾度も1倍速やスローモーションなどを使って，母親と観て，母親の気持ちを聞いた．母親は「この子は，こういうブロックが好きなんです．楽しそうなんで，私も少しうれしくなりました」などと話した．治療者は，当初は陽性情緒すらなかったのが，それを共有していることを指摘して，治療者自身もその進展の喜びを伝えた．

治療開始12カ月後，24カ月のDちゃんは，遊びの途中，木の棒のおもちゃを偶然頭に強く当ててしまい，その場で泣き出した．母親はすぐに，「だから危ないって言ったでしょう」とやや強く叱責したが，Dちゃんは母親にゆっくりと近づき座っている母親の肩に泣きながら手を置いた．母親は「しょうがないわね」と冷めたトーンで言いながらも，Dちゃんの手を握った．Dちゃんは少しして泣きやんだ．治療者はこの場面を，幾度も繰り返しビデオ再生しながら，母親の気持ちや，Dちゃんの気持ちに対する母親の推測とそれに対する，情緒的反応を聞いていった．母親は，はじめは「こうやっていつも失敗する」と話していたが，Dちゃんが母親に近づき，肩に手を置いた点を，治療者の質問で気づいた．そのときのDちゃんの気持ちを母親に聞くと，「安心なんですかね」と答えた．治療者は，母親の意見に賛成し，「Dちゃんにとって，つらいときにお母さんを頼りにしてるってことですかね，とすれば素晴らしいですね」と伝えた．そして，Dちゃんが苦痛がっているときに，より積極的に母親の方からDちゃんに接近し，なだめてあげてはどうか？と提案した．母親は一瞬はにかんだように微笑み，「やってみます」と答えた．

このセッションの後，母親のアタッチメント関係における感受性はさらに改善していった．その後も，主にアタッチメントをめぐるInteractionを中心にこの治療を続けた．治療が終わる頃には，祖母と母親が約半分ずつ養育を行うようになっていた．まだ相互的関係の不十分さなど課題は残っていたが，その後も薬物療法と支持的治療は一般外来で続けた．Dちゃんは小学校では，特に問題なく過ごしている．

この治療では，包括的な他次元的な他職種のチームが支援に当たった．その保護的な状況のなかで，母子のアタッチメント関係の改善を目指し，Interaction Guidanceが行われた．改善は治療そのものによるアタッチメント関係のなかの感受性にフォーカスが絞られ，実際そこが改善した．その結果，Dちゃんのアタッチメントも改善した．また保健師，小児科医，姑，治療者が長期的に母親を支えたことで，母親のIWMが修正されたこと（修正アタッチメント体験）が，大きな治療的寄与をした可能性も高い．

症例 4
小学校 4 年生の登校しぶりの F ちゃん（女児）とその母親 G さん

　F ちゃんは，登校しぶりを主訴として母親とともに来院した．初回面接でまず F ちゃん 1 人と会ってみると，自らはほとんど話さず，下を向き治療者と目もほとんど合わず，質問にぽつぽつと小声で答えるといった様子であった．母親と同席で話を聞くと，母親は声高に，この子は学校をさぼっていると話した．幼少期からおとなしく，言うことをよく聞く子で，特に問題なく過ごしてきたという．さらによく乳幼児期の母子関係を尋ねていくと，F ちゃんが月齢 35 カ月で両親は離婚し，F ちゃんには 1 歳下の弟がいた．離婚前母親と父親との葛藤はお互への激しい暴力にまで至っており，F ちゃんはよくそれを目撃していたらしい．離婚後，母親は 2 人の子を育てるため睡眠時間も削るほどパートの掛け持ちをしており焦燥感も強く，子どもを保育園に間に合わせるようとするときなど，F ちゃんには体罰を含めてしつけ，育てたという．F ちゃんは，その頃は著しく従順で（過服従），時にはロボットのように，母親の指示したことしかしない傾向が強かった．体罰はそのため 3，4 カ月で必要がなくなり，その後今回のエピソードまで，F ちゃんは従順に母親には振舞っていたが，母子の情緒的交流はほとんどなかったようである．小学校では，低学年から目立たぬ子で，そういったおとなしい子と一緒にいるか，ボス的な女の子にくっついていたという．ところが，4 年生になって，やはりボス的な女の子が作るグループに手下のようにして所属していたが，何かの拍子にボスから嫌われ追い出された後，学校に行くことをしぶるようになった．これら情報のほとんどが学校の先生から母親への伝聞で，それを母親がまくしたてて話すといった様子であった．

　母親は，F ちゃんに「さぼってる，学校に行きなさい」としばしば叱責し，再び体罰が始まった．しかし F ちゃんは遅刻して行くか，3 日に 1 日登校するぐらいにしかならなかった．こういった状況で，担任の先生と校長に勧められ，2 人は外来に訪れた．

　初診医は，F ちゃんと母親に，F ちゃんは今のままだと学校でも家でもつらそうであること，これまでのことで心が傷ついているので，その傷を治すために，心理の先生と定期的に会うことを提案した．また初診医は母親と F ちゃんが心理士と遊んだり，話したりしているときに，F ちゃんにどう接していったらよいか，相談しましょうと伝えた．

　ここでは誌面の都合上，F ちゃんと心理士・治療者の約 1 年半にわたる治療の一部を取り上げる．

　F ちゃんは治療初期，抑制が強く治療者にもあまり話すこともできず，遊びも積極的に行わず，おもちゃの選択すら指示待ちをしていた．治療者は，侵入的にならないように，F ちゃんにおもちゃを選ぶときは，「これがいいかな」などと，いちいち聞きながらセッションを進めた．やっと治療が始まって 3 カ月頃から F ちゃんはおもちゃの選択に頷くようになり，一緒に遊ぶことが容易になり始めた．個々の遊びは展開することがほとんどなかったが，F ちゃんは少しずつ治療者に慣れてきている様子が観察された．

　治療が始まって 6 カ月頃，F ちゃんはいきなり，大きなクマの人形を初めて選び，

そして突然クマに話しかけた．話しかける内容は，Fちゃんの日常的なこと，「今日は絵を描いたよ」などであったが，興味深いことにFちゃん自身が「上手に描けた」などと応えるのであった．

こういったセッションが数回続き，治療者は戸惑いながらもそれを見守っていた．そしてあるセッションで「こういうこと家でもしてるの？」と尋ねた．治療者に少しずつ話せるようになっていたFちゃんは，「うん，家のアザッチー（アザラシのぬいぐるみ）としてるよ」と答えた．アザッチーは，5年前のFちゃんの誕生日に母親がFちゃんに初めて買ってあげたぬいぐるみであった．治療者は，「クマ人形にFちゃんが話しかけたとき，応えていい？」と尋ねた．Fちゃんは，その反応として10分ばかりどきまぎとして，落ち着きがなくうろうろと歩き回ったりしていたが，治療者の「2人でやると，もっと楽しいかもよ」との言葉に，やっとためらいがちに「うん」と応えた．

その後のセッションは，クマ人形を介した，Fちゃんと治療者の会話となった．そういったあるセッションで，Fちゃんは「お母さんは忙しくてかわいそう」とクマ人形に話した．治療者が「うん忙しそうで大変だね，帰って来るのも遅いしね」（実生活では，母のいとこや他の親戚がかわるがわる母が帰ってくるまで，姉弟の世話をしていた）と言うとFちゃんは「アザッチーがいるから大丈夫」と答えた．「うん，僕が守ってあげるけど，寂しくない？」と治療者が尋ねた．「だからアザッチーがいるから大丈夫って，言ったでしょう！」と，初めてFちゃんは，声を少し荒げた．「そうだよね，でもお母さんがもっと早く帰ってきたらどう？」と治療者は尋ねた．Fちゃんは「怖いからいや！また学校に行けって，叩かれる」と恐怖を示しながら応えた．治療者は，「怖いね．僕が慰めてあげるよ」と言って，クマでFちゃんを抱き締めた．クマの後ろにはぴたりと治療者がくっついており，治療者もクマを介してFちゃんを抱擁していた．Fちゃんは，はじめ身体を著しく硬くして固まり，「怖いよー！怖いよー！」と叫びながら泣いた．そして徐々に泣きが収まったところでセッションは終わりかけた．「大丈夫？」と治療者が，クマの立場で質問すると，「まだちょっと怖いけど」と言いFちゃんは少し微笑んだ．

医師と母親とのセッションも並行して進んでいた．治療中盤では，母親自身も虐待・ネグレクトを受けていたことや，とても大事にしていた毛布や小学校2, 3年生からはぬいぐるみがあり，母親自身もそのぬいぐるみと会話していたことも報告した．治療終盤では，医師が，Fちゃんがお母さんからもらったアザッチーをとても大切にして，お母さんと同じようにアザッチーとお話していることを告げると，母親は涙を流して「私と同じじゃないですか」と答えた．

治療の中盤から，Fちゃんは学校に保健室登校ができるようになり，中盤後期には通常授業に参加し始めた．また友だちのなかにも少しずつ入れるようになり，おとなしくはあったが，ボス的な子に従うような友だち集団には入らなくなっていた．母親との関係にも変化がみられ，治療終盤には虐待はなくなり，母親は夜のパートをやめて，学童に迎えに行けるような状況を作った．

おわりに

　虐待を受けた子どもたちは，アタッチメント形成に問題を持つようになる．アタッチメント形成は，将来対人関係や自己の感情調節の基盤を作る重要な役割を担う．そのため虐待を受けた乳幼児は，その発達段階およびそれ以降に対人関係や自己の感情調節に問題をきたす．

　本稿では，虐待によるアタッチメントへの影響についての理解，評価，そして治療について概観・説明した．治療についてはこれらを臨床的現実として把握してもらうため，やや丁寧に症例をスケッチした．

　わが国でも，それぞれの治療者が被虐待児に対してアタッチメントを重要なプリンシパルの一つとして治療にあたることにより，多くの子どもたちや家族を救えるに違いないと確信する．しかしすでに記したように，前学齢期においてすら，わが国においてはアタッチメントに方向づけられた構造化されたプログラムやその効果研究は少ない．家族から分離され施設や里親に処遇された子どもに対してもその状況は同じである．今後，被虐待児に対するアタッチメントに方向づけられた介入の症例検討，プログラムの開発，効果研究などについて，多くの報告が期待される．

文献

1) Lieberman AF, et al：Reciprocal influences of attachment and trauma：Using a dual lens in the assessment and treatment of infants, toddlers, and preschoolers. In Berlin LJ, et al (eds). *Enhancing early attachments：Theory, research, intervention, and policy.* Guilford Press, 2005；100-124
2) Bowlby J：*Attachment and loss：Vol. 1. Attachment.* Basic Books, 1982（Original work published 1969）
3) Boris NW, et al：The Development of Infant-Parent Attachment：Considerations for Assessment. *Infants Young Children* 1999；**11**：1-10
4) Hesse E, et al：Frightening, threatening, and dissociative behavior in low-risk parents：Description, discussion, and interpretations. *Dev Psychopathl* 2006；**18**：309-343
5) Carlson V, et al：Disorganized/Disoriented attachment relationships in maltreated infants. *Dev Psychol* 1989；**25**：525-531
6) Cassidy J：Child-Mother attachment and the sel in six-year-old. *Child Dev* 1988；**59**：121-134
7) Crittenden PM：Compulsive compliance：The development and inhibitory coping strategy in infancy. *J Abnorm Child Psychol* 1985；**16**：585-599
8) Zeanah CH, et al：Attachment Disorders. In Zeanah C (ed), *Handbook of Infant Mental Health,* 3rd ed, Guilford Press, 2009；421-434
9) Boris NW, et al：Disturbances and disorders of attachment in infancy：An overview. *Infant Mental Health J* 1999；**20**：1-9
10) Ainthworth M, et al：*Patterns of attachment, a psychological study of the Strange Situation.* Hillsdale, NJ：Erlbaum Associates, 1978
11) Main M, et al：Procedures for identifying infants as disorganized/disoriented during the Ainsworth Strange Situation. In Greenberg MT, et al (eds), *Attachment in the preschool years,* University of Chicago Press, 1990；161-182
12) Crrittenden PM：Relationships at risk. In Belsky J, et al (eds), *Clinical implication of attachment.* Hillsdale, NJ：Erlbaum, 1988；136-174
13) Moss E, et al：Attachment at school age and academic performance. *Dev Psychol* 2001；**37**：863-874
14) Crittenden PM：Attachment and psychopathology. In Goldberg S, et al (eds), *Attachment theory：Social, developmental, and clinical perspectives.* Hillsdale, NJ：Analytic Press, 1995；367-406
15) Solomon J, et al：Children classified as controlling at age six：Evidence of disorganized representational strategies and aggression at home and at school. *Dev Psychopathl* 1995；**7**：447-463
16) Solomon J, et al：The measurement of attachment security in infancy and children. In Cassidy J, et al (eds), *Handbook of attachment：Theory, research, and clinical applications.* Guilford Press, 1999；287-316
17) Bretherton I, et al：Assessing internal working models of the attachment relationship：An attachment story completion task for 3-year-olds. In Greenberg MT, et al (eds), *Attachment in the preschool years.* University of Chicago Press, 1990；273-308
18) Jacobson JL, et al：A longitudinal study of the relation between representations of attachment in childhood and cognitive functioning in childhood and

adolescence. *Dev Psychol* 1994；**30**：112-124
19) 泉真由子，他：「養育問題のある子どものためのチェックリスト（Checklist for Maltreated Young Children：CMYC）」の開発．小児の精神と神経 2009；**49**：121-130
20) DeKyen M, et al：Attachment and Psychopathology in Childhood. In Cassidy J, et al (eds), *Handbook of Attachment：Theory, research and clinical applications*. Guilford Press, 2008；637-665
21) Finnegan RA, et al：Preoccupied and avoidant coping during middle childhood *Child Dev* 1999；**67**：1318-1328
22) Kerns KA, et al：Peer relationships and preadolescent' percaptions of security in the child-mother relationship. *Dev Psychol* 1996；**32**：457-4666
23) Ammaniti M, et al：Internal working models of attachment during late childhood and early adolescence：an exploration of stability and change. *Attach Hum Dev* 2000；**2**：328-346
24) Fury G, et al：Children's representation of attachment relationships in family drawings. *Child Dev* 1997；**68**：1154-1164
25) Easterbrooks, et al：Psychological risk, attachment, and behavior problems among school-aged children. *Dev Psychopathl* 1993；**5**：389-402
26) American Psychiatric Association：Diagnostic and statistical manual of mental disorders（4th ed. -TR）, Washington, DC, 2000
27) World Health Organization：The ICD-10 classification of mental and behavioral disorders：Clinical descriptions and diagnostic guidelines. Geneva, Switzerland, 1992
28) Zeanah Ch, et al：Attachment Disorders. In Zeanah C (ed), *Handbook of Infant Mental Health*, 3rd ed, Guilford Press, 2009；421-434
29) Lieberman A, et al：Disorders of attachment in infancy. *Child and Adolescent Psychiatric Clinics of North America* 1995；**4**：571-587
30) 青木 豊，他：乳幼児の愛着障害―3症例による診断基準の検討―．児童青年精医と近接領域 2005；**46**：318-337
31) van IJzendoon M：Adult attachment representations, parental responsiveness, and infant attachment：A meta-analysis on the predictive validity od the adult attachment interview. *Psychological Bulletein* 1995；**117**：387-403
32) Main M, et al：Security in infancy, childhood and adulthood. A move to the level of representation. In Bretherton I, et al (eds), *Growing points of attachment theory and research. Monogrghs of the Society for Research in Child Development*. 1985；**50**：66-104
33) Grossmann K, et al：Maternal attachment representations as related to pattern of infant-mather attachment and maternal care during the first year. In A Hinde, et al (eds), *Relations between relationships within families*. Oxford, England：Clarendon Press, 1988；241-260
34) van IJzendoon M, et al：Parental attachment and children's socio-emotional development：Some findings on the validity of the adult attachment interview in the Netherlands. *Int J Behav Dev* 1991；**14**：375-394
35) Ainthworth M, et al：*Patterns of attachment, a psychological study of the Strange Situation*. Hillsdale, NJ：Erlbaum Associates, 1978
36) Belsky J, et al：The Pennsylavnia infant and family development project, Ⅲ：The origins of individual differences in infant-mother attachment：Maternal and infant contributions. *Child Dev* 1984；**55**：718-728
37) Sroufe A, et al：Attachment as an organizational construct. *Child Dev* 1977；**48**：1184-1199
38) 厚生労働省（編）：厚生労働白書．ぎょうせい，2009
39) 青木 豊，他：2つの対象関係の世代間伝達がみられた短期親―乳幼児精神療法の1例―．精神療法 2003；**29**：189-198
40) 西澤 哲：施設養育におけるアタッチメントの形成―アタッチメントに焦点を当てた心理治療の実践を通して．子どもの虐待とネグレクト 2008；**10**：297-306
41) 森田展彰：児童福祉ケアの子どもが持つアタッチメントの問題に対する援助．数井みゆきら（編），アタッチメントと臨床領域．ミネルヴァ書房，2007；186-210
42) 青木 豊：被虐待乳幼児の心理・社会的発達―3つの処遇・環境における比較：施設通常養育，アタッチメントプログラムを付加した施設養育，里親養育―．子どもの虐待とネグレクト 2010；**12**：42-48
43) Stern D：*The Motherhood Constellation*. Basic Books, 1995
44) MacDonagh S：Interactional Guidance：An approach for difficult-to-engage families. In Zeanah CH (ed), *Handbook of infant mental health*. The Guilford Press, 2000；485-494
45) Lieberman, et al：Infant-parent psychotherapy：Core concepts and current approaches. In Zeanah CH (ed), *Handbook of infant mental health*. 2nd ed, 2000；472-484
46) Lieberman AF, et al：Toward evidence-based treatment：Child-Parent Psychotherapy with preschoolers exposed to marital violence. *J Am Acad Child Adolesc Psychiatry* 2005；**44**：1241-1248
47) Heinicke CM, et al：Pre- and postnatal antecedents of a home-visiting intercention and fanily developmental outcome. *Infant Mental Health J* 2006；**27**：91-119

48) Slade A, et al：Minding the Baby：Enhancing parental reflective functioning in a nursing/mental health home visiting program. In Berlin LJ, et al (eds), Enhancing early attachment：*Theory, research, intervention, and policy.* Guilford Press, 2005；152-177
49) Doizer M, et al：Developing evidence-based interventions for foster children：An example of randomized clinical trial with infants and toddlers. *J Soc Iss* 2006；**62**：767-785
50) Cooper G, et al：The Circle of Security intervention：Differential diagnosis and differential treatment. In Berlin LJ, et el (eds), *Enhancing early attachment*：Theory, research, intervention, and policy. Guilford Press, 2005；127-151
51) Hoffman KT, et al：Changing toddlers' and preschoolers' attachment classifications：The Circle of Security intervention. *J Consult Clin Psychol* 2006；**74**：1017-1026
52) van den Boom DC：Do first-year intervention effect endure?：Follow-up during toddlerhood of a sample of Dutch irritable infants. *Child Dev* 1995；**66**：1798-1816
53) Juffer F, et al：Attahment and intervention in adoptive families with and without biological children. In Koops W, et al (eds), *Traditional and non-traditional approaches.* Amsterdam：North-Holland 2007；93-108
54) Klein Velderman M, et al：Preventing preschool externalizing behavioral problems through video-feedback intervention in infancy. *Infant Mental Health J* 2006；**27**：466-493
55) Larrieu JA, et al：Treating parent-infant relationships in the context of maltreatment：An integrated system approach. In Sameroff JA, et al (eds), Treating parent-infant relationship problems：*Strategies for intervention.* Guilford Press, 2003；243-264
56) Zeanah CH：Evaluation of a preventive intervention for maltreated infants and toddlers in foster care. *J Am. Acad. Child Adolesc. Psychiatry* 2001；**40**：214-221
57) Osofsky JD, et al：The development and evaluation of the intervention model for the Florida Infant Mental Health Pilot Program. *Infant Mental Health J* 2007；**28**：259-280
58) Spieker S, et al：Enhancing early attachments in the context of Early Head Start：Can programs emphasizing family support improve rates of secure infant-mother attachments in low-income families? In Berlin LJ, et al (eds), *Enhancing early attachment*：Theory, research, intervention, and policy. Guilford Press, 2005；250-275
59) Cassidy J, et al：Enhancing attachment security in the infants of women in a jail-diversion program. In Pochlmann (Chair), Incarcerated mothers, their children, and families：Attachment and parenting. Symposium conducted at the biennial meeting of the Society for Research in Child Development, Boston, 2007
60) 青木　豊：相州メンタルクリニック「乳幼児チーム」の実践．精神看護 2002；**5**：53-59

3 解　離

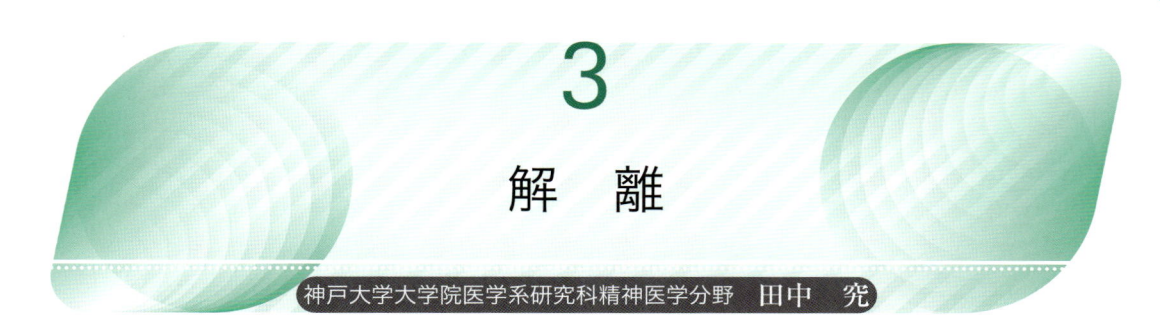

神戸大学大学院医学系研究科精神医学分野　田中　究

Essential Points

- 解離は文脈によって，症状，心的機制，症候群を表す語として用いられる．病的解離と正常解離との間には連続性があり，虐待などの強い心的外傷や適応の課題などから生じる．症状の成因，背景因を評価することが治療につながる．
- 児童期の解離症状は気づかれにくいものもあるが，子どもと密に接するなかで確認されることがある．症状の評価尺度がスクリーニングに利用できる．
- 解離症状の治療では，養育者との安定した関係とそれに基づいた安心感，安全感が必須であり，そのうえで心的外傷に焦点を当てる治療を検討する．

A　理　解

1）解離の定義

　解離（dissociation）という用語は様々に用いられる．その状態や症状を指す場合（解離状態・解離症状），そうした状態や症状を形成する心的機制を指す場合，その症状によって形成される症候群（解離性障害）を示す場合にも単に解離と表現されることがある．このためにしばしば混乱が生じる．

　解離は流派によって指し示される状態や症状に差異が存在する．たとえば，エリクソン派では軽度の変性意識状態，たとえば白昼夢やトランス状態など広く健康人にも認められる状態を含めている．国際的に用いられている診断基準である「精神疾患の分類と診断の手引　第4版（DSM-Ⅳ-TR）」[1]と世界保健機関（WHO）国際疾病分類第10版（ICD-10）[2]で解離を病理機制として持つ解離性障害の位置づけが異なっていることにも議論の多いことが現れている．

　さらに議論を混乱させるのは，解離の全てが病理的な現象ではなく，健康な人の日常生活にも認められるということである．たとえば，高速道路催眠や白昼夢，スポーツやロック・コンサートの観衆の熱狂状態，あるいは催眠や瞑想におけるトランス様体験も，解離が心的機制として働いていると考えられている．Ludwig[3]は解離の機能を①行動の自動化，②労力の節約と効率向上，③妥協できない葛藤の解消，④現実の制約からの逃避，⑤破局的体験の隔離，⑥感情のカタルシス的減圧，⑦群衆感覚の強化の7つに分類している．つまり，解離は健康な人間の精神生活にも機能している心的機制であり，解離現象をコントロールする能力が重要と考えられる．

　この健康な人にもみられる解離と病理性を持つ解離には連続性があると考えられている[4]．この正常な解離と病的な解離が区別されるかについての議論もあって，統計的手法で解析された[5]が結論はみていない．通常の解離機能あるいはコントロール能力が失調し，量的質的に重

症化，広範化して日常生活に障害をもたらした結果が解離性障害であると考えられる．

解離を健康な人にも幅広く認められる心的機制として考えると，解離とは「意識の特殊な一形式であって，通常なら連係しているはずの事象が相互に離散しているもの」[6]，あるいは「情報の流入，貯蔵，放出をその通常の連動関係から能動的に離脱させようとする精神生理学的過程」[7]である．「解離とはある情報が通常あるいは論理的には関連あるいは統合されるはずの別の情報とが一定期間統合されないために，個人の思考，感情，行動に識別可能な変化をもたらす一つの過程」[7]というWestの定義を引用して，さらにPutnamは「この過程は，重症度に沿って連続体として表われ，臨床的あるいは行動上の現象を生み出す．この現象は記憶と同一性の変化を伴い，正常あるいは病的精神的過程において重要な役割を持つ．極端な場合には，一連の精神医学的な症候群として知られている解離性障害をもたらす」と述べている[8]．そのうえで，解離は「正常ならあるべき形での知識と体験との統合と連絡が成立していないことを一つの条件とする概念に帰一する」と述べる[4]．

2）解離症状

先述の通り，解離症状は健康あるいは正常範囲とみることができるものから病的なものまで幅広い（表1）[4]．また病的な解離症状はDSM-Ⅳ-TR[1]での急性ストレス障害，外傷後ストレス障害，身体化障害の診断基準にも含まれており，臨床的には境界性パーソナリティ障害などでもしばしば認められ，解離性障害にのみ認められる症状ではない．

Steinbergは，解離症状を5つの中核症状，①健忘 amnesia，②離人症 depersonalization，③現実感喪失 derealization，④同一性混乱 identity confusion，⑤同一性変容 identity alteration に分けて記述し[9]，これらの強度や組み合わせで，主観的あるいは客観的症状や疾患構造の理解を試みた．健忘は「その人の個人情報に関する記憶想起の障害」，離人感は「自己から遊離あるいは遠ざかっているという感覚」，現実感喪失は「外的世界の知覚または体験が変化して奇妙にあるいは非現実的に感じられること」，さらに同一性混乱は「自我同一性や自己意識に関する不確実，困惑，葛藤などの主観的感覚」，同一性変容は「他者から行動パターンの変化として気づかれるような社会的役割の変化」である．これに基づいて，彼女は解離性障害の構造化面接である「DSM-Ⅳ解離性障害のための構造化臨床面接」（Stractured Clinical Interview for DSM-Ⅳ Dissociative Disorder SCID-D）[10]を作成した（後述）．

また，英国のHolmesはこれまでの解離症状や転換症状等の文献を総括するなかで，離人症や現実感喪失のように自己や世界から分離されているというような感覚によって特徴づけられ

表1　正常な解離と病的な解離

正常な解離 防衛，合目的的症候	病的な解離 強度や期間が正常限界を超える
没我体験 自動化現象 白昼夢	健忘・遁走エピソード 自分の来歴の健忘 解離性幻覚 フラッシュバック 離人症状 交代人格現象 身体化症状

〔4）Putnam FW：Dissociation in children and adolescents. A developmental perspective. Guilford Press, 1997／中井久夫（訳）：解離―若年期における病理と治療―．みすず書房，2001〕

表 2 解離症状の分類

離隔 (detachment)	区画化 (compartmentalization)
離人症状	転換症状
感情麻痺	催眠現象／トランス状態
疎隔症状（現実感喪失）	健忘
体外離脱体験	遁走
自己像幻視	交代人格

〔11〕Holmes EA, et al：Are there two qualitatively distinct forms of dissociation? A review and some clinical implications, Clinical Psychology Review 2005；**25**：1-23〕

表 3 児童青年期の解離症状

- 一次的症状
    - 認識および行動へ直接的影響を及ぼすもの
        - 健忘と記憶に関する症状
        - 解離過程症状
- 連合外傷後症状
    - いわゆる心的外傷後ストレス障害に認められる症状群
        - 再体験症状・回避症状・過覚醒症状
- 二次的症状
    - 一次的症状から派生的に生じるもの
        - 抑うつ・不安・感情不安定・自己評価の低下・身体化
- 三次的症状
    - 二次的症状から派生的に生じるもの
        - 自殺念慮・自殺企図・自傷・行動の問題性・性的問題行動・学業の問題
        （学習能力や集中力の問題，注意散漫（過剰転導性），問題解決の困難）

〔4〕Putnam FW：Dissociation in children and adolescents. A developmental perspective. Guilford Press, 1997／中井久夫（訳）：解離—若年期における病理と治療—. みすず書房，2001〕

る意識変容状態である"離隔（detachment）"と，正常では従順に作動する意図的に制御される運動あるいは認知過程の不能によって特徴づけられる"区画化（compartmentalization）"に解離症状を二分類することを述べている（表 2）[11]．この分類は解離された対象と主体との関係に基づいており，離隔は主体と対象との距離が病的に遠いが，知覚は変容しているものの保たれている事態を表しており，区画化は主体の意思を離れて意識的に制御できない状態を表している．解離症状の持つ特徴を表すのに有益といえよう．

　Putnam は解離症状を一次的症状，連合外傷後症状，二次的症状，三次的症状に分類して，各々に属する症候を記述している（表 3[4]，表 4[4]）．一次的症状は認識および行動へ直接的影響を及ぼすものであり，さらに健忘と記憶に関する症状と，解離過程症状とに分けられる．連合外傷後症状はいわゆる心的外傷後ストレス障害に認められる症状群である．彼はこれを病的解離と関連しながら発生するとして，この分類中に含めている．さらに一次的症状から派生的に生じるものを二次的症状，さらに三次的症状としている．児童青年期に現れる解離症状については後述する．

3）解離性障害

　疾病論的な見方から，DSM-Ⅳ-TR[1]による定義では，解離とは「意識，記憶，同一性，または周囲の知覚についての通常は統合されている機能の破綻」であり，これらに基づく症状が

表 4　一次的解離症状

【健忘および記憶症状】
・健忘，ブラックアウト，複雑行動（情動噴出，闘争，社交活動など）の際の時間喪失，基礎的知識（親友の名，物品の持ち主，やったばかりのことをする許可を求めるなど）の忘却とそれによる当惑
・能力と熟練度の非一貫性と上下動（学業，体育，図画工作，音楽の成績，社交の巧拙）
・習慣と好みの非一貫的で劇的な変化（好きな色，食物，服装などの変化）
・遁走エピソード（一般に短距離旅行を含む）
・フラッシュバックと侵入性記憶（唐突に能力を喪失する身体症状を含む）
・情報の出所の健忘（テスト，楽才，言語能力に現れた知識に自ら驚く）
・自己史的情報の健忘（知っていて当然の個人情報あるいは重要な過去の個人史の想起不能）

【解離過程症状】
・脱魂様放心状態（空白化，虚ろな凝視発作，過度の白昼夢）
・幻聴（男女，年齢，感情などの属性がはっきりした明瞭な声である─必ずではないが通常，内部の声である）
・急速な行動の退行化（赤ん坊様の行動状態）
・被影響/被干渉体験（真剣な努力にかかわらず行動をコントロールする能力の欠如，止めようとする努力にかかわらず自己との身体的闘争，強迫的自慰，自傷）
・画然とした交代人格状態，精巧な病的同一性，永続的な活発な想像上の友人（これらによる被影響/被干渉作用を伴う）

(4) Putnam FW：Dissociation in children and adolescents. A developmental perspective. Guilford Press, 1997／中井久夫（訳）：解離─若年期における病理と治療─．みすず書房，2001）

「臨床的に著しい苦痛，または社会的，職業的，または重要な領域における機能の障害を起こしている」ときに解離性障害が診断される．解離性障害はその中に解離性健忘，解離性とん走，解離性同一性障害，離人症性障害の4つの障害に加えて，解離症状が優勢ではあるが特定の解離性障害の診断基準を満たさない「特定不能の解離性障害」の5障害から構成されている．

また ICD-10[2]では解離性障害と転換性障害とともに一つのカテゴリー「解離性（転換性）障害」で扱っている．これは，解離性障害と転換性障害がしばしば同時にあるいは時期を違えて現れることがあるため，同じ基盤を有するものと考えられているからであり，臨床的には用いやすい．ICD-10[2]では解離性（転換性）障害を「過去の記憶，同一性と直接感覚の意識，身体運動のコントロールの間の正常な統合が部分的あるいは完全に失われること」と定義している．さらに，その病態を「共有する主題は，過去の記憶，同一性と直接感覚の意識，身体運動のコントロールの間の正常な統合が部分的あるいは完全に失われること」とし，その成因を「起源において心因性であり，外傷的な出来事，解決しがたく耐えがたい問題，障害された対人関係と時期的に密接に関連している」と記述している．この解離性（転換性）障害には，解離性健忘，解離性遁走，解離性昏迷，トランスおよび憑依障害，解離性運動障害，解離性けいれん，解離性知覚麻痺および知覚［感覚］脱出，混合性解離性（転換性）障害と分類し，加えて他の解離性（転換性）障害として，ガンザー症候群および多重人格障害を位置づけている．

先にも述べたように，DSM-Ⅳ-TR[1]では転換性障害を解離性障害と別のカテゴリーに分類し，ICD-10[2]では同じカテゴリーに分類している．さらに DSM-Ⅳ-TR[1]では離人症性障害を解離性障害に含めるのに対して，ICD-10[2]では他の神経症性障害に分類されていることが異なる．

しかし，これらの分類は成人を対象にしており，発達精神病理学的な考察が十分ではなく，児童青年期の一過的で変化しやすい解離症状の評価は含まれていない．さらにこうした診断体系には，虐待を含む児童期の心的外傷による解離症状や感情調節障害，愛着行動を含めた対人関係の持ち方への影響などの複雑な病態を説明するカテゴリーも含まれていない．新たな症状評価基準や疾患概念が待たれるところである．

また，解離性障害の一般人口における有病率は1～5%程度とされているが，児童思春期における有病率は明らかではない[12]．吉田らは，児童思春期の解離性障害において解離性運動性障害は児童思春期全般にみられ，解離性けいれんが思春期中期から，解離性知覚麻痺および知覚脱出が前思春期に多いことを報告している[13]が，一般に低年齢児では転換症状が多く，年齢が上がるに従って減少し，解離症状が増える．男女比は年齢が上がるとともに女性の比率が高くなり，青年期後期には成人の男女比（1：6～1：9）とほぼ差がなくなるとの報告がある[4]．

4）解離の歴史

　解離症状は転換症状とともに「ヒステリー」に伴う症状として取り扱われてきた．「ヒステリー」という用語は女性特有の病気を指す言葉として古代ローマ時代より用いられてきたとされている．そして，19世紀中期以降にヒステリーは現代につながる研究の対象となり，Charcotは生物学的素因に加わる環境因によって生じるとする「大ヒステリー理論」を提示した．その後，Janetは強い情動的負荷によって心理力が不足した状態が生じ，心的緊張が低下することによって心理的構造が保てなくなり，解離状態をもたらすと考えた．こうした情動的負荷として，虐待や傷害などの身体的傷害に伴う恐怖，脅迫や事故などで身体的傷害を伴わない恐怖，強姦・近親姦など性的被害に伴う情動的衝撃，他者への暴力や死を目撃したことによる感情的衝撃，家人などの近親者の不幸や死去などに接したことによる感情興奮を挙げている．そして，これらの外傷的な出来事の記憶が固着観念となって，それに応じて新たな自己（交代人格）が出現すると考えた．このJanetの理論が米国を中心とする現代の解離理論に大きな影響を与えている．

　一方，精神分析の創始者であるFreudは幼少児期の心理的葛藤が抑圧され，その後に何らかの出来事に誘発され，象徴的な身体症状に転換されると考えた．Freudは初期には患者の幼少時の外傷体験，特に性的外傷体験を神経症（ヒステリー）の原因と考えたが，その後，それを患者の幻想（心的現実）ととらえた．これは症状の意味を問う精神分析学を発展させたが，現実の性的虐待から目を背けることでもあって，批判を受けることになった．

　その後，米国では米国精神医学会の「精神疾患の分類と診断の手引（DSM）」の第1版（DSM-Ⅰ）で「ヒステリー」は精神神経症性障害のなかの「解離反応」「転換反応」と分類された．第2版（DSM-Ⅱ）ではヒステリー神経症が診断名として採用され，その下位に健忘や遁走，意識変容，人格交代現象など精神症状を呈する解離型ヒステリーと，失立，失歩，失声，けいれんなどの運動の障害や温痛覚の脱出などの感覚の障害など神経学的所見とは一致しない身体症状を呈する転換ヒステリーが分類されていた．しかし，「ヒステリー」が日常用語として用いられ，感情的興奮を指し示したり，差別的文脈で用いられたりするようになったことに加えて，古典的精神分析概念から実証主義的な精神医学への転換を意図した第3版（DSM-Ⅲ）では，この「ヒステリー」概念は廃され，精神症状を主徴とする解離性障害と身体症状を主徴とする転換性障害と概念化されるようになった．その際に，転換性障害は身体表現性障害の下位に分類されるようになった．この分類は，その後の第4版（DSM-Ⅳ）[1]にも継承されている．一方，世界保健機関（WHO）の国際疾病分類第10版（ICD-10）[2]では，解離性（転換性）障害と記述し表現形は異なるものの，共通の病因を有する疾患として取り扱われている．2013年に公開される予定のDSM-Ⅴでは解離性障害は下位項目を減らし，転換性障害は転換という用語を廃して機能的神経学的障害（functional neurological disorder）と名称変更されることが議論されている．

表 5 解離性同一性障害患者にみられる虐待歴

虐待の種類	Putnam ($n=100$) (%)	Ross ($n=236$) (%)	Coons ($n=50$) (%)	Schulz ($n=335$) (%)	Ross ($n=102$) (%)	An ($n=13$) (%)
性的虐待	83.0	79.2	68.0	86.0	90.2	73.3
身体的虐待	75.0	74.9	60.0	82.0	82.4	60.0
両方	—	88.5	96.0	—	95.1	—

ネグレクト 46.6%, 暴力死の目撃 13.3%, その他の虐待 13.3%
〔20〕Ross CA：Dissociative identity disorder：diagnosis, clinical features, and treatment of multiple personality. 2nd ed, John Wiley & Sons, Inc, New York, 1996, 21) An K, et al：Dissociative Identity Disorder in Japan：A Report of 15 Cases. 13th ISSD International Conference, 1996より改変〕

5) 解離の成因

①素因

先に述べたように，健康な人にも認められる通常の解離機能あるいは解離をコントロールする能力が失調することで病的解離をもたらし，解離性障害に発展する．この失調の要因として考えられるものは，第一に素因が考えられている．解離しやすさ，すなわち解離傾性には個人差があり，解離に器質的な背景が存在する可能性を示唆する．また，解離傾性は成人に比べて児童期で高く，年齢とともに低下する[14)15)]．しかし解離性障害の発症は女性に多いが，解離そのものに性差はないとされている[16)]．家族負因を認めることもあるが，素因なのか環境因なのかは不明である．すなわち，何らかの素因，器質的要因が関与している可能性を示唆するが決定的な知見はない．近年の感覚脱失や記憶喪失などの解離症状について，内分泌学，形態学，脳機能画像などの生物学的研究が行われている．脳の特定部位への刺激が体外離脱体験と関連していることを示唆する報告[17)]，幼小児期の心的外傷による高濃度コルチゾルの海馬への暴露との関連についての研究[18)]，機能画像研究[19)]などの報告があり，生物学的背景について今後明らかになっていくだろう．

②心的外傷

第二に Janet の時代から観察されてきた心的外傷がある．心的外傷を受けた人は解離を引き起こしやすい．まず，解離性障害患者の病歴には，重大な心的外傷もしくは葛藤が認められることが多い．例えば，解離性障害の一つである解離性同一性障害（多重人格性障害）患者の述べた児童虐待歴は非常に高く，性的虐待は 70～90%，身体的虐待は 60～80%にみられる（表 5)[20)21)]．また，外傷の重症度と解離の相関が有意に認められるとする報告は多い．心的外傷を持つ群と持たない群での解離尺度による比較では，いずれも前者が有意に高い．

わが国においても杉山は，あいち小児センターを受診した子ども虐待症例 1,036 例の中で解離性障害は 512 例（49.4%）に見出され，そのうち児童養護施設などの社会的養護施設に生活する子ども 216 例のうち 164 例（76.7%）が解離性障害を有していたことを報告している（表 6)[22)]．

ちなみに，筆者の児童養護施設に入所している子どもの調査（未発表）では解離症状を持つ子どもの割合は 24%であったが，解離性障害を診断できた子どもはみられなかった．杉山の調査は診療を求めて病院を訪れた子どもであり，筆者の調査は通常の生活を送っている入所児童への悉皆調査であり，対照群が異なっている．いずれにせよ，児童虐待を中心とする児童期の心的外傷は解離症状あるいは解離性障害をもたらしやすく，児童養護施設の入所児童ではしば

表 6　子ども虐待に認められた併存症―在宅児と社会的養護児の比較―

併存症	在宅児(820)	%	社会的養護児(216)	%	χ^2	p 値
PDD	265	32.3	34	15.7	25.8	<.01
ADHD	115	14.0	47	21.8		
その他の発達障害	67	8.2	24	11.1		
愛着障害	297	36.2	140	64.8	66.3	<.01
解離性障害	347	42.3	164	75.9	76.7	<.01
PTSD	246	30.0	93	43.1	13.1	<.01
反抗挑戦性障害	151	18.4	51	23.6	29.0	n.s.
行為障害	173	21.1	105	48.6	65.6	<.01
性的虐待	95	11.6	83	38.4	87.0	<.01
加虐・性加害	53	6.5	63	29.2	88.1	<.01

〔22〕杉山登志郎：発達障害とアタッチメント障害，トラウマティック・ストレス 2011；9：25-31〕

表 7　児童養護施設入所児にみられる解離症状

・重要な出来事を覚えていなかったり，思い出せない．
・ぼんやりして，夢を見ているかのように長時間過ごす．
・気分，性格，口調などが日により時間により大きく変化する．
・赤ちゃんのように振る舞う．
・自傷行為があるが覚えていない．
・誰か，空想の友達と話しているなどのひとりごとがみられる．

しば解離症状を見出すことがあるが（表7）多くは一過的であり，解離性障害を診断できるほどに広範な機能障害を起こさないことが多い．Putnam は，被虐待児にみられる解離症状がその後の不安障害あるいは気分障害への発展を媒介する可能性を指摘している（私信，2011）が，どの程度が解離性障害に発展するかについては実証的な研究はみられない．

③心的外傷と解離
a．外傷体験の衝撃

　ところで，こうした心的外傷がなぜ解離を引き起こすのかについてはいくつかの議論がある．こうした要因について概説する．

　まず，外傷体験そのものが，精神心理過程に与える影響から直接説明するものである．Janet は解離を次のように説明した．体質的素因のうえに，先述した強い情動的体験や外傷的記憶によって心的統合能力が減弱すると，意識の狭窄が起こり，情動的体験や外傷的記憶にまつわる観念系列が意識から分離されて下意識となり意識との連絡が絶たれる，すなわち解離される．しかし，特殊な条件下たとえば催眠下では下意識の内容が出現することがあり，時には，これら下意識の外傷的記憶が固着観念となって，それに応じた新たな自己（交代人格）が出現すると考えた．

　また，中安ら[23]は，Kretschmer[24]の「原始反応」，すなわち個体の生命が危機に瀕す

る事態に対して生じる運動暴発もしくは擬死反射を取り上げている．こうした自己危急的事態が客観的に実在するものであることを踏まえたうえで，解離および転換，離人症を客観的あるいは主観的危急事態における精神危急事態において生じる反応として取り上げている．そのなかで，解離は自我を別の自我へと置き換えることによって，心理的葛藤を真の主体から隠蔽すると述べている．

b．D型アタッチメント

　一方，発達途上におけるアタッチメント研究からの知見がある．これはホスピタリズムに関するBowlbyの研究[25]から始まり，エソロジーの理論を取り入れ，Ainsworthに引き継がれ，子どもが特定の対象を安全基地としてどのように利用するかが研究された．彼女はストレンジ・シチュエーション法を考案し，実験室内での1歳児の母親不在状況と再会場面における行動を観察し，3つのアタッチメント・パターンを見出した．すなわち，母親との再会場面でもアタッチメント行動を起こさないA型「回避型」，母親不在でも安定しており，再会場面でも母親に戻っていけるB型「安定型」，再会場面でアタッチメント行動が過剰で，泣きわめいたり，不在だった母親に怒りを表したりするC型「両価型・抵抗型」である．これらのパターンは何らかの優劣を表すものではなく，いずれもアタッチメントの一形式として成立していると考えられている．その後，MainらはこR3分類に当てはまらないD型「無秩序・無方向型」のアタッチメントパターンを見出した[26]．このD型では，アタッチメント行動そのものが組織化されておらず，親との再会時，接近と同時に親に対する回避反応や愛着行動の停止が生じ，葛藤状態に陥っているかのような行動，回避と接近の矛盾する行動を同時に行っている様子が観察される．

　Carlsonらは虐待を受けた子どもと受けなかった子どもにおけるD型アタッチメントの出現率が，被虐待群で82%に対して，虐待のない群では17%であったと報告し[27]，児童虐待など不適切な養育とD型アタッチメントの関連が深いことを報告している．さらにLiottiは，D型の子どもたちの一部が保護者のおびえ・脅かす行動（frightened-frightening behaviors）に対する防衛として類催眠状態に入るという観察から，D型アタッチメントの子どもの解離性障害への脆弱性を増大させるのではないかという仮説を述べている[28]．また，Carlsonは，2〜19歳の157人の長期間の経時的研究で，1〜2歳時の早期養育体験と思春期の解離や精神疾患との関係においてD型アタッチメントが介在することを示した[29]．さらにOgawaらは，19年間にわたる追跡研究で，幼少時のD型アタッチメントが青年期の解離性尺度高値の予測因子になること，児童期の解離がストレスへの正常な反応としてとらえることができることが多いのに対して，思春期，青年期の解離がのちの精神障害を予測因子となることなどを示している[30]．すなわち児童期のD型アタッチメントと児童虐待あるいは不適切な養育との関連が強く示され，さらに後年の解離との関連が示唆されている．

c．離散型行動状態モデル

　PutnamはWolffの「乳児期初期における行動状態群の発達と情動表現」[31]の乳児の行動状態に関する議論から解離を説明している[4]．正常発達にある乳児において，呼吸数，筋トーヌス，活動水準，発声，表情，眼球運動など観察可能な指標によって，たとえば「うとうとしている」「ぐずる」「大泣きする」「哺乳」「目は覚めているが不活動」「不規則睡眠」「規則睡眠」などいくつかの行動状態（離散的行動状態）が同定され，ある状態から別の状態への経路も定まっている．こうした行動状態は乳児の体

験や成長に伴って，その状態数や状態間の経路が増え複雑さを増し，自分の行動状態を調整する自己調整能力や，どの行動状態にあるかというメタ認知機能も獲得する．しかし，不適切な成育によって，外傷的な状況に応じた行動状態，行動状態間の経路が改変され，行動状態の自己調整能力やメタ認知的統合機能が破壊されると述べる．Putnamは自己調整能力の失調がD型アタッチメントや解離状態であり，メタ認知機能の失調が健忘をはじめとする解離を引き起こすのではないかと仮定している．

Putnamの離散的行動状態モデルによる解離の成立は，仮説としては興味深く，理解しやすいが実証的な研究は不十分であり今後の発展的な研究を待たねばならない．

6）児童青年期の解離症状

先述の通りPutnamは解離症状を一次的症状，連合外傷後症状，二次的症状，三次的症状に分類したが（表3[4]，表4[4]），解離が直接影響して生じる症状は一次的症状である．ここに挙げられた症状のうち，児童青年期において評価することが困難なものは少なくない．たとえば，健忘は不安，不注意，知的障害，年齢相応の健忘などと鑑別困難であり，養育者などによる詳細な観察や，普段の密な関係性がなければ判断しにくいことが多い．また，健忘は否認との区別がつきにくく，解離性の健忘であっても「嘘を言っている」と否定的評価になったり，否認であっても解離症状として過大に取り上げられたりしがちである．こうしたことは，子どもとの関係が信頼される密なものとなっていれば，解離症状は些細なものも見出されやすく，なおかつ減衰しやすい．逆に，子どもとの関係が疎で敵対的であれば，微少な解離症状は見出されにくく，目立ちやすい症状に発展しやすいと考えられる．

また，フラッシュバック体験は言語化されることもあるが，たとえば聴覚性フラッシュバックでは幻聴体験として表れたり，行動化されて問題行動として扱われたりすることもある．こうした場合には，子どもの体験を詳細な面接を通して明らかにしなければ周囲にはわかりにくい．特に虐待を受けた子どもの入所が多い児童福祉施設では，少数の職員が多数の子どもを担当しているために，詳細な観察や面接が行われにくく，子どもが体験していることが明らかになりにくい．筆者らの経験から，しばしば経験する解離症状は表7の通りである．児童青年期の解離症状の実際については治療の項を参照されたい．

B 評 価

1）解離症状の評価

解離症状の評価は最終的には臨床的な観察と患者が語る患者自身の体験によって判断することが必要である．しかし，それらの徴候を評価，スクリーニングするための尺度が開発されている．もちろん，これらだけで診断できるものではなく，総合的な臨床的な評価に基づいた診断が行われなくてはならない．

①子ども用解離症状チェックリスト（Child Dissociative Checklist：CDC）

児童期（5～12歳）の解離症状の評価のためにPutnamらが開発したものである[4]．これは20項目の質問項目からなる観察者による評価尺度で，親，保護者，教師らによる観察を通して児童の健忘，態度・認知能力・行動の急速な変化，自発性トランス状態，同一性の変化，幻覚，攻撃的・性的行動など解離症状を評価するものである．0～2の3段階で評価し，合計点を算出するもので0～40点に分布する．12点以上は病的解離を示唆されており，Putnamらによる米

国の調査では健常児で 2.3±2.7，特定不能の解離性障害で 16.8±5.2，解離性同一性障害で 24.5±4.7 と報告している[14]．また，Putnam は著書で正常者，マルトリートメントを受けた者，多重人格，特定不能の解離性障害における年齢別の分布を報告している（表 9[4)32)]，表 10[4)]）が，各グループで顕著な差異が認められる．

また，CDC は各国で翻訳されて使用されているが，トルコでは健常児で平均 2.0，不安障害 4.0，ADHD 5.5，気分障害 5.0 に対して特定不能の解離性障害では 16.5，解離性同一性障害で 25.0 だったことが報告されている[33]．

筆者らが翻訳したもの[32]で行った調査では一般家庭児童（345 名）で 1.09±1.88（0～15），児童養護施設入所している児童では（655 名）で 2.73±3.35（0～24）であり，身体的虐待を恒常的に受けていた児童で 3.29±3.12，性的虐待を恒常的に受けていた群で 5.25±2.99 であった．

② 思春期解離体験尺度（Adolescent Dissociative Experiences Scale：A-DES）

思春期解離体験尺度（A-DES）は青年期（11～18 歳）の解離症状の評価尺度で，Armstrong ら[34]によって開発され，信頼性，妥当性検定もなされている．A-DES は 30 項目の解離体験項目からなる自記式質問票で，0～10 の尺度で回答させてその平均を評価するもので，0～10 点に分布する（表 11[35]，表 12[34]）．4 点以上は病理的であるとされている．Armstrong らは精神科入院患者の各疾患群および非入院正常群での検討をしているが，解離性障害，被虐待者群，精神病性障害群では高値を示している．日本語版は田辺が作成し検討している[35]．

③ 解離体験尺度（Dissociative Experiences Scale：DES）

解離体験尺度（DES）は Bernstein と Putnam によって開発された，18 歳以上の成人の解離症状の評価にしばしば用いられる[36]．これは 28 の質問項目にある解離体験がその人の主観でどの程度あるかを答える自記式質問紙で，解離症状を量的に測定するものである．開発された当時は，各項目に対して 100 mm の線上に斜線を引いて回答するようになっていたが（DES），現在 0～100％まで 10％ごとに列記した数字を丸で囲む 11 件法による版（DES-Ⅱ）も用いられている[37]．結果は全項目の平均（％）で示され，数字が大きくなるほど，重症の解離状態があるとされているが，原著者らも述べるように，この数値は解離体験の量的指標であって，この数値だけで解離性障害を診断するべきではない．DES の日本語版はいくつか存在するが，梅末らは信頼性と妥当性検定を行っている[38]．また解離性同一性障害での DES は 41.4～60.3 であることが報告されている[20]．

DES，A-DES はいずれも簡便で短時間に施行できるため，解離性障害のスクリーニング・テストとして優れているとされている．また，この 2 つにはタクソメトリック分析によって，病的解離を捉える下位尺度 DES-T および A-DES-T が設けられており，DES-T では DES の項目の 3，5，7，8，12，13，22，27 番目の項目によって，A-DES-T では 6，9，15，17，20，22，25，30 番目の項目によって構成されている．またこれらの質問項目が誘導的であるという批判があり，インターネット上に公開されていて受診する人たちにとっては既知である可能性も考慮しておかなくてはならない．

④ その他の評価

標準的心理テストでは MMPI やロールシャッハテストが用いられることがある．Putnam は，MMPI では妥当性尺度である F 尺度と，臨床尺度の精神分裂病尺度（Sc）の高値，解離症状項目である 156 問，251 問での回答，境界性人格障害に類似した他症状プロフィールが病的解離

表 9　子ども用解離症状チェックリスト（CDC）

　下記に子どもの様子を記述した文章があります．各々の項目は子どもの「現在」あるいは「過去 12 カ月以内」の子どもの様子の評価のためのものです．もし項目が子どもに「全く当てはまらない」ならば，0) に○をつけてください．もし項目が「少しあるいは時々当てはまる」ならば，1) に○をつけて下さい．もし項目が「とてもよく当てはまる」ならば，2) に○をつけて下さい．

1．あったはずの苦痛な体験を思い出せなかったり，あるいは「なかった」と否定することがある．
　　0) 全く当てはまらない　　　1) 少し当てはまる　　　　2) よく当てはまる

2．ぼんやりしたり，呆然となったり，朦朧（もうろう）としているように見えることがある．学校では空想ばかりしていると教師から報告されることがよくある．
　　0) 全く当てはまらない　　　1) 少し当てはまる　　　　2) よく当てはまる

3．性格が急に変わる．内気な態度から積極的な態度へ，あるいは女っぽい態度から男っぽい態度へ，あるいは臆病な態度から攻撃的な態度に変化する．
　　0) 全く当てはまらない　　　1) 少し当てはまる　　　　2) よく当てはまる

4．当然知っているべきことについて全く忘れていたり，混乱したりする．例えば，友達や教師や他の大切な人々の名前を忘れていたり，またはその人との経験や関係について知らなかったり，忘れていたりする．またはよく持ち物をなくしたり，道に迷ったりする．
　　0) 全く当てはまらない　　　1) 少し当てはまる　　　　2) よく当てはまる

5．日時の感覚が非常にとぼしい．時間の見当がつかず，実際には午後なのに朝だと思ったり，今日が何曜日であるとか，ある出来事がいつ起こったかをたずねられて混乱したりすることがある．
　　0) 全く当てはまらない　　　1) 少し当てはまる　　　　2) よく当てはまる

6．日によってあるいは時間によって，技能，知識，食べものの好み，運動能力などにムラがある．（たとえば，読み書き，九九，図工，音楽など）
　　0) 全く当てはまらない　　　1) 少し当てはまる　　　　2) よく当てはまる

7．退行（幼児返り）がみられる．たとえば 12 歳の子どもが親指を吸ったり，赤ちゃんことばでしゃべったり，4 歳の子どもが描くような絵を描いたりする．
　　0) 全く当てはまらない　　　1) 少し当てはまる　　　　2) よく当てはまる

8．経験から学ぶことが難しい．説明しても，通常のしつけや罰によっても，行動は変わらない．
　　0) 全く当てはまらない　　　1) 少し当てはまる　　　　2) よく当てはまる

9．明らかな証拠があるときでも自分の間違った行動を否定したり，嘘を言ったりし続ける．
　　0) 全く当てはまらない　　　1) 少し当てはまる　　　　2) よく当てはまる

10．自分のことを，ときどき，「あいつ」「あの子」などとひとごとのように言ったり，また時には自分を別の名前で呼ぶように求める．あるいは本当は自分がしたことを他の人がしたことのように思いこんで，言い張る．
　　0) 全く当てはまらない　　　1) 少し当てはまる　　　　2) よく当てはまる

11．頭痛や腹痛などのからだの症状の訴えがコロコロ変わる．たとえば，少しのあいだ頭痛を訴えていても次の瞬間にはもう忘れている．
　　0) 全く当てはまらない　　　1) 少し当てはまる　　　　2) よく当てはまる

12．性的に早熟で，他の子どもや大人たちに対して年齢にはふさわしくない性的なことを言ったり，したりする．
　　0) 全く当てはまらない　　　1) 少し当てはまる　　　　2) よく当てはまる

13．原因のわからない傷があったり，ときどき自分で自分を傷つけること（自傷行為）がある．
　　0) 全く当てはまらない　　　1) 少し当てはまる　　　　2) よく当てはまる

表 9 つづき

14. 誰かの声が話しかけてくると言うことがある．声は親切であったり，怒っていたり，空想の友だちであったり，両親か友だちか教師のような口調をしていることもある．
    0）全く当てはまらない　　1）少し当てはまる　　2）よく当てはまる

15. はっきりした空想の友だちあるいは仲間がいる．そして自分がしたことを彼らのせいだと言うことがある．
    0）全く当てはまらない　　1）少し当てはまる　　2）よく当てはまる

16. はっきりした理由もなく激しい怒りを爆発させることがあるが，このような時は別人のような腕力を発揮することがある．
    0）全く当てはまらない　　1）少し当てはまる　　2）よく当てはまる

17. 夢遊歩行することがよくある．（寝ぼけて，歩きまわる）
    0）全く当てはまらない　　1）少し当てはまる　　2）よく当てはまる

18. 夜に奇妙な体験をする．たとえば「幽霊を見たよ」と報告したり，なぜだかわからないことが夜中に起きたと報告したりする．（オモチャが壊れていた，どうしてかわからないが怪我をしたが理由がわからないと報告する．）
    0）全く当てはまらない　　1）少し当てはまる　　2）よく当てはまる

19. ひとりごと（自分自身と話していること）がよくある．いつもと違った声であったり，言い争ったりすることもある．
    0）全く当てはまらない　　1）少し当てはまる　　2）よく当てはまる

20. その子の行動を支配しているはっきりとした別の人格がいくつかある．
    0）全く当てはまらない　　1）少し当てはまる　　2）よく当てはまる

　　　　　　　　　　　　　　　　　　　　　　　　　　　　　　　　　　　合計　　　点

〔4〕Putnam FW：Dissociation in children and adolescents. A developmental perspective. Guilford Press, 1997/中井久夫（訳）：解離—若年期における病理と治療—．みすず書房，2001，32）田中　究，他：子どものトラウマ　犯罪・いじめ・虐待などを中心に；厚生労働省　精神・神経疾患研究委託費　外傷ストレス関連障害の病態と治療ガイドラインに関する研究班（主任研究者：金吉晴）：心的トラウマの理解とケア．じほう，2001〕

表 10　各種グループにおける年齢別 CDC 得点

グループ	年齢	平均値	標準偏差	対象者数
正常	5〜8	3.2	2.9	54
	9〜11	2.9	1.0	42
	12〜16	1.9	1.9	96
マルトリートメント	5〜8	10.3	8.7	39
	9〜11	6.1	6.5	87
	12〜16	4.2	1.9	129
多重人格	5〜8	24.1	8.5	9
	9〜11	23.8	9.7	12
	12〜16	22.3	9.1	26
DDNOS	5〜8	21.4	9.1	19
	9〜11	16.5	6.9	8
	12〜16	20.0	8.0	19

〔4〕Putnam FW：Dissociation in children and adolescents. A developmental perspective. Guilford Press, 1997/中井久夫（訳）：解離—若年期における病理と治療—．みすず書房，2001〕

表 11 思春期解離体験尺度（A-DES）

　次の質問はみなさんの日常経験について尋ねるものです．それぞれの項目の経験がどれくらいあなたに起こるかを表している数字を丸で囲んでください．
　もしその項目が全然あなたに起こらないなら「0」，もしそれがいつもあなたに起こっているなら「10」に丸をして下さい．もしその中間であれば，それが起こる程度を最も良く表す数字を選んで下さい．ただし，アルコールや薬を飲んだりしているときに起こる体験の場合は除きます．

1．テレビ，読書，ゲームなどにとても夢中になって，自分の周りで何が起きているのか全く気がつかなくなる．
　　0　1　2　3　4　5　6　7　8　9　10

2．自分ではした覚えがないテストや宿題を返される．
　　0　1　2　3　4　5　6　7　8　9　10

3．自分のものとは思えない激しい感情とか気持ちがわいてくる．
　　0　1　2　3　4　5　6　7　8　9　10

4．ある時にはとてもうまくできることが，別の時はまったくできない．
　　0　1　2　3　4　5　6　7　8　9　10

5．した覚えのないことや言った覚えのないことを，自分がしたり言ったりしたと人から言われる．
　　0　1　2　3　4　5　6　7　8　9　10

6．まるで，霧の中にいるような感じがしたり，ぼうっとしているような感じがして，自分の周りのものごとが現実のものではないみたいに感じる．
　　0　1　2　3　4　5　6　7　8　9　10

7．何を実際にしたのか，それとも，しようと思っただけで本当はしていないのか，どっちかわからなくなる．
　　0　1　2　3　4　5　6　7　8　9　10

8．時計を見たらいつの間にか時間がたっていて，その間にあったことを思い出せない．
　　0　1　2　3　4　5　6　7　8　9　10

9．頭の中で自分のではない声がする．
　　0　1　2　3　4　5　6　7　8　9　10

10．いたくない所にいるとき，実際はそこにいたままでも，心の中ではその場から離れることができる．
　　0　1　2　3　4　5　6　7　8　9　10

11．とてもうまく，うそをついて，ふりをしたりすることができるので，自分でもそれが本当のことだと思えてしまう．
　　0　1　2　3　4　5　6　7　8　9　10

12．何かをしている途中で，ふと我にかえる．
　　0　1　2　3　4　5　6　7　8　9　10

13．鏡に映っている自分を見ても，それが誰だかわからない．
　　0　1　2　3　4　5　6　7　8　9　10

14．どこかに行く途中だったり，何かをしている最中の自分にふと気づき，自分がなぜそうしているのかわからない．
　　0　1　2　3　4　5　6　7　8　9　10

15．ある場所にいる自分にふと気づき，そこにどうやってたどりついたのか思い出せない．
　　0　1　2　3　4　5　6　7　8　9　10

表 11　つづき

16. 自分のものとは思えない考えがうかんでくる．
    0　1　2　3　4　5　6　7　8　9　10

17. 体の痛みを感じないようにすることができる．
    0　1　2　3　4　5　6　7　8　9　10

18. それが現実に起きたことなのか，それとも自分がそれを考えたり夢で見たりしただけなのか，わからない．
    0　1　2　3　4　5　6　7　8　9　10

19. ふと気づくと，本当はしたくないのに，いけないとわかっていることをしていた．
    0　1　2　3　4　5　6　7　8　9　10

20. ときどきとてもちがうふるまい方をするのでまるで別人のように思えることがある，と人から言われる．
    0　1　2　3　4　5　6　7　8　9　10

21. 私の心の中に壁のようなものがあるように感じられる．
    0　1　2　3　4　5　6　7　8　9　10

22. 確かに自分が書いたと思われるメモ，絵手紙などがあるのだけれど，自分で書いたということが思い出せない．
    0　1　2　3　4　5　6　7　8　9　10

23. 私の中の何かが，私のしたくないことを私にさせているみたいな気がする．
    0　1　2　3　4　5　6　7　8　9　10

24. それを思い出しているだけなのか，それとも今実際にそれが起こっているのか，わからない．
    0　1　2　3　4　5　6　7　8　9　10

25. まるで自分の体の外側にいて，そこから他の人を見ているように自分を見ていた．
    0　1　2　3　4　5　6　7　8　9　10

26. 家族や友人へのかかわり方や接し方が突然変わってしまうのだけれど，なぜそうなってしまうのかわからない．
    0　1　2　3　4　5　6　7　8　9　10

27. 自分のこれまでのことをふりかえってみると，わからないことがたくさんあって，思い出せない部分がいくつかあるような気がする．
    0　1　2　3　4　5　6　7　8　9　10

28. 人形やぬいぐるみと遊ぶのに夢中になって，まるでその人形やぬいぐるみが実際に生きているように思える．
    0　1　2　3　4　5　6　7　8　9　10

29. まるで私の中に別の人がいるように感じる．
    0　1　2　3　4　5　6　7　8　9　10

30. 自分の体が自分のものではないみたいに感じる．
    0　1　2　3　4　5　6　7　8　9　10

〔35〕田辺　肇：日本版 A-DES（Adolescent Dissociative Experiences Scale；思春期・青年期解離性体験尺度）の作成．第 48 回日本催眠医学心理学会抄録集，2002 より一部改変）

表 12　各種集団における A-DES 得点

集団	平均値	標準偏差	対象者数
解離性障害	4.9	1.1	13
被虐待者	3.5	1.8	54
精神病性障害	3.8	2.2	8
非一被虐待者	2.1	1.6	47
物質関連障害	2.4	1.3	18
感情障害	2.2	1.4	24
行為障害	2.0	1.9	16
正常	2.4	1.4	60

「正常」集団以外は全員精神科病院入院者である
〔34〕Armstrong J, et al : Development and validation of a measure of adolescent dissociation : The Adolescent Dissociative Experiences Scale（A-DES）. *J Nerv Ment Dis* 1997 ; **185** : 491-497）

の探索に有用であると述べている．また解離性同一性障害におけるロールシャッハテストでは，反応数が少なく，反応決定因として立体反応，人間運動反応が多く，反応内容では血液反応や解剖反応，人体の部分反応が多いという[39]．

さらに診断面接法として Steinberg の開発した DSM-Ⅳ解離性障害のための構造化臨床面接（改訂版）（SCID-D-R）がある[40]．これは 14 歳以上を対象としており，先に述べた 5 つの中核症状に関する質問項目に対して，有無だけではなくその強度や頻度を数値化し，グラフに表す．解離性健忘，解離性遁走，離人症性障害，解離性同一性障害には一定のパターンがあり，それが診断に役立つとされている．これは北米では診断面接に利用されているが，日本語版はなく，また児童期に用いることができるものも現在はない．

C　治　療

解離性障害，解離症状の治療に関して定型的な技法はない．事例に示したように，基本的には周囲の養育者あるいは保護者との関係をより深め，心理的な抱えを提供することで，子どもの安心感や被保護感を高めていくことであり，その中で子どもの自己肯定感を強化するような環境調整を行っていくことになる．加えて，治療の中心は精神療法であるが，児童期においては事例にも触れたように箱庭療法などを含む遊戯療法などの非言語的療法によって象徴的なレベルで心的外傷を取り扱うことが適応となることも多い．また家庭内での虐待などが存在することが疑われる症例では，子どもの安全を確保することが必要となり，児童相談所などと連携を図る必要が生じることもある．

柴山は解離の回復過程としての眠りと目覚めについて述べている[41]．眠りは，たとえば入院のような保護的環境や刺激的な生活から遠ざかっておくことあるいは薬物療法などによって外界から遮断されることなどを通して，安心できる居場所を得て，他者の保護に包まれ，そのなかでまどろむ，他者への依存のなかで癒されることであり，目覚めは他者への依存を放棄し，自らの責任を自覚し，将来に向かって行動することと述べている．この眠りから目覚めへの遡ることが回復の過程であると述べている．これは事例にもみられるように，児童期の治療での一般的な回復過程といえるだろう．

解離症状は心的外傷との関連が深い．しかし，解離症状が心的外傷の証明とはならない．児童青年期の解離症状は環境への適応に困難がある場合にも，集団的な力動のなかにも発生する．従って，解離症状を形成している要因，背景が何かを慎重に探索していく必要がある．

Gabbardは，多重人格の治療において治療者が患者の語る記憶の真偽について自由な立場を取れること，心的外傷の有無について問わない立場に立てることが必要であることを述べている[42]．そうでなければ，治療者―患者関係は治療初期には万能的救済者―犠牲者という形をとり，取り入れや投影を通して，患者の願望を叶えられない治療者に対して患者は虐待者を投影し，それを患者は攻撃する．そうして治療者が犠牲者，患者が虐待者という形に陥り，それを覆そうとすると治療関係の境界を越えて子ども時代を再演して，治療者が虐待者，患者は犠牲者という形に変化してしまう．一方，治療者が沈黙すれば，それを無関心とか拒絶として患者は受け取り，やはり虐待者が投影されると述べ，治療における転移―逆転移関係をモニターすることの重要性を強調している．すなわち心的外傷をワークスルーしていく方向だけが強調されると，治療者は患者の精神内界における傷つきだけではなく，「歴史の真実の審判」者の役割をも引き受けざるを得なくなってしまうと述べるのである．

しかし，たとえば児童福祉施設に入所している子ども場合，司法や福祉の場で虐待が認定されている場合にはこのような議論は成り立たなくなる．虐待や児童福祉施設に入所したという事態は疑いようもない真実であるからである．すなわち，治療はその事実を受けとめ，心的外傷を取り扱うことが考慮されなければならない．

心的外傷に対する治療は第1章で詳述されているので参照して頂きたい．エビデンスがある子どもに対する治療法としてはトラウマフォーカスト認知行動療法（trauma focused cognitive behavioral therapy：TF-CBT）[43]と親子相互交流療法（parent child interaction therapy：PCIT）が挙げられる．TF-CBT の詳細は別項を参照して頂きたい（コラム：白川美也子先生）が，3～18歳の児童青年を対象とした，心的外傷に関連した恐怖，不安，抑うつ，PTSD などの情緒的問題に対応している．これは心理教育，養育スキル，リラクゼーション，情動調節，認知のコーピングと処理，トラウマの物語を創ること（trauma narrative），トラウマ体験の処理，日常生活における調整，子どもと養育者の合同セッションという各コンポーネントに分かれており，その段階に沿って治療が進んでいく．また，PCIT は Eyberg によって当初，発達障害をもつ子どもの行動障害に対して子どもと養育者を対象として開発された行動療法で，その後，虐待を受けた子どもにも対象が拡大され，現在では米国の国立子どものトラウマストレスネットワーク（The National Child Traumatic Stress Network：NCTSN）が推奨する治療法の一つであり，2～7歳（場合によっては12歳まで）を対象にしている[44]．いずれも，家族や養育者が治療に参加することが前提となっている．ともにわが国に導入されつつあるが，虐待を受けた子どもが施設養護を受けている場合には特定の職員との愛着関係を十分に持てていてないことがあり，どのように適用するかが検討される必要があるが，これから期待される治療法となると考えられる．

ところで，解離症状が頻発するなかでは，心的外傷を取り扱うことが困難な場合がある．十分な安全感，安心感が児童に獲得されるまでに，治療が心的外傷に接近すれば，解離症状の頻度や強度が増し，自傷行為や薬物の過量服薬，夢中遊行や遁走などとして表れることがある．こうした場合には薬物療法が検討されるが，適応症として認められた薬物はなく，経験的，対症療法的に用いられている．すなわち，薬物療法は適用外使用であり，また多くの向精神薬は子どもに対して適用外であることから，薬物療法にあたっては副作用を熟知し，子どもおよび養育者に十分に説明を行い同意を得る手続き（インフォームドコンセント）を行わなければならない．

3 解 離

表 13 『PTSD の治療薬処方の手引き』文献報告から得られた PTSD 治療における薬効のエビデンス

薬効分類	薬剤名（日本使用の商品名）	1日量（mg）（日本での処方可能量）	エビデンスのレベル	適応	副作用/禁忌
SSRI	サートラリン（ジェイゾロフト）	50〜200	A	・B，C，D 症状の改善 ・臨床上の全般的改善 ・うつ病，パニック障害，強迫性障害にも有効 ・随伴症状（激怒，攻撃性，衝動性，自殺念慮）の軽減	・不眠と焦燥感を増悪させる可能性あり ・性機能障害を生じる可能性あり
	フルオキセチン	20〜80	A/B		
	パロキセチン（パキシル）	10〜40	A		
	フルボキサミン（ルボックス，デプロメール）	250〜300（50〜150）	B		
SARI	トラゾドン（レスリン，デジレル）	25〜500（25〜200）	C	・B，C，D 症状を軽減させる可能性あり ・トラゾドンは SSRI との相乗作用， ・SSRI 誘発性の不眠の改善 ・副作用の少ない抗うつ薬として有用	・過鎮静の可能性あり
	ネファゾドン	100〜600	B		
セロトニン作動薬	シプロヘプタジン（ペリアクチン）	4〜28（4〜12）アレルギー用薬，抗ヒスタミン薬としての効能	F	・フラッシュバックと悪夢を軽減 ・B，D 症状の軽減	・鎮静
	ブスピロン	30〜60	F		
抗アドレナリン作動薬	クロニジン（カタプレス）	0.2〜0.6（0.075〜0.9）降圧薬としてのみ	C	・B，D 症状の軽減	・血圧低下ないし徐脈の可能性 ・降圧薬服用中の患者では慎重投与 ・抑うつ症状ないし精神運動緩慢を生じる可能性
	グアンファシン（エスタリック）	1〜3（0.5〜1.5）	C		
	プロプラノロール（インデラル）	40〜160（30〜120）不整脈用薬，降圧薬	C		
MAOI	フェネルジン	45〜75	A/B	・B 症状の軽減 ・臨床上の全般的改善 ・抗うつ薬，抗パニック薬として有効	・患者は食事内容を厳守する必要あり ・アルコール・薬物依存患者には禁忌 ・不眠，血圧低下，抗コリン作用および肝毒性あり
	モクロベマイド	300〜600	B	・B，C 症状の軽減	・不眠，頭痛，めまい，疲労感，悪心，下痢の可能性あり

表 13 つづき

薬効分類	薬剤名（日本使用の商品名）	1日量（mg）（日本での処方可能量）	エビデンスのレベル	適応	副作用/禁忌
TCA	イミプラミン（アナフラニール，クリテミン）	150〜300（25〜300）	A	・B 症状の軽減 ・全般的改善 ・抗うつ薬，抗パニック薬として有効	・抗コリン作用 ・心電図異常の可能性あり ・血圧低下，覚醒亢進/鎮静の可能性あり
	アミトリプチリン（トリプタノール）	150〜300（30〜300）	A		
	デシプラミン	150〜300	A		
ベンゾジアゼピン系薬	アルプラゾラム（コンスタン，ソラナックス）	0.5〜6（0.5〜2.4）	B	・軽減できるのは D 症状のみ ・抗不安薬，抗パニック薬として有効	・アルコール・薬物依存歴のある患者には避けるべき ・抑うつ症状を増悪させる可能性あり ・臨床上，重大な離脱症状の可能性あり
	クロナゼパム（リボトリール，ランドセン）	1〜6（0.5〜6）	C		
気分安定薬	カルバマゼピン（テグレトール）	600〜1,000（20〜1,200）	B	・B, D 症状に有効 ・双極性感情障害に有効 ・過剰な警戒心，驚愕反応をも軽減	・神経学的症状，白血球・血小板減少，低ナトリウム血症を生じる可能性あり
	バルプロ酸（デパケン，バレリン，ハイセレニンなど）	750〜1,750（400〜1,200）	B	・C, D 症状に有効 ・双極性感情障害に有効 ・過剰な警戒心，驚愕反応をも軽減	・胃腸障害，振戦の可能性あり
抗精神病薬	クロザピン（クロザリル）	300〜900	E	・B, D 症状に有効な可能性はあり ・抗精神病薬として有効 ・非定型抗精神病薬でRCT が行われつつある．	・鎮静，血圧低下，抗コリン作用 ・錐体外路系の副作用（特にチオリダジンで）
	リスペリドン（リスパダール）	4〜12（1〜12）	E		
	オランザピン（ジプレキサ）	5〜20（5〜20）	E		
	クエチアピン（セロクエル）	100〜800（50〜600）	F		

注1）B 症状：侵入・再体験症状，C 症状：回避・麻痺症状，D 症状：過覚醒症状
注2）アメリカ健康ケア研究・政策局の定めるエビデンスのレベル
レベル A：対象患者について無作為化され，よく対照化された臨床試験を根拠とするエビデンス．
レベル B：よくデザインされた臨床研究だが，無作為化もしくはプラセーボ比較がないものを根拠とするエビデンス．
レベル C：治療手段としての使用根拠もしくは特別な推奨根拠に十分説得力があるような臨床観察をともなった臨床実践もしくは通常の臨床研究を根拠とするエビデンス．
レベル D：実証的試験が施行されていないが，長期間に広範にわたる臨床実践を根拠とするエビデンス．
レベル E：実証的試験が施行されておらず，限られた臨床家グループによる長期間の実践を根拠とするエビデンス．
レベル F：臨床的にも実証的にも試験が施行されていないが，最近発展してきた治療を根拠とするエビデンス．
〔45〕http://www.jstss.org/topic/treatment/treatment_24.html より一部改変〕

なお，PTSDの薬物療法に関しては，児童青年期のものではないがいくつかの文献を基に日本トラウマティックストレス学会が「PTSDの治療薬処方の手引き」(表13)[45]を作成しているので参照されるとよい．なかでも，もっともよく使用されているのは選択的セロトニン再取込阻害薬（SSRI）でPTSD症状全般に効果が高いとされている．アドレナリン系薬剤（α_2-アゴニスト，β-ブロッカー）は過覚醒症状，衝動性や解離症状への効果についての可能性が指摘されている．またベンゾジアゼピン系薬剤（抗不安薬）もよく用いられているが依存や離脱症状などに十分注意する必要がある．気分調整薬（カルバマゼピン）の有効例の報告もみられ，また抗精神病薬についてはPTSD症状そのものには効果がないとされているが，フラッシュバック，自己破壊的行動，過剰な警戒感，精神運動興奮状態などに使用することがある．

症例 1
児童養護施設に入所している小学校5年生の女児

両親は幼少時に離婚し，父親は行方不明で連絡はつかない．祖母，母親と生活していたが母親が急逝し，祖母も身体不調があるため施設入所となった．虐待歴は不明だが，DVがあり，目撃していたという．元来快活な子どもであると報告されていたが，入所後も明るく，他児との関係もよく，転入した学校での適応もよかった．

入所3カ月後，祖母宅に外泊し，施設に戻ったあと，祖母と電話で話をしていた．その後，涙を浮かべて，ぼんやりした様子で周りの話しかけにも応じなくなった．職員は祖母宅に外泊していた後なので，寂しく感じているのだろうと考えていた．就寝を促し，就床後，夜間に無断外出した．外出直後に職員が気づき追いかけたが，発見できず，数時間後に近隣の公園で座り込んでいるのを発見し，連れ戻した．

深夜でもあり，職員が付き添って休ませ，翌朝にとがめることなく職員が事情を尋ねたが，寂しい様子もみせず，明るく振る舞い，無断外出については「そんなこと私がするわけがない」と否定し，全く健忘していた．

医療機関での器質的検査では特に問題はなく，経過観察となった．しかし，心理面接では母親への思慕，祖母への愛着が語られ，寂しい様子を見せた．施設では，具体的な定期的な外泊計画を立て，本人に提示した．その後，時折，寂しそうな様子でぼんやり自室で過ごす様子もみられたが，担当職員が声かけすれば甘えた様子で会話するようになった．その後，症状の再燃は認められなかった．

この事例では，真の健忘か覚えているが否定している（否認）かが職員間で議論になった．担当職員の面談で，明るく否定し，探索しても怪訝な表情をするばかりであり，普段の様子でも自分に都合の悪いことを隠す傾向もなく健忘しているものと考えられた．医学的検査によってもてんかんや脳器質的な疾患は否定されたために，解離症状とされた．しかし，このエピソードおよびぼんやり過ごすこと以外には，他の解離症状を認めず，日常生活や学業にも影響がないため，解離性障害の診断はなされなかった．具体的な外泊日を祖母と協議して定めて，本人に提示することとし，担当職員との関係がより安心できるものになるにつれて，解離症状はみられなくなった．

症例 2
児童養護施設に入所している小学校 6 年生の男児

　父親の暴力がひどく，そのために両親は幼少時に離婚し，父方祖父母，父親とで生活した．母親とは小学校低学年までは連絡があったらしいが，父親らの意向で遮断されている．父親は粗暴で，離婚後はしばしば男児をしつけと称して殴っていた．祖父母らも父親の暴力に脅えて，暴力から本児をかばうことができなかった．保育園で頭部を中心に傷（皮下出血斑，切創）が発見されて虐待通報があり，近隣住民からも殴打や泣き叫びによって虐待通報されて一時保護を繰り返されたが，父親の身体的虐待は止まず，児童福祉法 28 条による手続きによって，児童養護施設に 6 歳時に入所となった．

　保育園時代，小学校低学年時代は多動で粗暴も目立ち，学業不振も著しかった．児童相談所への通所指導も繰り返したが，担当職員と関係が深まっても，行動修正は困難であった．医療機関への通院もなされたが，診察室や検査場面では多動や粗暴は認めず，注意欠陥・多動性障害（ADHD）の診断はなされず，薬物療法は行われなかった．

　小学校高学年になっても，しばしば低学年児が自分の意向に沿わない行動をしたり，自分の指示に従わないときに暴力を振るうことが続いた．職員が他児をかばうと，本児の行動はいっそう乱暴になり，職員への暴力も出現するようになった．落ち着いているときには，身体的に大きくなった本児の低学年児への暴力が強いダメージを及ぼすことなどを理解することができたが，感情爆発すると注意は入らず，制止も困難となった．小学校 6 年時に，同様の感情爆発とそれに伴う低学年児への暴力がみられるために，男性職員が強い制止を行ったところ，突然失神して床に倒れて，しばらく横になって意識を取り戻し，「キレた」と説明し，それまでの行動は健忘していると訴えた．直後に医学的検査が行われ，軽度の脳波異常が認められたが，明らかなてんかん波は認めなかった．施設心理職員との面接も行われたが，反抗的な態度を見せるばかりだった．そして同様の失神は繰り返し生じるようになった．

　女性担当職員が長時間かけて面談した際に，実際には健忘はしておらず，全ての行動を覚えていることが明らかになったが，その際に，父親からの暴力が急に思い出されて，怖くなって倒れてしまうことも述べられた．女性担当職員との面接を定期的に行うとともに，定期的に通院を行い少量の抗けいれん薬を服用することになった．中学校 2 年時には次第に低学年児への暴力は減少し，中学 3 年時には脳波は正常化し抗けいれん薬の服用も中止となったが，粗暴行動は減少していた．特別支援学校への進学を機に，通院は中断した．

　本事例では，失神した当初には健忘を訴えたが，担当職員はその様子から健忘はないと考えていた．女性担当職員の面接を通して健忘はなく，行動を否認していたことが明らかになった．同時にその行動のなかに，父親の暴力の視覚的および感覚的なフラッシュバックが潜在していることが明らかになり，担当職員は本児の状態を理解できたのである．本事例の粗暴行為に抗けいれん薬が奏功したかどうかは明らかではない．むしろ，通院によって，長時間職員と行動し，会話を交わし，自分の心情や将来

への不安などを察してもらえること，伝えることができるようになって，行動修正がなされていったと考えられた．

Putnam は，一次的症状にさらに解離過程症状を記述している．それには先の事例1に述べたような放心したような状態，極端な退行，交代人格現象を含めている．こうした症状は，明らかに外部から観察されることの多いものである．

症例 3
児童養護施設に入所している小学校 4 年生（初診時 9 歳）の女児

　胎生期，出生児，乳児期の詳細は不明であり，母子手帳は 2 歳時に交付されたものであった．両親は結婚しておらず，出生時の状況は不明で，母親は出奔を繰り返す，気性の激しい人であった．父親は病弱であり，本児が 1 歳時に死去した．母親は本児を遠縁の親戚に預けて，出奔を繰り返していたが，本児が 3 歳時に行方不明となり，4 歳時に児童養護施設入所となった．この間の虐待歴については不明であった．入所時には，周りをうかがっている様子で，指示に静かに従ったが，自発的な行動も発語もほとんどみられず，食欲も乏しかった．知的障害が疑われたが，指示理解が年齢相応に可能であったために特別な教育的支援は行われなかった．保育士と二者ではおどおどした様子であったが，相互的な遊びが可能となり，次第に弱々しい様子であったが自己主張ができるようになった．

　5 歳で幼稚園に入園した．幼稚園では他児との遊びはぎこちなく，自信なげで保育士の傍にいることが多かったが，施設内では少人数のなかで遊ぶようになった．しかし入園後から不眠がみられるようになった．夜間中途覚醒し，泣き出すこともなく起きていた．保育士がついていても再入眠できにくく，朝まで起きていることが続いた．小学校入学後，引っ込み思案な所も見せたが，他児とのやり取りも増え，自己主張も強くなり，時には年少児に意地悪なふるまいをすることもみられるようになった．不眠は続いていた．

　小学校 3 年生になって，施設内年少児をつねったりすることがみられるようになった．理由が見当たらないこともあり，尋ねても説明ができなかった．施設職員の指示に，聞いている様子は見せるものの従わないことがみられるようになった．こうしたことが続くなかで，他児や職員から叱責されると無反応となったり，放心状態になって，返事を求めたり，身体を揺さぶると急に泣き出すことがみられるようになった．また，泣き出さずに黙ってその場を離れ，施設内のたんすの上に座ってぼんやりしていたり，猫のように丸まって横になったりすることがみられた．学校でも授業中ふらっと教室を出て学校内を徘徊したり，教室の書棚やロッカーの上に座っていたり，横になったりすることがみられた．ぼんやりしているときには，目の前で手を振っても気づかない様子がみられた．しかし，しばらくすると普段の様子に戻ったが，その間の記憶は，笑って「覚えている」と述べたが，不鮮明な様子だった．小学校 4 年生が始まり，登校渋りがみられるようになって医療機関を受診した．

　言語的面接は深まらなかったが，箱庭療法を含む心理療法には真剣に入り込む様子がみられた．職員や教師によれば，いくつかの人格状態があるようにみられたが，明

瞭に同定できるものではなかった．書棚やロッカーの上に上がって危険な場合には，声をかけて下ろしたが，人格状態が変化してみえるときには養護教諭や職員ができるだけ傍に居るように勤めた．その後，数カ月で次第に人格状態が変化してみえる時間が短くなり，普段の様子に戻るときに照れたような笑みを見せるようになった．心理療法は約3年続いて終了した．

　本事例には周囲の刺激に反応しないぼんやりした白昼夢状態，不明瞭な人格変容あるいは交代人格状態がみられた．健忘の存在は確認できず，また観察によっても大きな記憶の欠落はないようだった．生活の中でみられる解離状態には直接介入せず，また不明瞭な交代人格状態に対してそれを明確化することはせず，見守り，保護的に接することで次第に解消していった．心理療法では，おそらく本事例の心的外傷あるいは重要な事柄を象徴すると考えられるものを，隠し発見し再び隠すという遊びが治療者との間で繰り返された．
　Putnam で，彼自身がかつて述べた交代人格を同定し，交代人格間のコミュニケーションを促進し，統合し，多重人格状態の解消を図るとする治療方針を訂正して，解離性障害児童青年の治療において交代人格などの解離状態に対して「同一性の変化を別の名で呼んだり，その児童からまるごと離れたもの，別個のものと考えていると示唆するような形の対決をしないことが肝要である」と述べている[4]．交代人格症状に関しては，統合を目指す治療ではなく，共意識状態（co-consciousness）を重視し，その状態で自己をコントロールし，機能することを目標とすることを薦めている（私信，2011）．また Janet は，交代人格は「名前を持つとその『心理的特徴も明確に表すようになる』」と名前の持つ重要性を指摘して，「いかなる注意を払おうとも，観察者の考えが対象の夢中遊行の発達に影響し，人工的な複雑さを与えてしまう」と述べている[46]．本事例へのアプローチは交代人格を同定することもなく，また共意識状態を考慮したものではなかったが，周囲からの保護と見守りのなかで解離症状は次第に消退していった．

症例 4
17歳の高校2年生の女性

　母親は帰国子女で日本語が拙いが専門職として就労し，育児，教育に熱心であった．父親は無口で気難しかったが，4人姉妹の末子である患者には優しかった．幼少時よりおとなしく，引っ込み思案で友人は多くはなかった．中学2年時に痴漢被害にあった後，頭の中で複数の人の声が聞こえ始めたという．高校進学後，担任に相談し近医心療内科を受診，薬物療法を受け始めた．高校は進学校で，成績は常に上の中程度だった．高校2年の夏休み期間中に母方の従姉妹の住む海外に滞在し，戻ってみると，部員の悪意もあって，クラブ活動の代表に選出されていた．
　2学期最初のクラブ活動中に幼い交代人格が出現するという多重人格状態が生じ，教師の知るところになり，心療内科医を通して筆者を受診した．「頭の中で他人の声が聞こえる．喋る人によって，悪口，嫌味，励まし，慰めなど異なり，恐いこともあるが友達のように親しい感じのときもある」「人格が自分と入れ替わって，自分を支配す

る」と述べた．目撃した教師は「本人が登校希望しても，多重人格では対応困難」と主張した．心療内科医の紹介状には"うつ状態""多重人格"とあった．抗うつ薬を中心とした心療内科医の薬物療法を継続し，面接を開始した．初回面接には母親が同席し「幼少時から勉強しろと圧力をかけて反発できなかったのかもしれません」と述べ，それに加えて学校の対応の不備などを声高に訴え，本人が話す隙を与えなかった．それを見ている本人は最初無表情であったが，次第に諦め顔をみせ，ごくわずかな嫌悪の表情を見せた．筆者は母子分離での面接を提案したが，母親は怪訝な顔を見せた．

　しかし，2回目以降は本人だけとの面接になったが，幻聴や頭痛，健忘，自傷行為など症状について語ることが中心であった．しかし，面接を重ねるにつれ，母子葛藤に関して婉曲に言語化されるようになったが，母親の振る舞いには閉口することがあると言う程度であり，直接的な陰性感情を語ることはなかった．その後，次第に交代人格現象，幻聴体験は間遠になり，高校卒業を果たした．卒業後，アルバイトに出かけるようになって，症状はほとんどなくなり，同時に母親への両価的な感情を言語化するようになった．

　本事例では，Putnamのいう解離過程症状である幻聴，自傷行為，交代人格状態がみられていた．しかし，中学2年時の痴漢体験が幻聴の契機となったこと，高校2年時の他生徒からのいじめ体験が交代人格現象出現の契機としなったことが語られたが，重篤な心的外傷体験として語られることはなかった．むしろ，治療が進むにつれて言語化されたことは，苦労した生活してきた母親からの支配的な言動にどこかに反発するものを感じていながらも逆らえず，それに添って生活してきていること，だからといって自立していくことが困難であることなど，母娘間の葛藤であった．

　岡野は日米での解離性同一性障害の治療経験から，解離の要因として「関係性のストレス」を取り上げている[47]．すなわち，娘が幼少時より非常に敏感に親とくに母親の意図を感じ取り，それに合わせるように振る舞い，しかし自己主張を行わず，投影や外在化を用いた母親への反撃は行わないといったダブルバインド状況のなかで，生物学的素因を持つものが解離を発展させるというものである．本事例はそうした典型例といえる．

　また，Kluftの述べた多重人格性障害の病因に関する4因子説[48]によれば，多重人格状態の成因は必ずしも心的外傷にのみ基づくものではない．彼の挙げた第Ⅰ因子は生物学的解離能力，第Ⅱ因子は児童虐待を主とした心的外傷，第Ⅲ因子は外的影響力と内的素質との相互作用，第Ⅳ因子として重要な他者が，刺激からの保護と立ち直り体験を与え損ねたことである．この第Ⅲ因子には発達論的要素の一つとして「想像上の友人」や外的影響力として子ども時代の役割行動の奨励，親の矛盾した欲求，多すぎる養育者などを挙げ，さらに先行する治療，メディアと印刷物，面接技法の誤りなどを挙げている．本事例にどの程度，外的要因が影響を及ぼしているかは不明であるが，読書好きな児童では「多重人格」に関する書籍を読んでおり，それが取り入れられていることがある．

　「想像上の友人」はSilbergによれば健康な学童期児童の25%に認められることがある現象であり，多くは自然経過のなかで消退する[49]．児童はそれと語り合ったり，そ

の指示に沿って行動したりすることがあり，周囲は驚くが，児童はそれを自らの想像によって作り出したものであり，実在のものではないことを知っている．しかし，そうした認識を離れ，遷延して存在する場合に，交代人格現象を引き起こすことがあるとされている．

症例 5
13 歳の女児（中学 2 年生）

　姉妹 3 人の末子で両親との 5 人家族であった．生育歴に特に問題なく，成績は中程度．特段のきっかけもなく，「周囲がこれまでと違ってぼんやりとしか感じられない」と母親に訴え，小児科を受診後紹介されて受診した．身体医学的精査を繰り返したが特に問題はなかった．生来，控え目で数人の親しい友人もいたが，中学になって「遊んでも楽しくない」と徐々に疎遠となり，快活さがみられなくなった．統合失調症の前駆症状，気分障害（うつ病）などを疑い，経過観察のために継続受診してもらった．面接では離人症状を語り，それとともに家庭科クラブの話題などを語った．離人症状は持続したが，不登校もなく，不眠，不食もみられず経過し，希望する高校への進学も果たした．その後は時々の受診であったが，高校時代にも「周囲と自分の間に膜がある感じ」「自分がやっているとわかるけれど，その実感が薄い」という訴えは続いた．家族は旅行や観劇など何かと行動をともにして過ごした．短大在学中に「治ってきたのか，当たり前になってきたのかよくわからないけれど，あまり変と感じなくなってきた」と述べ，「小学校低学年時に，友人と遊んでいて犬に襲われて，その友人は後に亡くなったことを思い出したけれど，関係ありますか？」と尋ねられた．卒業後程なく結婚し，初診時より既に 20 年が経過するが特に症状は認めない．

　本事例は離人感を主訴に受診し，少量の薬物療法を試みたが副作用ばかりが目立ち，無効であった．他の精神障害への発展を懸念して，経過観察を行った．離人症は先述したように ICD-10[2] と DSM-IV-TR[1] で分類の異なる症候群で，ICD では他の神経症性障害に分類されている．自分自身の精神活動，身体，周囲が非現実的で，疎隔され，あるいは自動化されているかのように，質的に変化している状態が訴えられる．また思考や運動の能動感，感情や知覚の精彩，同一性の自己所属感が希薄となり，失われていると述べられるのである．これらの離人症は心的外傷後に訴えられることもあるが，統合失調症，うつ病，恐怖症性障害，強迫性障害などの随伴症状あるいは前駆症状として現れることもあり，特に児童期や青年期では鑑別困難なことも少なくないため，十分な観察が必要である．本事例では受診時には語られなかった小学校低学年の外傷体験を後に語っている．しかし，離人症状の出現はこの事件の 6 年後であり，関連は不明である．

　また，「こっくりさん」「キューピッドさん」遊びなどに誘発されて，離人症状やトランス状態や憑依状態を含む意識変容状態がみられることがあるが，睡眠や保護的な環境を確保するなかで軽快，消退していくことが多い．

　これまでみてきたように，児童青年期の解離症状のなかには幻覚や作為体験を伴うことがあったり，衝動的な暴力や多動がみられたり，気分の変化などを認めるために，

他の精神障害と誤診されることがある．Putnam は鑑別すべき状態を表 8[4]に挙げている．すなわち，解離症状がここに挙げられた疾患の症状としてとらえられたり，その逆があり得るので，慎重な経過観察や鑑別診断に留意すべきである．

表 8　病的解離の鑑別診断

注意欠陥・多動性障害（ADHD）
行為障害
急速交代型双極性障害
統合失調症などの精神病性障害
発作性障害
境界型パーソナリティ障害

〔4〕Putnam FW：Dissociation in children and adolescents. A developmental perspective. Guilford Press, 1997／中井久夫（訳）：解離─若年期における病理と治療─．みすず書房，2001〕

文　献

1) American Psychiatric Association：*Diagnostic and Statistical Manual of Mental Disorders*. 4th ed（Text Revision），DSM-Ⅳ-TR APA, Washington, DC, 2000／高橋三郎，他（訳）：DSM-Ⅳ-TR 精神疾患の分類と診断の手引．医学書院，2002

2) World Health Organization：*The ICD-10 Classification of Mental and Behavioural Disorders：Clinical descriptions and diagnostic guidelines*. WHO, 1992／融　道男，他（訳）：ICD-10 精神および行動の障害─臨床記述と診断ガイドライン─．医学書院，1993

3) Ludwig AM：The psychobiological function of dissociation. *American Journal of Clinical Hypnosis* 1983；**26**：93-99

4) Putnam FW：Dissociation in children and adolescents. *A developmental perspective*. Guilford Press, 1997／中井久夫（訳）：解離─若年期における病理と治療─．みすず書房，2001

5) Waller NG, et al：Types of Dissociation and Dissociative Types：A Taxometric Analysis of Dissociative Experiences. *Psychological Methods* 1996；**1**：300-321

6) Hilgard ER：Divided Consciousness：Multiple controls in human thought and action. New York, Willey, 1986

7) West LJ：Dissociative reaction. In：Freedman AM, et al（eds），*Comprehensive textbook of psychiatry*. 2nd ed. Williams and Wilkins, Baltimore, 1967；885-899

8) Putnam FW：Dissociative Phenomena, Allan Tasman, Stephen M. Goldfinger：American Psychiatric Press Review of psychiatry, Amer Psychiatric Pub, 1991

9) Steinberg M：Handbook for the assessment of dissociation：a clinical guide. American Psychiatric Press Inc, Washington, DC, 1995

10) Steinberg M：*Structured clinical interview for DSM-Ⅳ dissociative disorder*. American Psychiatric Press, Washington DC, 1993

11) Holmes EA, et al：Are there two qualitatively distinct forms of dissociation? A review and some clinical implications. *Clinical Psychology Review* 2005；**25**：1-23

12) 杉下和行，他：解離性障害の疫学と最近の動向．臨床精神医学 2009；**38**：1433-1441

13) 吉田公輔，他：福岡大学病院精神神経科外来における児童思春期患者の解離性障害の臨床的特徴について．九州精神神経誌 2002；**48**：160-174

14) Putnam FW, et al：Development, reliability, and validity of a child dissociation scale. *Child Abuse Negl* 1993；**17**：731-741

15) Putnam FW, et al：Patterns of dissociation in clinical and nonclinical samples. *J Nerv Ment Dis* 1996；**184**：673-679

16) van Ijzendoorn MH, et al：The measurement of dissociation in normal and clinical population：Meta-analytic validation of the Dissociative Experiences Scale（DES）. *Clinical Psychology Review* 1996；**16**：365-382

17) De Ridder D, et al：Visualizing out-of-body experience in the brain. *N Engl J Med* 2007；**357**：1829-1833

18) Teicher MH, et al：Developmental neurobiology of childhood stress and trauma. *Psychiatr Clin North*

19) Schore AN：*Affect dysregulation and disorders of the self*. W. W. Norton, N. Y, 2003
20) Ross CA：*Dissociative identity disorder：diagnosis, clinical features, and treatment of multiple personality*. 2nd ed, John Wiley & Sons, Inc, New York, 1996
21) An K, et al：Dissociative ldentity Disorder in Japan：A Report of 15 Cases. 13th ISSD lnternational Conference, 1996
22) 杉山登志郎：発達障害とアタッチメント障害．トラウマティック・ストレス 2011；**9**：25-31
23) 中安信夫, 他：自己危急反応の症状スペクトラム —運動暴発, 擬死反射, 転換症, 解離症, 離人症の統合的理解—．精神科治療学 1995；**10**：143-148
24) Kretschmer E：Histerie, Reflex und Instinkt.（5 Aufl.）Georg Thieme Verlag, Berlin, 1948/吉松脩夫（訳）：ヒステリーの心理．みすず書房，1961
25) Bowlby J：Attachment and loss：Vol. 1：Attachment. Basic Books, New York
26) Main M, et al：Procedures for identifying infants as disorganized/disoriented during the Ainsworth Strange Situation. In：Greenberg MT, et al（eds）：Attachment in the preschool years：Theory, research and intervention, University of Chicago Press, Chicago, 1990；121-160
27) Carlson V, et al：Disorganized/disoriented attachment relationships in maltreated infants. *Developmental Psychology* 1989；**25**：525-531
28) Liotti G：A model of dissociation based on attachment theory and research. *J Trauma Dissociation* 2006；**7**：55-73
29) Carlson EA：A Prospective Longitudinal Study of Attachment Disorganization/Disorientation. *Child Development* 1998；**69**：1107-1128
30) Ogawa JR, et al：Development and the fragmented self—Longitudinal study of dissociative symptomatology in a nonclinical sample—, *Development and Psychopathology* 1997；**9**：855-879
31) Wolff PH：*The development and behavioral state and expression of emotions in early infancy*. University of Chicago Press, Chicago, 1987
32) 田中 究, 他：子どものトラウマ 犯罪・いじめ・虐待などを中心に；厚生労働省 精神・神経疾患研究委託費 外傷ストレス関連障害の病態と治療ガイドラインに関する研究班（主任研究者：金吉晴）：心的トラウマの理解とケア．じほう，2001

33) Zoroglu SS, et al：Reliability and Validity of the Turkish Version of the Child Dissociative Checklist. *J Trauma Dissociation* 2002；**3**：37-49
34) Armstrong J, et al：Development and validation of a measure of adolescent dissociation：The Adolescent Dissociative Experiences Scale（A-DES）. *J Nerv Ment Dis* 1997；**185**：491-497
35) 田辺 肇：日本版 A-DES（Adolescent Dissociative Experiences Scale；思春期・青年期解離性体験尺度）の作成．第48回日本催眠医学心理学会抄録集．2002
36) Bernstein E, et al：Development, reliabilty and validity of a22 dissociation scale. *J Nerv Ment Dis* 1986；**174**：727-735
37) Carlson EB, et al：An update on the Dissociative Experiences Scale, *Dissociation* 1993；**6**：16-27
38) Umesue M, et al：Dissociative disorders in Japan：A pilot study with the dissociative experience scale and semistructured interview. *Dissociation* 1996；**9**：182-189
39) 堀口寿広：ロールシャッハ・テストによる解離性障害の理解．臨床精神医学 2000；**29**：1423-1429
40) Steinberg M：*Interviewer's Guide to the Structured Clinical Interview for DSM-Ⅳ Dissociative Disorders（SCID-D）-Revised*. American Paychiatric Press, 1994
41) 柴山雅俊：解離の構造．岩崎学術出版，2010
42) Gabbard GO：*Psychodynamic Psychiatry in Clinical Practice*：The DSM-Ⅳ Edition. APA, Washington, DC, 1994/大野 裕（監訳）：精神力動的精神医学：その臨床実践（DSM-Ⅳ版）②臨床編：Ⅰ軸診断．岩崎学術出版社，1997
43) Cohen JA, et al：*Treating Trauma And Traumatic Grief in Children And Adolescents：A Clinician's Guide*, Guilford Press 1, 2006
44) McNeil CB, et al：*Parent-Child Interaciton Therapy*. Springer, 2010
45) http://www.jstss.org/topic/treatment/treatment_24.html
46) Janet P：*The Major Symptoms of Hysteria*. Macmillan, London, 1907
47) 岡野憲一郎：解離性障害—多重人格の理解と治療—．岩崎学術出版，2007
48) Kluft RP：Treatment of multiple personality disorder. A study of 33 cases. *Psychiatr Clin North Am* 1984；**7**：9-26
49) Silberg JL：*The Dissociative Child：Diagnosis, Treatment, and Management*. Sidran Press, 1998

Ⅲ

虐待による
精神症状と
その治療

1 行動の問題（幼児・学童期を中心に）

静岡県立こども病院こころの診療科　大石　聡

Essential Points

- 虐待を受けた子どもは，その多くが類似する特徴のある病態を呈する．
- その中核となる病理として過覚醒・解離が重要である．
- 治療は安全感の確保を最優先し，生活の改善を中心に据える．薬物や心理療法の対象となる病態も存在する．

A　理　解

　虐待を受け，愛着形成に乱れを生じた子どもたちは，それぞれの個人的な生い立ちからくる特性（個性）の範疇を超えて，広く一般的に同じような病態を呈することが知られている．ここではその病態について具体的に9つの側面を説明し，その背後にある中核病理として「過覚醒」「解離」の2つが働いていることを述べる．

1）虐待を受けた子どもに共通する9つの特性

①落ち着かない（多動と衝動性の亢進）

　5歳までに反応性愛着障害と診断される被虐待児のうち，「脱抑制型」と呼ばれる子どもたちは一般的に，落ち着きに乏しく多動が目立つ．人なつっこく，さかんに関与してくるのだが，相手への配慮を欠き，むしろ嫌がることを執拗に繰り返したりするので，幼児集団に入るとトラブルが頻発する．それでも比較的枠組みの緩やかな保育園や幼稚園では何とかなっているが，小学校へ進学するとたちまち授業の統制からはみ出てしまい，厳しい叱責にもまるで反応しないため，保護者の呼び出しが頻発する事態となってしまう．

　こうした子どもたちの様子は，注意欠陥・多動性障害（ADHD）と呼ばれる発達障害の子どもたちとの類似性が高く，容易に鑑別がつかない．どちらも多動の生じ方としてハイテンションの形をとりやすく，手先や運動の不器用さが認められ，時間管理や整理整頓が苦手で，些細なことからけんかに至りやすい点まで共通項が数多く認められる．

　しかし，注意深く観察すると，両群には微妙な相違点があることを杉山は指摘している[1]．まず，被虐待児たちの多動にはムラがある．午前中は抑うつが強くテンションが低めなのに，次第に高くなって夕方から就眠までがピークとなる傾向があり，これはADHDの子どもたちが，いわば「ナチュラル・テンション」として多動であり，一日中どこでも多動であることと対照をなす．対人関係の持ち方では，ADHDの子どもたちが「単純で素直」なのに対して，被虐待児たちは「逆説的で複雑」であり，その結果として，被虐待児たちは早くから反抗挑戦性障害の特性を示し，行為障害（非行）への進展率も高いことなどが挙げられる．杉山は

表 1　被虐待児の ADHD 様症状と ADHD の類似点

項目	ADHD 様症状	ADHD
臨床像	多動性行動障害を示す	多動性行動障害を示す
多動の生じ方	ハイテンションがある	ハイテンションがある
不器用	不器用	不器用
時間管理	スケジュールを立てることができない	スケジュールを立てることができない
整理整とん	極めて苦手	極めて苦手
けんか	非常に多い	非常に多い

(2) 杉山登志郎：多動性行動障害と子ども虐待．子ども虐待という第四の発達障害．学習研究社，2007；80)

表 2　被虐待児の ADHD 様症状と ADHD の鑑別点

項目	ADHD 様症状	ADHD
臨床像	不注意優性型が多い	混合型が多い
多動の生じ方	ムラがある，夕方からハイテンションになる	比較的一日中多動
対人関係のもち方	逆説的で複雑	単純で素直
薬物療法	中枢刺激剤は無効，抗うつ薬と抗精神病薬が有効	中枢刺激剤が最も有効
反抗挑戦性障害，非行への移行	非常に多い	比較的少ない
解離	注意してみれば非常に多い	みられない（あれば除外診断）

(2) 杉山登志郎：多動性行動障害と子ども虐待．子ども虐待という第四の発達障害．学習研究社，2007；80)

こうした両群の類似点と相違点を表1，表2のような一覧表[2]にまとめている．

②眠れない（睡眠覚醒リズム障害）

被虐待児の多くは，幼児期から睡眠の様々な困難を示す．まず，夕方から夜にかけてテンションが高いことが多く，どたどた騒ぎまわって，落ち着いて睡眠の体制に入れない．入眠すること自体を怖がったり，恐れたりする子も多い．また，うまく入眠できても睡眠が長続きしない子が多く，夜驚を生じて中途覚醒するケースや，夢遊を呈するケースもある．いずれも覚醒したときには健忘を残しているのが一般的である．また，後に述べる夜尿の問題のために睡眠が安定しないこともある．

睡眠の問題は，子どもに広範な影響を与える．「寝る子は育つ」という格言は医学的には真理であり，内分泌器官としての脳の働きは深いノンレム睡眠時に活発になるとされ，そこで成長ホルモンが分泌されることによって，脳内の神経ネットワーク形成や細胞の修復・育成，骨・筋肉形成が行われるのである．被虐待児の成長不全については今日では一般的に非器質性成長障害（non-organic failure to thrive）と称されているが[3]，その機序については睡眠障害以外にも複数の要素が予測されている[4]．また，幼児期の睡眠不全はその後の肥満のリスク

因子であることが報告されており[5]，適切な睡眠をとれていない幼児には認知能力の遅れがみられることが指摘される[6]など，子どもの発育にとって，睡眠障害が広範な悪影響を及ぼすことは確実である．

③食事の不安定とトイレの失敗（摂食・排泄障害）

　睡眠に続いて，生活の根幹となる食事と排泄という場面でも，虐待を受けた子どもは問題を呈しやすい．まともな食生活を保証されない状態では，偏食を呈するのは当然であり，お腹をすかした子が機会を見つけて過食したり，食事以外のものを異食したり，人のものを盗食するのは「当たり前」なのだが，これらはしばしば習慣化して，安定した食事を供給しても回復しないため，病的なものとみなされてしまうのである．

　虐待を受けた子どもの排泄自立は遅れがちで，おむつが取れた後もしばしば昼間の遺尿・遺糞を残したり，長い期間夜尿を呈するが，これにはかなり複雑な病理が関与していると考えられている．多動が目立ち，異常なハイテンションが続く状態では，しばしば排尿感覚などの生理的サインは脳に到達するのを妨げられている．試合に夢中のときには感じなかった空腹や痛みを，試合終了と同時に激しく感じたという経験がある方も多かろう．また，暴力などによる苦痛に晒され続けている子どもでは，子どもが生理的に「痛みに関する閾値」を上げて対応していることもある．苦痛に慣れて，麻痺してしまっているのだが，こうした状態は脳内オピオイド活性の上昇によるという仮説が提唱されている[7]．さらには，一般によく知られているように「排尿の失敗」というのは，子どもが「僕はまだ，ちゃんとやれない赤ちゃんなんだよ」ということを訴えるサインでもあり，大人のケアを要求する無意識の現れでもあるという要素も見落とせない．このような複雑な理由が絡み合い，虐待を受けた子どもの排泄自立は困難になっていると考えられるのである．

　睡眠同様，食事や排泄は生活の基幹であり，それが順調に整わないことが子どもに与える影響は大きい．朝食事をとらないまま低血糖状態で登校した子どものパフォーマンスが下がるのは必然だし，食事は身体発育の基盤でもあるのだから，身体成長や運動機能発達に影響がないわけがない．また，しっかりした排泄感覚が身につくことは，幼児が自立していくための最初の一里塚であり，現実的な感覚や自信の基盤であるともいえよう．彼らはしばしば羞恥心や内省を欠いているため，排泄が不安定でも平気な顔をしているが，それが本当は彼らの自尊心を奪っていることを見逃してはならない．

④勉強できない（注意欠陥と学習障害）

　集団のなかで学習に適した精神状態を保つためには，いくつか基礎的な条件がそろっていることが必要になる．それはたとえば，前日の夜しっかり眠って睡眠がとれており，適切な時間にしっかり目覚めていること．適量の朝食をとり，血糖値が上昇して脳が働く状態であること．トラブルなく穏やかな気持ちで登校でき，程よい覚醒度と緊張が保てていることなどである．虐待を受けている子どもたちは，この時点ですでに失格であることが多い．

　そのうえで反応性愛着障害の子どもたちは，学童期にはADHDに似た状態を呈しやすいことが，学習にマイナスに作用する．Van der Kolkはトラウマ体験のある児を対象とした神経生理学的研究を概観し，被虐待児は注意集中と刺激の弁別に異常が生じており，刺激があると検討を行わないで即座に反応してしまう傾向が生じるとまとめている[8]．要するに，ちょっとした些細な刺激に反応して注意が逸れたり興奮しやすく，教室で座って静かに集中するのが困難だということであり，それで勉強ができるわけがないということになる．

小野は，虐待を受けた結果として長期間施設生活を強いられた子どもの知能が，長期的には対照群の子どもと比べて明らかに低下していることを，多くの研究が示唆していると指摘している[9]．しかし，そのことを単純に施設スタッフの怠慢であるかのごとく非難するのは，まことに不適切なことと言わねばならない．彼らが学習に向かい合う体制を作るためには，生活全般の幅広い支援が必要であり，場合によっては医療や学校も相当な援助を行わなければならないのである．

⑤自分のしたことを覚えていない（解離）

　虐待を受けた子どもたちが全体に多動で，異常なハイテンションがみられることはこれまで繰り返し述べてきた．傍目には，この子たちは元気で何の憂いもないようにみえる．しかし，実際には彼らのこうしたハイテンションは，直視するに堪えないつらい現実を覆い隠し，気分が落ち込むのを避けるための「躁的防衛」としての意味があることを見落としてはならない．こうしたハイテンションには酩酊様の快感があり，痛みなどの不快刺激を確かに遮断できるのだが，知覚自体の明度は低下し，知覚できる範囲も狭まってしまっている．だから，彼らは確かにみんなと一緒にその場にいて，そのときは楽しそうにはしゃいでいるようにみえるのだが，後で聞いてみるとそのときのことを「覚えていない」ことが多いのである．彼らはしばしば，ついさっき食事をしたかどうかの記憶も曖昧になるような，非常に不確かな意識状態で生活しており，その生活感覚や記憶が「断片化」してしまっている．確かな記憶の積み重ねがないことは，子どもの精神発達に重大な影響を与えずにはおかないであろう．

　また，彼らは保護者による暴力から耐えるために，自分にとってつらいシーンに遭遇すると，半ば自動的に意識状態を変容させて「記憶に残さない」ような術を身につけていることも多い．こういう子どもは，おもしろくない授業や自分にとって苦手な課題でも同じような意識変容を起こし，叱責される場面でも同様になってしまうため，叱っても何の手ごたえも感じられないことが多い．

　このような状態で学童期を過ごした後，思春期に入ると，本格的な解離症状が前景に出てくることが多い．現実感覚が薄れ，生きているのか死んでいるのかわからないような「離人症状」に陥り，苦しんでいる子が少なくない．日常場面で都合が悪くなると失神発作を繰り返し，解離下で自傷を繰り返すようになってしまうと，本格的に解離性障害として入院加療が必要になる．程度の重い場合には人格の交代現象が起こるようなケースもある．

⑥思い出しパニックがある（侵入的記憶想起）

　人間の記憶は，基本的に「言語」として整理・保存されている．だから，言語化することが困難な記憶は，しばしば通常の記憶体系から離れて，生々しい映像や感覚の断片として，脳裏にこびりつくように保存されている．死に瀕するような恐怖を伴う体験，つまり大きな事故や戦争のような非人間的な状況は，しばしばそのようにしか記憶されないし，子どもにとっての虐待体験もそうである．

　このような記憶は「トラウマ記憶」と呼ばれ，しばしば状況依存性にフラッシュバックを起こすことが知られている．その体験に関連するような光景や感覚（匂いや音，味などの知覚）に触れて，冷凍保存されていた記憶が自動解凍されるようなものである．トラウマ記憶は思い出そうとしても触れることができず，思い出したくないときに不意に現れて，その人の現実に侵入して過去の恐怖や生々しい感覚を再生するため，本人にとっては非常に苦痛を伴うものとなる．子どもはしばしば恐慌をきたし，パニック状態に陥る．虐待された子ども

表 3　7 種類のフラッシュバック

言語的フラッシュバック	虐待者から言われた言葉が子どもの声として表出される
認知的フラッシュバック	「自分は完璧でなければ死ぬしかない」「子どもは大人の召し使いだ」などの考えが繰り返し浮かぶ
思考的フラッシュバック	「自分は生きる価値がない」など自己否定の方向以外には考えることができないなど
行動的フラッシュバック	遊びのなかで行われるトラウマ再現や，突然だれかを殴る，暴れる，泣く，叫ぶなど
生理的フラッシュバック	外傷体験の話をしているときに突然，体の一部の痛みやかゆみ，さらに発赤（炎症などで局部が赤くなる）が生じる
身体的フラッシュバック	過去に体験した頭痛や，心臓が締めつけられるような感じが繰り返し生じる
精神症状的フラッシュバック	喪失体験が引き金で生じる突然の抑うつや，虐待者の「殺す」という声が聞こえるなど

〔(10) 杉山登志郎：被虐待児への包括的ケア 2．学習研究社，2007；140〕

に現れるフラッシュバックの多様さについて，杉山はそれらを 7 種類に分けて幅広く把握するように提唱（表 3）[10]している．

　虐待という非人間的状況に置かれて，被虐待児たちは日々トラウマ記憶をため込んでいる．それらは長い時間を経ても色褪せず，思いもよらない場面で不意に現れて，彼らを恐慌に陥れることで，彼らの人生を食い荒らすのである．

⑦こだわりや奇妙な癖がある（強迫的心性）

　虐待を受けた子どもたちは，しばしば理解しがたいことにこだわり，奇妙な習癖を繰り返すようにみえることがある．意味のないがらくたをため込んで，捨てようとしたら烈火のごとく怒る．同じ服にこだわり，洗濯しようとしても絶対に着替えない，といったようなことである．愛着形成が不完全で，不安なときに大人に依存して対処することができない子どもは，自分の周囲にあるものを（無意味に）一定に保とうとしたり，物に魔術的な意味を付与したりして，かりそめの安心感を得ようとするのである．

　また，トラウマ記憶に関連することはしばしば強迫的に「再演」されることが知られていて，それが奇妙な癖のようにみえることもある．地震で家族を喪った子どもが，執拗に人が生き埋めになる遊びを繰り返すように，虐待環境下で受けてきた行為を，他の子どもに繰り返す子どもがいる．虐待的な養育者に繰り返し煙草でやけどさせられていた子どもが，今度は自分でマッチを擦ってやけどをこしらえるさまを見ていると，どうしてそんなつらかったことを再演するのかと思えてくるが，トラウマ記憶は人にこうしたつらい反復強迫を強いるのである．

　こうした子どもたちが長じて，盗みや火遊びを繰り返すようになることもある．盗癖，火つけ癖，といった言葉があるように，この種の非行にはしばしば嗜癖的な要素が認められる．つまり，行為自体に快感が伴っていて，魅入られたようにぼうっとして繰り返してしまうのである．思春期に陥る性的非行の繰り返しにも，同じような要素が見出されることが多い．

⑧自傷してしまう（皮膚感覚の特異性）

これまでの項目で触れてきたことだが，虐待を受けてきた子どもたちは痛みの知覚に鈍いと感じられることが多い．苦痛を鈍磨させなければ生き延びてこられなかったわけであるからやむを得ないとはいえ，その代償は少なくない．その極端な例が，自傷行動である．叱責されたり，何かで激しく動揺したりしたとき，自分の体に深く食い込むほど爪を立てたり，こちらが青くなるほどの勢いで顔や頭を掻きむしってしまう子どもがいる．衝動的に頭を壁に打ち付けて流血したり，激しく壁を叩いたり蹴ったりして骨折してしまう程の例も少なくない．ふと気がつくと「爪をはがしちゃった」と血まみれの手を差し出してくる平板な表情の子どもを見ていると，単純に痛みの感覚が乏しいからというだけではなく，もっと積極的に「痛みがなければ生きていけない」かのごとくに思えてくる．習慣性の自傷患者では脳脊髄液中のセロトニン代謝物質である 5-hydroxyindole acetic acid（5-HIAA）が低値であることが指摘されており[11]，被虐待児の脳内でもセロトニンの低下が起こっていると想定されている．

海野らによれば，被虐待児たちに「かゆみ」の皮膚症状や，それに伴う掻きむしりの自傷は極めて一般的であるという．海野らは被虐待児の解離による自己感覚障害に着目し，その治療が進展するなかで，意識的無意識的な「自傷」が最初に生じ，やがて「けが」が増え，その後回復に先立って「かゆみ」症状が現れるという経過があることを報告している[12]．虐待の記憶が想起されるとき，虐待のときに傷を受けた部分に発赤が現れたり，みみず腫れが生じたりすることがある．こうした現象はキリストの聖痕になぞらえられて stigmata と呼ばれているが[13]，その成因はまだ謎である．

動物生態学では，哺乳動物の愛着形成においては，皮膚感覚（触覚だけでなく，匂い，温かみ，気配といった近接知覚の複合体）が決定的な役割を演じることが知られている．愛着（アタッチメント）という概念を提唱した Bowlby 自身，当時興隆した動物生態学のこうした知見を援用して，その概念を練り上げたのである．被虐待児のケアにおいても，こうした皮膚感覚の異常に注目し，その修正を図っていくことが重要であることは疑いない．今後，そうした技法が被虐待児治療において根幹的な役割を演じる可能性もあると思われる．

⑨反省・内省することができない（感情失認と万能感の肥大）

愛着が成立していなければ，発生してこない感情・情動がある．その代表的なものが「悲哀」である．Freud は悲哀とメランコリー（憂うつ）を区別し，前者を「愛着対象を喪った悲しみ」と定義した．そしてその感情を味わい，そこから立ち直って新たな対象へ向かっていく作業のことを「喪の作業」と呼んだ[14]．

虐待環境におかれ，養育者との間の愛着形成から疎外された子どもには，当然この「悲哀」の感情がない．私たちが養育者からの叱責を恐れるのは，愛着対象を喪うことが「恐怖」であるからであって，そもそも「何も喪うものがない」状態にある被虐待児たちに，そのような情緒があろうはずがない．だからこそ，彼らは大人の叱責に反応せず，内省することが困難なのである．

内省すること，すなわち Freud のいう「喪の作業」は，人間の精神が成熟するために欠かせないものである．相手を傷つけたことで，自分も傷つく．相手に許されることによって，自分もまた相手を許せるようになる．そのようにして愛着は深まり，対人関係は成熟してい

く．どのような事柄からも学ばない被虐待児たちは，精神的な成熟からも阻害されている．彼らはいつまでも幼く，子どものままである．

　子どもが子どものまま，不安に耐えて生き抜いていくために，彼らは自らの「万能感」を肥大させていく．万能感は，無力な子どもが周囲への好奇心を維持し，さかんな探索を繰り返しながら成長していくために欠かせないものだが，それを無限に拡大していっても，子どもは大人になることができない．万能感は自分をただ無根拠に鼓舞するばかりで，誰とのつながり方も教えてくれないからである．

　そのように成長してしまった彼らは，人を傷つけても何とも思わず，自分が傷つくことにも無関心であるようにみえる．それは確かに病的ではあるが，彼らをそのように仕向けたのは「愛着関係からの阻害」なのであって，彼ら自身の責任ではない．法的に処罰することを繰り返しても，彼らを変えていくことは難しい．だから，そうなってしまう以前に，私たちは子どもたちを「愛着関係からの阻害」から守らなければならないのである．

2）虐待を受けた子どもの2つの中核病理
①過覚醒

　人間の心身を自律的にコントロールし，安定を保つための神経システムを「自律神経系」と呼んでいる．自律神経系は交感神経系と副交感神経系の2系統に分かれており，それらが互いに拮抗し，補完し合うようにして働いている．大別して交感神経系は「戦闘態勢」を準備しており，察知された危機状況に即応できるように心拍や血圧を上げ，消化管の活動を抑えて骨格筋への血流を増やし，覚醒度を上げて反射神経を鋭敏にし，痛覚や微細な身体感覚の入力は遮断されるよう調整する．これに対して，副交感神経は「安静状態」を準備しており，緊張を解いてリラックスできるよう，交感神経とは逆の身体状況を調整するのである．人間は，その両者が状況によって使い分けられ，交代するなかで暮らしている．外出先では何に出会うかわからないので，ある程度緊張を保ちながら様々な状況に即応できるよう交感神経が働き，帰宅するとその緊張を解いてリラックスし，疲れを癒して次の場面に備えて体を休めるわけである．

　ところが，虐待を受けている子どもたちは，本来「休まるべき場所」であるはずの自分の家で，保護者と一緒にいるときに最も緊張が高まらざるを得ない，というような「逆境」を生きている．このため，常に交感神経が優位な状態が日常化し，副交感神経に切り替わりにくいような状態ができてしまうのである．これが「過覚醒」と呼ばれる現象である．

　過覚醒状態は，いわば交感神経のオーバーヒート状態である．常に刺激に即応できるような過敏な状態のため，彼らは常に多動で，ハイテンションである．些細な刺激に過剰に反応して落ち着かない．一点集中で視野が狭くなっており，状況を広く読めないため注意欠陥となり，それに突進が加わるとけがやトラブルが多発することになる．もちろん，教室で座って勉強するのには適さない状態であることはいうまでもない．また，この状態で体験したことは細切れにしか記憶されず，生活記憶が断裂化してくることも大きな問題となろう．

　過覚醒状態にあるときには，微細な生理的信号は脳に届かず，遮断されてしまう．痛みに鈍くなるだけでなく，空腹感や尿・便意，様々な体の不調のサインは認識されなくなってしまう．それは過酷な状況を耐え抜くための適応でもあるが，彼らの身体感覚の成長や成熟には間違いなくマイナスに働くことになる．また，交感神経優位から副交感神経優位に切り替わらないと，入眠することが困難である．

　このように過覚醒は，被虐待児たちの幼児期から学童期にかけて，その広範な病的な特性

を準備する「基盤」となっていることがわかる．過覚醒状態が続くことは，子どもの心身の発達に多大な悪影響を与えていると考えられており，最終的には不可逆的な脳の器質性変化をもたらすのではないかと考えられているが，その研究はまだ途上についたばかりである．

② 解離

過覚醒に代わって，思春期を迎える被虐待児たちに明瞭になってくる様々な病的状態の基盤となるのが，この「解離」と呼ばれる病理である．思春期は，子どもが大人になる過程で「自我」が確立されていく時期にあたる．自我の主たる機能とは，主体性（自分が自ら判断し，行動しているという感覚）を維持すること，同一性（昔の自分も，今の自分も連続した同じ主体だという感覚）を担保すること，現実検討識（感覚を統合し，現実を吟味して適切な対応を決定する意識のこと）を保持して適切な判断・行動を行うこと，とまとめることができる．この「自我」の機能にひびが入り，正しく機能しなくなる病態が「解離」である．

たとえば，自我の主体性機能が阻害されると「離人感」と呼ばれる症状が出現する．自分の体でありながら自分の体でないような感じがし，物に触れても，何かを口にしても，しっかりとした感覚が伝わってこなくなり，薄皮一枚隔てているようなぼんやりした感じになってしまう．生きている，という感覚そのものが希薄になってしまうと，意欲や欲動そのものが失われ，生きる活力が生じなくなる．

また，自我の同一性機能が阻害されると，自分という人間の厚み（自分史）の構築が困難となり，やはり自分が希薄になってしまう．幼児期や学童期の記憶が曖昧であるというのは，何に対しても「懐かしさ」を感じないということである．それは自分の拠って立つ基盤がなくなるということでもある．自分史の記憶が本格的に断裂すると「健忘」という状態が起こる．その程度がはなはだしい場合には「遁走」と呼ばれる「私は誰でしょう？　どこで何をしていたのでしょう？」という状態に至る．「もう一人の私」が出現し，その人格である間の記憶が残らない，といった病的状態もあり「多重人格」と呼ばれているが，これも自我同一性機能の解離性障害の一形態である．

被虐待児に最も広くみられる解離の病理は，もう一つの自我機能である「現実検討識」の障害である．人はあまりに不快な状態に長く晒されると，意識の状態を変容させ，苦痛を苦痛と感じなくなってしまう．子どもが慢性的に虐待に晒される，というのはまさにそういう状態にほかならない．だから，彼らは「やりたくないこと」や「苦痛を感じること」に遭遇すると，意識状態が変容してそれを認識しなくなってしまう．授業中，ボーっと空を見つめてうつろな目をしているとき，彼らは確かに目覚めていながら，授業という現実を認識していない．説教を始めるととたんに目の焦点が合わなくなり，表情がなくなってしまう子どもがいる．目覚めていながら，彼らにはもう私たちの声は届いていない．日常生活のあちこちにこうした解離の断裂が生じるようになると，彼らの日常は細切れの断片となり，意味をなさなくなる．そのようにして彼らは退屈で正視に堪えない現実から逃れているのだが，その代償として意味のある現実を喪失し，日々自分史を白紙化しているのである．

解離はこのように，様々な場面で自我が確固として働くことを妨害する．結果として，彼らの自我は歪んで脆弱なものとならざるを得ない．病的な振る舞いが固定化し，歪んだ対人関係のあり方が「その人そのもの」になってしまった状態を「人格障害」と呼ぶ．人格障害のすべてが虐待環境から生じてくるわけではない．しかし，虐待環境への歪んだ適応の「終着点」とは，そうした悲惨なものであることを，われわれは忘れてはならない．

B 評価

虐待によって愛着の乱れを生じた子どもは，幼児期には「反応性愛着障害（抑制型・脱抑制型の2系統が存在する）」の病態を呈し，学童期には「ADHD類似症状」が主体となり，そこから逸脱行動が散発する，といった形態をとることが多い．そうした特性への理解と配慮が得られないまま，集団での不適応が進行していくと，かなりの高率で学童期の早くから「反抗挑戦性障害」の兆候を呈するようになる．そして，その大半が思春期には「行為障害」へと進展する．また，思春期に入る頃から「抑うつ」傾向が増し，自傷が増え，被害的な対人認知が悪化して，集団から脱落する者も多い．「解離性障害」を呈する者の割合が次第に増加するのも特色である．このため，そうした全体的な推移を念頭に置きつつ，年代によって現れやすい特色を評価するのが望ましい．

杉山はそうした一連の臨床的輪郭の明瞭さから，被虐待児を「第四の発達障害」と呼ぶことを提唱している[15]．Van der Kolkらが提唱[16]する「発達性トラウマ障害」も同様の概念と考えることができる．

被虐待児の評価・診断の第一歩は「虐待を疑うこと」である．虐待は「そういうことが頻繁に，日常的にあり得る」ということを認識しないと見えてこない．就学前の幼児期，反応性愛着障害を呈している子どもたちのうち，抑制型の子どもたちは自閉症圏の障害と際立った類似を示し，脱抑制型の子どもたちはADHDと区分するのが困難である．これらの発達障害の診断は本来，丹念に生育史をとったうえで，養育者との関係性を評価することが欠かせない．しかし，子どもの養育者に対して「虐待」を疑うこと自体に心理的抵抗が働くため，子どもに現れている現症だけを機械的に診断基準に当てはめて，安易に発達障害の診断が下されることが横行している．発達障害の診断を行う医師は，子どもの養育状態について必ず虐待を疑いつつ否定しなければならない．虐待の疑念がぬぐえないときには，まず診断を一時保留し，養育者と子どもの関係を慎重に評価し直すことをルーティンとすべきである．

虐待を受けた子どもたちを見出した後に，彼らに心理評価として何を行うべきかについて一般化した定見が存在するわけではないし，専用の評価尺度が存在するわけでもない．筆者は以下に挙げる4検査を発達障害系の子どもの評価の基本としており，虐待の要素が疑われる子どもには，症例によってさらにいくつかの検査を追加して行っている．

1）基本評価

①WISC-Ⅲ

標準化された児童用知能検査．

②バウムテスト

最も簡易に行える描画検査．気乗りしない子どもでも導入しやすく，精神年齢や心理状態を推し量る手がかりを与えてくれる．

③SCT（文章完成法）

短い刺激文に続けて自由記述する形で短文を完成させていく．全体として，自分という人間と周囲との関係について言葉で表現できるよう構成が工夫されている．反抗したり，防衛的になる子どもも含めて，その子のスタイルを評価するのに適している．

④PF-study

広く使用されている投影法心理検査の一つ．子どもの対人状況判断能力やそのタイプ，ソーシャルスキルを評価できる．広汎性発達障害の子どもに特有な対人パターンを見出したり，

抑制型反応性愛着障害で広くみられる対人関係の困難や違和感について浮き彫りにできる．

2）追加評価

①ADHD-RS
注意欠陥・多動性障害の診断基準となる症状を，数量的に把握するための評価スケール．ADHD類似症状を示す子どもたちの症状を把握し，継時的な変化を観察するのに有用．朝・昼・夜の3回に分けて行うと，被虐待児にありがちな症状の日内変動をとらえられる．

②TSCC
子ども用トラウマ症状チェックリスト[17]．8～16歳の子どもに適用できる自記式質問紙で，トラウマ体験後に生じる精神的反応や心理的症状の評価が行える．身体的虐待や性的虐待で生じやすい侵入的記憶想起や解離症状を補足するのに非常に有用である．

③A-DES
思春期解離体験尺度[18]．11～20歳の子どもを対象とした，解離症状を把握するための自記式質問紙．

④CDC
子ども用解離症状チェックリスト[18]．5～11歳の子どもを対象に，解離症状を把握するために養育者が観察して評価する質問紙．

⑤CDI
小児抑うつ評価尺度[19]．8～13歳の子どもを対象とした，抑うつ状態を把握するための自記式質問紙．子どもの「うつ」は見過ごされやすいため，ルーティンに数量評価することは気づきのためにも有用である．

⑥ロールシャッハテスト
代表的投影法検査．人格の深部水準を診るのに適しており，病的な要素の強い子どもの評価を行う．

⑦ACBL-R
虐待を受けた子どもの行動チェックリスト改訂版．西澤らが，施設のケアワーカーや里親などが子どもを行動観察し，数量的にチェックを行えるようにすることを目的として開発[20]した51項目からなる他者評定尺度．生活全般のなかでどのような問題行動が多いのかを解析し，ケアプランを作成するのに役立つ．

C 治療

虐待を受けた子どもに何よりも必要なのは「虐待環境からの引き離し」と「安全感の提供」である．現に今，虐待が現在進行形で継続しつつある状態で，外部から場当たり的にケアを提供したとしても，それが効果をあげる可能性はほとんどない．しかし，わが国においてはこの「当たり前の虐待対応の基本」が実行困難な状況にある．児童相談所のマンパワーは常に不足しており，一時保護所は常に満杯である．その先の受け皿である児童福祉施設と里親は，さらなるマンパワー不足に直面しているうえ，無理な対応の繰り返しで疲弊しきっている．だから，われわれが現場で出会う子どもたちは，虐待環境に「置き去りにされたまま」だったり，運よくそこから脱出できても安全感が提供されないまま，二次的に「環境からの虐待」に晒されていることが多い．われわれは，とりあえずその厳しい現実から出発するほかない．それでもなお，虐待の治療は「虐待環境からの引き離しと安全感の提供」からしか始まらないことは，いくら

強調しても足りないほど大切な基本である．だから，常にこの基本対応が実現できるよう，あきらめることなく粘り強く関係機関への働きかけを継続しなければならない．

医療的ケアは，そうした総合的な被虐待児ケアの「ある一部分」であるにすぎない．児童相談所による処遇や福祉的ケアと連携して，医療的ケアは初めて意味があるものになる．被虐待児への医療的ケアは，主に薬物治療による支援と，心理治療による支援の2つに分けられる．また，被虐待児を医療機関で入院加療しようとする場合の現状での問題点を挙げ，その流れを症例に沿って概説する．

1）薬物療法

被虐待児が呈する様々な症状について，しばしば精神科医は薬物による支援を求められる．被虐待児の呈する病的行動には器質的な背景があり，したがって有用な薬物療法もあり得るということ自体，近年ようやく明らかになってきたばかりで，彼らへの薬物療法について有効性の検討をきちんと行った研究はいまだ存在しない．

杉山は，海外での症例報告や，あいち小児保健医療総合センターで多数の被虐待児の入院治療に取り組んだ実績を総括して，被虐待児に対する一定の薬物療法のパターンについて言及している[21]．それによると，脱抑制型の反応性愛着障害児に典型的にみられる多動と衝動性の高さに対しては，ADHDの治療薬である抗多動薬（塩酸メチルフェニデート，アトモキセチン）の効果がみられないのが通例であり，むしろSSRI（selective serotonin reuptake inhibitors）やSNRI（serotonin & norepinephrine reuptake inhibitors）にリスペリドンなどの少量の抗精神病薬を加えた処方が効果を呈することが多いという．また，こうしたカクテル処方は，解離症状やフラッシュバックの頻発がみられるときにも，一定の効果が認められることが多い．それ以外にも気分安定薬であるカルバマゼピンや降圧薬である塩酸クロニジン，プロプラノロールなどのβ遮断薬も鎮静効果がみられるという．

筆者自身の経験からも，古くから自閉症のパニックや知覚過敏性の抑制に使用されてきたピモジドやプロペリシアジン，ハロペリドール，リスペリドン等の抗精神病薬は，過覚醒を呈する子どもの鎮静には一定の効果が認められる．最近登場した副作用の少ない抗精神病薬であるオランザピンやアリピプラゾールでも同様の効果が得られるようである．

子どもの生活の基盤である睡眠を確保することも，薬物療法の大切なテーマである．一般に，子どもの入眠困難や中途覚醒には，成人の睡眠薬であるベンゾジアゼピン系の薬物は相性がよくない．こうした薬物の弱点である脱抑制（酒に酔ったようになりかえって興奮してしまうこと）が子どもには現れやすいからである．このため，夕食後からリスペリドン等の抗精神病薬の投与などでテンションを下げておき，少量のベンゾジアゼピン系薬物で後押ししてやる．それでも脱抑制や酩酊が現われるときには，近年登場したクエチアピンを併用するのもよい．クエチアピンは錐体外路症状が現れにくく，夜驚や夢遊症状の改善にも有用である．

2）心理治療

被虐待児を遊戯療法のような個別心理治療の枠組みへ導入するのは難しい．彼らをこうした枠組みに導入すると，まず強い退行が生じた後，必ずこれまで経験してきた歪んだ大人との対人関係を反復するようにして，枠組みをゆさぶり，治療者を挑発し始める．そこで治療者が動揺やためらいを見せると，彼らはしばしば激しい攻撃性をむき出しにしてくる．時にはそこでフラッシュバックの繰り返しが生じ，それに基づいた激しい解離や衝動的な自己破壊行動が誘発されることさえある．治療者は感情的に揺さぶられ，子どもの受けてきた心的外傷を「代理

受傷」することになるため，必ず外部にスーパーバイザーを置いて，客観的なモニタリングとエンパワメントを確保しなければならない．しかし，そのなかで治療者が「これまで養育者が行ってきた反応」をなぞることなく，子どもの挑発に堪え，子どもの激しい情緒を宥めるように機能し続けることができれば，それが新たな愛着関係修復の起点となる．

　田中は，被虐待児がこれまでの外傷体験を繰り返し表現し，そこに心理治療者が問題解決的に関与することで，外傷体験の解消を図ろうとするこうした遊戯療法を「ポストトラウマティック・プレイセラピー」と呼んでいる．そして，一般的な遊戯療法が子どもの感情表現に促進的に働くように努めるのと対比的に，そこでは治療者はむしろ，過剰な感情表現を緩和し，自己効力感を高める介入をインテンシブに行うことが求められると述べている[22]．また，こうした治療室にはケアに関連する救急車や医師や看護師，医療器具や救急セットのおもちゃ，家族力動や葛藤を表現しやすいドールハウスを揃えておくのがよく，逆に攻撃的な表現に直結する銃刀や武器の類は置かないよう留意するとよいという．

　子どもが一定の安定を示すようになってきた後には，自閉症や広汎性発達障害の子どもに行うような「ソーシャルスキル・トレーニング」が被虐待児にも有用である．彼らはよい対人関係の「モデル」を持っておらず，普通の対人関係における感情表現ややりとりのマナーを知らない．学習場面や集団場面では，ADHDの子どもたちによく行われる，注意を散りにくくし，学習への集中を高めるための環境整備や，クールダウンを適宜とる技法も有用である．褒める体験を増やし，モチベーションの向上を図る「トークン法」なども彼らに適用しやすい技法だろう．

3）入院治療の諸問題

　行動上の著しい問題や自傷他害行動，激しい解離症状などを呈する被虐待児には，安全を確保する環境を提供するために，精神科閉鎖病棟への入院を検討したいときがある．しかし，それを実行するには現実には非常な困難がある．まず，児童精神科の閉鎖病棟自体がわが国には数えるほどしか存在しない．隔離室での行動制限も含めたインテンシブな治療を提供できるマンパワーがある施設は，さらにまれである．

　次に，入院形態の問題がある．現行の精神保健福祉法は，子どもの入院治療についてはあまり考慮されていない法律であり，成人の権利保障についての配慮はあっても，子どもが安心して過ごせ，その「育ち」が保証されるような病棟環境や教育の保証等については触れられていない．強制入院の基本形態である「医療保護入院」を子どもに適用する場合，基本的には親権者を保護者とせざるを得ないのだが，被虐待児の場合には虐待者を保護者とすることになるわけで，これは甚だ不適切と言わざるを得ない．その場合にとり得る現実的な手段は，児童相談所と連携をとって「一時保護委託」の形態をとり，そのうえで市町村との協議を行って「市町村長同意」を成立させることであるが，そうしたことはいまだ一般的な精神保健福祉業務の常識に登録されていないため，協議と折衝には多大な時間と労力を割くことになってしまう．

　虐待への対応は医療単独で行えるものではなく，他機関との連携が必要であることは改めて強調するまでもない．しかし，医療と福祉の狭間を埋めるためには，現場の人間の努力では限界がある．それを目指した法整備やシステムの構築が行政の縦割りを超えて行われなければ，被虐待児に対する入院治療の提供は一歩も前へ進まないであろう．

症例

8歳男児 T君

　継父から暴力を繰り返し受けており，実母のネグレクトもひどいため，半年前から2つ年下の異父弟と一緒に児童福祉施設に入所措置となっている．施設入所後に多動や落ち着きのなさが目立ち，学校でも授業に集中できず逸脱が多い，また友人ともトラブルを繰り返すため，ADHDの疑いがあるとして児童精神科を受診となった．身長体重とも年齢平均の−2SD近い小柄な体格．受診時には普通に診察に応じて多動は目立たなかったが，初対面の医師にもまったく緊張感がなく馴れ馴れしい接近が目立った．悪びれた様子もなく施設や学校は楽しいと述べ，自分のいたずらについて得意気に語るなど，自覚や内省を欠いている様子であった．

　スクールカウンセラーが学校での状態をADHD-RSで評価したものでは40点と高得点だったが，同伴した施設職員からの聞き取りでは，午前中はむしろテンションが低めでむっつりと過ごすことが多く，夕方から夜にかけてハイテンションが目立つなど日内変動があるとのこと．夜は入眠困難が目立つほか，しばしば深夜に夜驚様の中途覚醒があり，夜尿も連日であった．自分の分の食事があるのに他児の食事を取って食べたり，食物を隠しておいて食べる行動がみられ，万引きでの通報も入所後2回あったとのことであった．

　実母が受診を拒否したため詳細な生育史は不詳であったが，受診した継父によると，在宅時にも多動でいたずらや兄弟げんかが絶えず，注意しても同じことを繰り返すため，殴って叱責するだけでなく，椅子に括りつけて冷水をかけたり，夜間に戸外に締め出すようなことがしばしばだったと告白があった．

　心理評価に導入し，知能検査ではFIQ 79と境界知能を示した．TSCCによる評価では不安と怒り，ファンタジー的な解離の各項目が70Tのカットオフ値を超えており，対照的に抑うつ尺度は低値であった．描画でも樹木画の周りで大量の虫がバトルする様子を描くのに没頭し，最後はぐしゃぐしゃに塗りつぶしてしまうなど，情緒的な不安定さが明らかな描画であった．これらを総合的に判断し，ADHDというよりも，虐待的養育の影響を受けた脱抑制型反応性愛着障害である可能性が高いと診断した．

　入眠困難や夜驚のコントロールをまず第一に考えて，夕食後にリスペリドン0.5 mg，就眠前にクエチアピン15 mgを開始したところ，夕方以降の気分高揚が目立たなくなり，子ども間のトラブルも減少して入眠もスムーズとなった．悪夢や夜驚はほぼ消失した．学校にはADHDの子どもに準じた支援を要請するとともに，クールダウン時に特定の男性教員に付き添ってもらうようにしたところ，その男性教員との個別の関係性のなかで甘えを示したり，逆に約束や目標の設定ができることが増え，次第に逸脱やトラブルは減少した．児童相談所と実母との関係が不良なまま推移しているため，少なくとも小学生の期間は現在の施設で過ごしていく見通しで協力していくとのこと．

文献

1) 杉山登志郎：子ども虐待と発達障害：第4の発達障害としての子ども虐待．小児の精神と神経 2006；**46**：7-17
2) 杉山登志郎：多動性行動障害と子ども虐待．子ど

も虐待という第四の発達障害. 学習研究社, 2007；80

3) Kavanagh C：Emotional abuse and mental injury. A critique of the concept and recommendation for practice. *Journal of American Academy Child & Adolescent psychiatry* 1982；**21**：171-177

4) Iwaniec D：The emotionally abused and neglected child. *Identification, assessment and intervention*. Chichester, John Wiley & Sons, 1995／麻生九美（訳），情緒的虐待．ネグレクトを受けた子ども—発見・アセスメント・介入．明石書店, 2003

5) Sekine M, *et al*：A dose-response relationship between short sleeping hours and childhood obesity：results of the Toyama Birth Cohort Study. *Child Care Health dev* 2002；**28**：163-170

6) 鈴木みゆき：保育と睡眠. 睡眠とメンタルヘルス. ゆまに書房, 2006；209-233

7) Favazza AR：Bodies Under Siege. *Self-mutilation and Body Modification in Culture and Psychiatry*. 2nd ed, Baltimore, The John Hopkins University Press, 1996

8) Van dea Kolk BA：記憶する身体—外傷後ストレス障害への精神生物学的アプローチ：トラウマティック・ストレス—PTSDおよびトラウマ反応の臨床と研究のすべて. 西澤 哲（監訳），誠信書房, 2001；243-277

9) 小野善郎：子ども虐待の発達的影響. 齊藤万比古（総編集），子どもの心の診療シリーズ5 子ども虐待と関連する精神障害. 中山書店, 2008；37-58

10) 杉山登志郎：被虐待児への包括的ケア2. 学習研究社, 2007；140

11) Simenon D, *et al* (eds)：Self-injurious Behaviors. Assesment and Treatment. Washington DC：APA, 2001

12) 海野千畝子, 他：被虐待児における自傷・怪我・かゆみについての臨床的検討. 平成16年度厚生労働科学研究費補助金（子ども家庭総合研究事業）被虐待児の医学的総合治療システムに関する研究. 平成16年度研究報告書. 2004；127-136

13) Tinker BH：Using EMDR with children. Text of Workshop, 2005

14) ジグムント・フロイト：悲哀とメランコリー. 井村恒郎（訳）：フロイト著作集第6巻 自我論・不安本能論. 人文書院, 1917；137-149

15) 杉山登志郎：子ども虐待と発達障害：第4の発達障害としての子ども虐待. 小児の精神と神経 2006；**46**：7-17

16) Van der Kolk BA：Developmental Trauma Disorder. *Psychiatric Annals* 2005；**35**：401-408

17) Briere J：*Trauma Symptom Checklist for Children (TSCC)：Professional Manual*. Pshchological Assessment Resources, 1996／西澤 哲, 他, 被虐待児のトラウマ反応と解離症状に関する研究. 厚生科学研究費補助金（子ども家庭総合研究事業）1999年総括研究報告書「被虐待児道の処遇及び対応に関する総合的研究」. 2000

18) Putnam FW：Dissociation in Children and Adolescents：*A Developmental Perspective*. Guilford Press, 1997／中井久夫（訳），解離—若年期における病理と治療—. みすず書房, 2001

19) Kovacs M：The Children's Depression Inventory (CDI). *Psychopharmacol Bull* 1985；**21**：995-998

20) 西澤 哲, 他：虐待を受けた子どもの行動チェックリストの臨床的妥当性および有用性の検討. 平成17年度厚生労働科学研究費補助金（子ども家庭総合研究），児童福祉機関における思春期児童等に対する心理的アセスメントの導入に関する研究, 平成18年度分担研究報告書. 2006

21) 杉山登志郎：子ども虐待と発達障害：第4の発達障害としての子ども虐待. 小児の精神と神経 2006；**46**：7-17

22) 田中 究：虐待によるトラウマの治療：齊藤万比古（総編集）；子どもの心の診療シリーズ5 子ども虐待と関連する精神障害. 中山書店, 2008；199-218

2 行為の問題

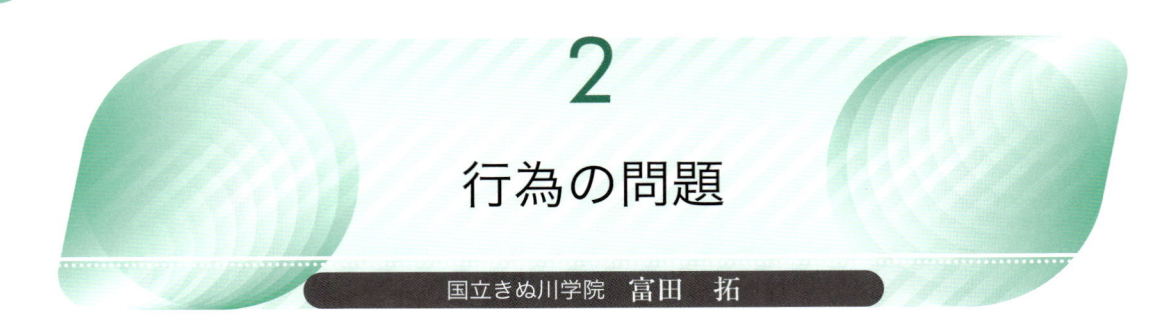

国立きぬ川学院　富田　拓

Essential Points

- 昔も今も非行児の大部分は虐待環境のなかで育っており，非行はそれに対する自己治癒の試みとしてとらえることができる．この観点によれば，より重要なのは行動化や症状に対する対処ではなく，彼ら自身の持つ成長の力に対するエンパワメントである．
- 非行児には素行障害，愛着の問題に加え，発達障害を中心とする様々な精神障害の併存が多くみられ，いわば三重の障害を抱えている場合も少なくない．適切なケア・治療のためには非行行動がそのいずれに由来するかの鑑別が必要であるが，これは必ずしも容易でない．非行開始以前の幼少期の生育歴の精査が不可欠であり，また，その予後との関連において，非行初発の時期も重要である．
- 被虐待経験を伴う非行の改善に当たって，中心となるのは安定した生活，適切な対人関係の構築であるが，児童自立支援施設において彼らが意外に短期間で寮職員に対し甘えを示すようになるのには，同質の小集団の存在が大きな意味を持つ．
- 非行を伴う被虐待児の場合，行動化の意味を理解し共感を示しつつ，行動化そのものは許さないというスタンスをとるべきである．

　重度の非行児の多くが被虐待児である．近年，虐待がいわば再発見されたために，非行児童の施設の職員からさえ，「最近，被虐待児が増えた」という言葉を聞くことがあるが，この認識は明らかに間違っており，非行児の圧倒的多数は昔も今も劣悪な家庭環境のなかで育っている[1]．

　筆者は，非行児童のための福祉施設である児童自立支援施設に勤務している．全国に58の児童自立支援施設があるが，筆者が勤務するのは国立の施設であるから，そこに措置される児童は最重度の非行児である．被虐待経験から重度の非行に至ってしまったという点では，彼らは最重度の被虐待児であることも確かである．実際の夫婦が，10名程度までの児童を担当する「夫婦小舎制」という疑似家族的な構造を持つこの施設での経験に基づいて，論を進めたい．

A 理　解

　彼らは反社会的な行動を起こしていることから，そうでない被虐待児に比べて，より重症でより扱いにくいと思われがちである．しかし，本当にそうだろうか？　より扱いにくいのは処遇の初期には確かに本当である．何かと危なくて仕方がない．しかし，彼らが精神病理の点でより重篤といえるのだろうか．

非行児童の多くが被虐待児であることは，古くから知られていた．児童自立支援施設の草分けである北海道家庭学校を創設した留岡幸助は，1901 年にすでに「少年子弟が悪化する原因素より一にして足らずと雖，其の十中八九までは，家庭悪しきか，然らざれば全然家庭を有せざるにあるや明らかなる事実なり．彼等をして善良なる市民に改善せんと欲するも，亦家庭的空気の中に於て教育するの大切なるは言を俟たず」と述べている[2]．このような認識は，非行を扱う者の間では常識であった．しかし，その事実は知られていても，ではなぜ虐待された児童が非行を犯すようになるのか，というメカニズムについては，それほど論じられてこなかったように思う．近年では，橋本による「虐待と非行臨床」[3]と藤岡による「非行少年の加害と被害」[4]がこの点を詳細に論じた代表的な著作であろう．いずれもリアルで精緻な論述であり，筆者の筆力でこれらを要約するのはかなり無理があるのでぜひ著書自体に当たっていただきたいが，ひとまず紹介すると次のようである．

橋本は虐待が非行に向かうプロセスについて次のように論じている．虐待に対する適応行動としての家出や盗みという回避的行動から始まって，それが親のさらなる虐待行動を引き起こし，悪循環が始まる．これが繰り返されるうちに虐待からの回避や逃避という意味合いが薄れ，不適応の色彩を強める．非行が過激になればなるほど，現在の子どもの状況と過去の虐待との結びつきが色あせていく，とする．「重要な点は，虐待が非行に向かうプロセスを十分に見据え，初期に出現した家出や盗みという回避的行動に着目していくこと」であり，「そこに本来は適応行動であったはずのものが，しだいに不適応行動としての非行に移行していく分岐点」があり，「最初に子どもが出してくる行動にこそ，虐待と非行を読みとくヒントが隠されている」とする．つまり橋本は特に非行の初期条件としての虐待に注目する．また，藤岡は，被害と加害を円環として論じている．虐待的環境に置かれた子どもは，無力感・絶望感・不安感を感じ，それは低い自己評価や自分を恥ずかしい存在と見なしたり，人から好かれるはずがないといった認知を生む．この認知は，他者からの拒否を恐れて引きこもり孤立したり，しがみついてはいけない人にしがみついたり，刹那的・衝動的に行動化することに繋がる（被害者の相）．ここから加害者の相に転回していく人の場合，外傷体験への反応としての麻痺と侵入体験のうち，麻痺が主要な反応あるいは対処方法になっているとする．麻痺状態から加害者側に回るには，ある意味での決断がある．「やられる前にやれ」という生き方を選ぶのである．非行・犯罪は彼らにある種のパワーを与える．それと同時に彼らは他者への愛着を切る．攻撃者への同一化が起こると，残る感情は怒りであり，これは孤立を強める．低い自己評価は自己過大評価や特権意識や万能感などに転換し，反社会的価値観や犯罪を合理化する認知の歪みを生じる．これらは，攻撃や非行・犯罪という行動を引き起こし，暴力が再生産されていく．彼らは補導・逮捕されると無力化して被害者の相に戻り，再び悪循環が続くとする．つまり藤岡は，被害者から加害者への転回点をかなり重視しているといえる．

2 人の論述はいずれも，被虐待者が非行へと向かう様態を詳細に描いたものといえる．そこでここでは，2 人の論に筆者なりの考察を加えたうえで，もっと大づかみに前思春期の被虐待児全体の動きを考えてみたいと思う．

少年院における調査によれば，虐待を受けたときに子どもがとる行動で最も多いのは家出であり，橋本が説くように，虐待から非行への第一段階として回避行動としての家出が重要であることは間違いなく，そこから各種の非行へと発展していく可能性が高いのも確かだと思える．一方，国立児童自立支援施設に措置されるような非行程度の進んだ時点であっても，その行動の多くが虐待を受けたことそのものと直接的な関わりを持つように思われる．虐待は，非行の発端だけでなくその全体像に影響を与えていないだろうか．また，藤岡の論については，確か

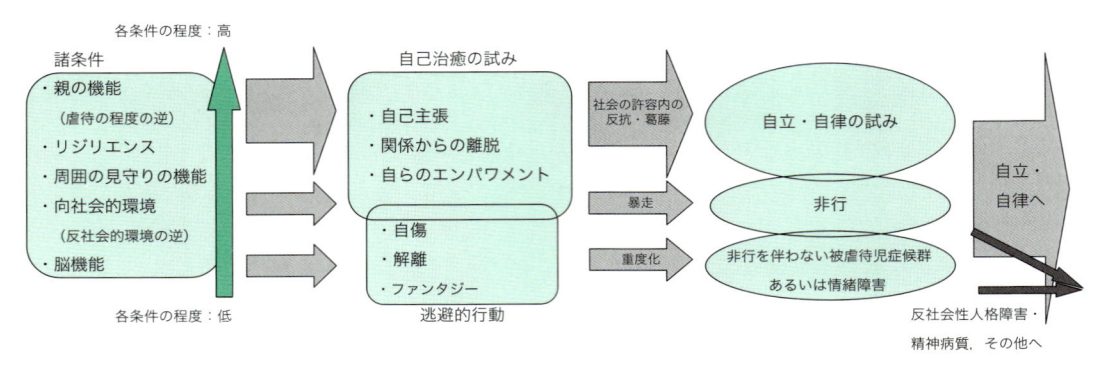

図 1 前思春期の被虐待児の発達モデル

にそのように考えるしかないと思える児童もいる一方で，そのような児童は筆者が接している範囲ではかなり少数だと思える．これらの違いは，おそらく，接している対象の違いによるものではないか．筆者が接している少年の大多数は，非行歴は長い一方で，まだ犯罪者として未完成なのだと思う（喜ばしいこととして）．もちろん，国立児童自立支援施設に全国から措置される少年は，年間たかだか40例程度なのだから，その年齢層の非行少年としては最重度の子であることは間違いない．しかし，そのなかでも藤岡のいう「完璧な攻撃者（＝精神病者，サイコパス）」は年間に1人いるかどうかの，ごく少数だと感じる．少年院と児童自立支援施設では，数年であっても年齢層が違う．ほんの数歳の違いだが，この時期の数年の違いは特に社会的な面での発達という点では大きい．そのため，精神病質や反社会性人格障害といった人格特性が結晶化している子の比率は大きく違っても当然であろう．もちろん藤岡も，完璧な攻撃者への道を歩む人は数の上では多くはないと述べている．

そこでここでは，2人のものに比べると非常に単純粗雑ではあるが，図1のようなモデルを提案してみたい．

筆者は，非行行動全体を虐待に対する子どもによる自己治癒の試みとその失敗（暴走）としてとらえることができるのではないかと考える．思春期前期にさしかかった子どもは，それまでの虐待によってすでに様々な問題を抱えている．しかし，前思春期までサバイバルしてきた彼らの多くは，単に受動的に虐待に甘んじているわけではないのではないか[5]．虐待に対して，彼らは様々な形で能動的に対抗しようとする．彼らは，自らの行動の決定力を自分の手に入れようと試み，力による支配―被支配という関係から脱しようと試み，自己評価を向上させようと試みる．おそらく，多くの子どもは親や周囲との葛藤・闘争の裡に，しかし反社会的とはいえないレベルの行動化のなかで何らかの形で成功して，適度な依存を伴う適度な自立を勝ち取る．しかし，身体の疾病の場合に免疫という本来病気を治すための仕組みが暴走するとかえって自己免疫疾患という重篤な疾患を引き起こすように，たとえ同じ自己治癒の試みであっても，何らかの理由でうまくその制御が効かない場合は，何らかの反社会的行動に繋がり，結果的には周囲と自らを大きく傷つける．制御が効かない理由としては，虐待がより苛烈であるためにより極端な反応をしてしまう場合，彼らが出すサインに気づいて守ってくれる人が周囲にいない場合，親が犯罪者であるとか反社会的な仲間集団の存在など反社会的行動が加速してしまうような劣悪な環境に置かれている場合，注意欠陥・多動性障害（ADHD）などの発達障害や精神遅滞など本人自身の脳機能の脆弱性が存在する場合などが挙げられよう．

一方，たとえば，ファンタジーや解離，自傷といった形での虐待からの逃避よりも，実際に家出したり，暴力というパワーを実際にふるうことによって自らをエンパワメントしようとす

るほうが，また引きこもってしまうよりも反社会的な仲間であっても仲間を得ようとするほうが，精神的には健康であるとかポジティブであるともいえるのではないか．もちろん，非行児も解離を起こす．叱るとボーッとし始める非行少年は珍しくない．カウンセリングで事件について聞き始めると急にあくびをしたり，うとうとし始める子がいるのは，単に態度が悪いわけではない．彼らは攻撃を受けると自動的に解離スイッチが入るようになっている．叱られたり，語りたくない事件に直面させられることは，彼らにとってまさに攻撃なのである．遁走と全健忘の既往がある女子少年もいる．また，自傷行為も珍しくない．ただ，彼らが幼少期から受けてきた虐待の激しさを考えると，同じような境遇で病院などを訪れる被虐待児のそれに比べて，非行少年の起こす解離などの症状はまだしも軽度なのではないかと感じる．また，虐待から非行へと至る少年は，あるとき突然，被害者から完全な加害者へと転じるわけではないと思われる．おそらく，被害から逃れかつ加害者にもならないという中間帯に多くの子は収まるのだろう．そこに収まりきれなかった一部の子が加害者になり，かつ，さらにそのごく一部に，決定的な転回点を迎える精神病質者がいるのではないだろうか．

　もちろんこれは極めて粗雑な仮説ではあるが，虐待を受けた子どもの多くは非行に走らないこと，虐待を受けた児童の非行の開始が多くの場合に前思春期であること，非行に走る児童の多くがその苛烈で長期にわたる虐待経験のわりに解離などの病的な状態を示すことが筆者の経験上比較的少ないと思われること，非行児は非行を起こさない被虐待児症候群の児童に比べて施設等での働きかけに対する反応がよいと思われること，家族再統合が予想外にうまくいくことが少なくないこと，などを統一的に説明できるように思う．無断外出するたびに父親に顔が変形するほどボコボコにされて，「あいつ今度会ったらぶっ殺してやる」と言っている児童の家族再統合が案外うまくいったりするのである．

　また，このモデルによれば，虐待から非行に至った子どもに対するケアにおいて重要なのは，様々に表出される病的な症状や行動化に対する対処よりも，彼ら自身の持つ成長しようとする力に対する支援である，ということになるだろう．なお，筆者自身は外来での非行児童処遇の経験がなく，これ以降も施設内での経験に基づいて述べることになるが，このケアに対する原則は，外来治療であっても同じなのではないかと思う．

B　評　価

1）行為（素行）の問題自体の評価

　行為の問題自体の評価は，まずは DSM-Ⅳ の素行障害（＝行為障害）の診断基準（表1）[6]によって行うことになる．ただし，診断基準のうち，3項目を満たせば診断がつくということは，学校をしばしばサボる（基準15）子が，時に夜に家を抜け出して（基準14）車上荒らしをすれば（基準10），素行障害の診断がつく，ということである．要するに周囲から非行少年と目されるような子にはほぼすべて素行障害の診断がつくのである．ここで理解しておきたいのは，素行障害という診断が，決してモンスターのような児童を意味しているわけではない，ということである．ただし，基準に当てはまるような行動が10歳以前に始まったかそれ以降か，ということで分類する小児期発症型・青年期発症型の分類については，意味があることが多い．小児期発症型の場合，やはり脳機能の障害などがあるか，極端に劣悪な家庭環境があるか，あるいはその両方であることが多く，予後が悪いことも知られているからである[7]．

　また，虐待が非行に及ぼしている影響を評価するに当たって，やはり重要なのは生育歴である．しかし，施設に送られてくる児童相談所が作成する生育歴は，非行が始まってからの記録

表 1 行為障害の診断基準

A．他者の基本的人権または年齢相応の主要な社会的規範または規則を侵害することが反復し持続する行動様式で，以下の基準の3つ（またはそれ以上）が過去12カ月の間に存在し，基準の少なくとも1つは過去6カ月の間に存在したことによって明らかとなる．

人や動物に対する攻撃性
　（1）しばしば他人をいじめ，脅迫し，威嚇する．
　（2）しばしば取っ組み合いのけんかを始める．
　（3）他人に重大な身体的危害を与えるような武器を使用したことがある
　　　　（例：バット，煉瓦，割れた瓶，小刀，銃）．
　（4）人に対して身体的に残酷であったことがある．
　（5）動物に対して身体的に残酷であったことがある．
　（6）被害者に面と向かって行う盗みをしたことがある
　　　　（例：背後から襲う強盗，ひったくり，強奪，武器を使っての強盗）．
　（7）性行為を強いたことがある．

所有物の破壊
　（8）重大な損害を与えるために故意に放火したことがある．
　（9）故意に他人の所有物を破壊したことがある（放火による以外で）．

嘘をつくことや窃盗
　（10）他人の住居，建造物または車に侵入したことがある．
　（11）物や好意を得たり，または義務を逃れるためしばしば嘘をつく（すなわち，他人を"だます"）．
　（12）被害者と面と向かうことなく，多少価値のある物品を盗んだことがある
　　　　（例：万引き，ただし破壊や侵入のないもの，偽造）．

重大な規則違反
　（13）13歳以前から始まり親の禁止にもかかわらず，しばしば夜遅く外出する．
　（14）親または親代わりの人の家に住み，一晩中，家を空けたことが少なくとも2回あった
　　　　（または，長期にわたって家に帰らないことが1回）．
　（15）13歳以前から始まりしばしば学校を怠ける．

B．この行動の障害が社会的，学業的，または職業的機能に臨床的に著しい障害を引き起こしている．
C．その者が18歳以上の場合，反社会性人格障害の基準を満たさない．

▶発症年齢によって病型を特定せよ：
　小児期発症型　10歳になるまでに行為障害に特徴的な基準の少なくとも1つが発症．
　青年期発症型　10歳になるまでに行為障害に特徴的な基準は全く認められない．

▶重症度を特定せよ：
　軽症　行為の問題があったとしても，診断を下すのに必要である項目数以上に余分はほとんどなく，および行為の問題が他人に比較的軽微な害しか与えていない（例：嘘をつく，怠学，許しを得ずに夜も外出する）．
　中等症　行為の問題の数および他者への影響が"軽症"と"重症"の中間である
　（例：被害者に面と向かうことなく盗みをする，破壊行為）．
　重症　診断を下すのに必要な項目数以上に多数の行為の問題があるか，または行為の問題が他者に対して相当な危害を与えている（例：性行為の強制，身体的残酷さ，武器の使用，被害者の面前での盗み，破壊と侵入）．

〔6〕American Psychiatric Association（編），高橋三郎，他（訳）：DSM-Ⅳ-TR 精神疾患の診断・統計マニュアル，新訂版，医学書院，2003；104-111）

は厚いが幼少期の記録がまるで欠落していることも多い．そのような場合は，児童相談所に再度調査を依頼する必要がある．また，家族歴も当然重要であるが，特に非行事例で押さえておきたいのは，親の犯罪歴・非行歴の有無である．筆者らの研究でも，施設退所後の予後も，家族に犯罪歴があると有意に悪かった[8]．また，女子の場合は，本人から語られていなくても，家族構成やエピソードなどから，性加害を受けている可能性がないかを常に考慮する必要がある．これらはいずれも帰住先の検討に影響を与える．

2）鑑別診断と併存障害

　虐待を主訴として措置されてきた児童に実はADHDがあり，虐待はそれに対する2次的な

ものであることが入所後判明することは珍しくない．それ以外にも，虐待があることによってその他の精神疾患が見逃されることもある．精神疾患と，虐待によって引き起こされる様々な症状との鑑別は必ずしも容易でないことが多いのである．以下，主要なものを事例が多いと思われる順に取り上げる．

①注意欠陥・多動性障害（ADHD）

すでに周知の事実だが，ADHDによる多動と被虐待による多動の鑑別は容易ではない．施設に入所する児童の場合，素のADHDとして入ってくることはまずない．ADHDには必ず虐待を伴っており，そのため子どもの示す様々な行動がADHDによるものか虐待によるものかを判別することは困難である．また家族発現が多いことも知られており，少年の父も祖父もおそらくADHDだと思われる事例を経験している．このような場合，父からの暴力を受けながらも「男の子は若いうちはこんなもんだ」と家族全体からは理解されており，地域社会にはさんざん迷惑をかけていても，家族の中では受け入れられている面があるから，まだ幸せだと思える．しかし，同胞中で少年ただ一人がADHDだという事例も当然あり，しかも兄が有名大学に入っていたりすると家族からの目は大変厳しく，一人だけが虐待の対象となり，本人自身の自己評価も極めて低くなる．また，特に女子の場合，多動が収まっていると診断は極めて難しいので，生育歴上のエピソードから当たりをつけて，本人に小学校の低学年のときの授業の様子を聞いたり，何もないところで転ぶといったことが多くないかといった，軽微な神経学的サインの存在を探ったりすることで診断をつけていく．そうすると，女子であっても非行児にはADHDが少なくないことに気づかされる．女子非行児の場合は，まだまだADHDが見逃されており，治療が行われていないのが現状であろう．いずれにせよ，虐待だけをみるのではなく，その背後に，あるいはそのきっかけとしてADHDがあることを見逃さないことは重要である．メチルフェニデート，アトモキセチンという，事例によっては極めて有効な薬があり，服用によって本人に成功体験を積ませることがはるかに容易になることがまれでないからなおさらである．

②アスペルガー障害

アスペルガー障害の場合は，障害の特性の違いからか，ADHDに比べて身体的虐待を受けていることは少ないように思う．しかし，家人もアスペルガー障害である場合に問題が大きくなることがある．その方向性は大きく2つあって，一つは一種のネグレクトである．無視というよりも，家族がお互いに無関心であるといった形のネグレクトである．家族仲が特に悪いわけでもないのに，家族間の会話が極端に少なかったり，小学校3年生の子が深夜3時までテレビゲームをやっていても両親が何の注意もしなかったり，朝ご飯を母親がほとんど作らなくても他の家族が特に異を唱えたりしないといった極端に希薄な家族関係が認められることがある．このような場合，学校や地域などではごく普通の家族とみられていることもあり，本人に家族の話を詳しく聞いていくことで初めてわかる，ということがある．

もう一つは，こだわりによる過度の関わりである．両親のいずれかがアスペルガー障害で，たとえば学習に対して極端なこだわりを持ち，親自身も睡眠を削りながら子どもに非常識に長時間の勉強を強い，勉強が終わらないと食事をとらせなかったり，トイレの回数を制限したり，成績が悪いと熾烈な折檻を加えたり，という事例が時にみられる．このような場合に，子どももアスペルガー障害の特性として親をうまくいなしたりごまかしたりといった柔軟な対応ができにくく，ずっと言われるがままに従い，最後に爆発して大きな事件となってしま

うことがある．

③統合失調症

　最近注目されている精神病発症危険状態（at risk mental state：ARMS）は，精神病前駆症状とほぼ該当する概念だが，「前駆症状」が発病からさかのぼってみる視点からの言葉であるのに対し，必ずしも発症するとは限らないが，リスクの高い状態を指す[9]．非行臨床では時にまさにそう呼ぶしかないと思われる事例に遭遇する．親からの虐待のある暴力性の高い非行ということで措置されてきた児童が，実はARMSであり，1年ほど前から薄い予期不安や思い過ごしかもしれないといった本人の確信のない被害的幻聴といったものに悩まされていた．親からみれば理由のわからない家族内暴力が同時期から急に始まっており，虐待とされたのはそれに対する父親からのやむを得ない反撃だった，という事例を経験している．この場合，重要なのは当然ながら「虐待」に対するケアではなく，ARMSに対する投薬治療である．この事例では，施設での処遇は短期間で終了させて地域での医療に移行したが，2年後に統合失調症を発症したという連絡を受けた．施設に来た時点で明らかに統合失調症を発症している事例ももちろんあり，このような場合，親からの虐待が実際にあったとしても，対応の重点は医療的なものとなる．

④感情障害

　そもそも子どもの場合，うつなどの感情障害は焦燥感などが表に立つことが多いため，非行児の場合はその存在自体を見逃さないようにするのが簡単ではない．さらにADHDとの鑑別も難しい．これに虐待が加わる場合，それが虐待に対する反応なのか，独立したものかを判断することはほとんど無理だとも思える．ただし，周期性や季節性などがみられる場合，抗うつ薬の服用によって症状が大きく改善する事例もあり，職員がその可能性に気づくことが重要である．

　これらの評価の下で治療的働きかけを行うことになるが，筆者の勤務する施設では，児童と職員が共同で目標設定を行う試みを始めている．まず，退所するときにはどういう自分になっていたいか，を問うのである．そしてこの際，自己に対する評価も行わせる．これは，被虐待児童が自らの将来を自らの責任で決定し，切り開いていくことの第一歩を記すための試みである．

C 治療

　このような虐待に伴う素行障害に対して，どのような働きかけをしていくべきか．ここでは，筆者の勤務する国立児童自立支援施設での処遇を中心にして述べる．

1）生活の安定

　まず何よりも大切なことは，生活を安定させることである．ハーマンは，虐待からの回復の第一段階の中心課題は安全の確立であると述べている[10]が，施設に入所する児童の場合，虐待者からは隔離され，その点ではまず安全が確保されるわけである．ある少年は，「ここに来て一番よかったことは夜ぐっすり眠れること」と述べた．彼は，アルコール依存症の父からの虐待を昼夜の別なく受けていたのである．

　また社会から隔離することで，反社会的行動をしにくくなる，という意味ももちろんある．

反社会的な仲間から引き離すことも，彼ら自身にとっては好ましくないことだろうが，安全を確保することになる．また，施設に入ってくる非行少年に「学校には給食を食べにだけ行っていた」という一見めんどくさそうなことをしていた子が少なくないのは，朝晩の食事を親が用意してくれるとは限らないからである．決まった時間に起き，朝食をきちんと食べ，勉強をし，決まった時間に昼食をとり，作業・運動をし，居室を掃除したら夕食をとる．その後しばらくくつろぐ時間があって，決まった時間に床に就く．昼夜逆転，食事抜きは当たり前で，暇になるとけんかの相手を探しに行っていたような刺激希求型の生活を送っていた彼らに，ルーチンで穏やかな生活がそれなりに心地よいものであることを実感させることの意味は大きい．

だが，非行少年の場合，彼ら自身が生活の安定・安全を破壊するから，虐待者や社会から隔離しただけでは安全を確保したことにならない．安全を守るためには，本当に細かな配慮の積み重ねが必要である．所属する寮の児童の地域構成，居室の構成メンバーはもとより，教室のメンバー構成，教室での机の配置，他の寮の児童との関係，調子の悪いときの兆候，声かけの調子，逆鱗に触れる言葉，学習と作業とレクレーションの時間配分，休日の時間の過ごし方，漫画雑誌の内容，日記での感想のことば，「不公平だ」「ひいきだ」と言わせないための他の児童と比較しての言葉かけの多寡等々．生活全般で配慮しなければならない点は無数にあると言ってよい．施設での生活の仕組みは，それらへの配慮のノウハウにあふれている．そのため，これらに十分な注意を払いながらも，監視されている・警戒されているといった意識を子どもに持たせることなく，生活そのものはごく自然に流れていくようにできている．そのため，外部の人間からは，その意味があまりわからないような，しかし実は大きな意味を持つ決まりごとがあったりもする．たとえば，おやつや食事のやりとりの禁止や，トイレに一度に入る人数の制限，といったことである．前者は強い者が弱い者から食べ物を巻き上げて，弱い者に「僕が彼にあげたんです，甘いもの好きじゃないから」と言わせる，といったことを防ぐための工夫であり，後者はいじめなどが起こりやすい状況をできるだけ作らないための工夫である．建物の構造もしかりで，寮舎・教室は死角ができにくい構造になっているし，小舎制の寮は，大舎制と比べトラブルが起きたときに他児への波及が小さくてすむ．生活の安定を保つために，無数の工夫が凝らされているのである．

カウンセリングなどの狭い意味での心理療法的働きかけは，やるとすれば生活が落ち着いてから始める．重要なことは，これが逆ではいけない，ということだ．生活が不安定だからカウンセリングをする，というのではおそらくたいていはうまくいかないだろう．あくまで，生活の安定が保証されるのが先である．

2）職員との信頼関係の構築

大山は，「大切な人との関係を保つことは，回復の手段として真っ先に挙げられる．したがって，一見格別のことをしていないようにみえる家庭生活は，『何もしていない』のではなく，そのものが重要なものを与えていると考えてよい」と述べている[11]．生活型の施設でも，まさにこれが当てはまる．非行少年の施設で，「何もしていない」かのようにみえる生活を送らせるには，上にも述べたように実は大変な配慮と労力が必要である．むしろ，職員の最大の努力はそこに注がれているといってもいいのだが，それはうまくいっていればいるほど，外からはみえにくい．

もちろん，被虐待児童にとって人との信頼関係の構築は最も重要でありながら極めて困難な課題である．「信頼する能力は被虐待体験によって悲しいほど損なわれる[12]」のである．施設職員がいくら彼らの成長の手助けをしようと思っていたところで，彼らにしてみれば，施設に入

れられるということは自分が身につけたパワーを根こそぎ奪われることであり，職員はその奪った側の人間であることは間違いないのだから，彼らの攻撃性が施設職員に向けられたとしても当然である．しかし，事例にもよるが，この職員への攻撃は実はそれほど表立っては現れないこともあり，またそれほど長くは続かないことも少なくない．ここで役に立っているのは，一つには「ここに入ったのはおまえが悪いことをしたからで，職員が好きで入れたわけではない．ここに入りたくなければ，おまえが悪いことをしなければよかったんだ」という彼らが非行によって措置されたゆえの，ポジティブではないが逃れようのない一種の動機づけの存在である．ただ，それだけで関係性が構築されるはずもない．しかし，児童自立支援施設では，関係性の構築が比較的スムーズに行われているようにみえる．意外に短期間に，子どもが職員に甘えるようになるのである．これが，脱抑制型の反応性愛着障害にみられるような無差別的愛着行動ではないことは，彼らの甘えに恒常性があることによって証明される．彼らは，退所後も寮を訪ねてきて，職員に甘える様子をみせるのである．これはなぜだろうか．もちろん，職員の関係構築の力量なども関係するに違いない．しかし，さらに大きいのは，同質の小集団の存在の効果ではないかと筆者は考えている．

　被虐待児は，関係を結ぶのに必要な，人に対する信頼そのものが損なわれている．その彼らが突然登場した新たな大人，しかも自分から自由を奪っている張本人ともいうべき寮職員となぜ関係を結ぶことができるのか．もちろん，一緒にいる時間が長い人と関係ができやすい，という心理学上の大原則は影響するだろう．教護院時代からいわれていた「withの精神」はこのことを端的に表した言葉であろう．しかし，それだけでは到底説明がつかないと思われるほど短期間で，彼らは寮職員に甘えるようになる．

　ここで仮説として提出したいのが「安全基地としての同質者小集団の効果と甘え行動のモデリング」である．児童自立支援施設に入所してきた少年は，どんなに突っ張ってみせていても内心は極度の緊張状態にある．いじめられないか，モンスターみたいな冷酷非情な奴らがいるのではないか，弱肉強食の世界が待ち受けているのではないか……．自分もそれまで周囲からそうみられていたわけだが，そのことは棚に上げて彼らは恐れている．以前の極めて管理的だった時代はいざ知らず，現在の児童自立支援施設の職員は彼らにとって恐れるに足りない存在である．新入の彼らにとって最も脅威となるのは，これから長期間共同生活を送ることになる寮の子ども集団である．その極度の緊張のなかで，しかし意外にもおおむね穏やかな集団が彼を迎え入れることになる．もちろんガンつけてくる奴もいるが，それは彼らの想定の範囲内であり，むしろ多くの子が穏やかに彼を受け入れ，寮での生活の仕方を案外と丁寧に教えてくれる．一番心配していた就寝後の時間帯も，目の届く範囲に寮長が寝ていることもあってか，恐れていた新入生歓迎リンチもない．同室の子と話してみると（児童自立支援施設は基本的に私語自由である），年齢も，これまでやってきた非行内容も，生い立ちもお互いによく似ていることに気づく．変な奴もいるが，入所前につきあっていた仲間を思い出させるような話のわかる奴もいる．こうなると，せいぜい10名程度が同じ屋根の下で寝食をともにしていれば，キャンプのようなもので，急速に互いの距離は縮まっていく．こうやって子ども集団の中に収まったあと，ようやく次にみえてくるのが，職員と他児との関係である．ほとんどの子どもが寮長にじゃれついて甘えている．信じがたいことだが，「母さんと呼んでもいいですか」などと寮母に甘えている者までいたりする．甘えながら，仲間たちはずいぶん安心しているようにみえる．この様子をみて，新入生はおっかなびっくりではあるが寮長や寮母に探りを入れてみる．他児の模倣を始めるのである．これは被虐待経験を持つ彼らにとって大変な冒険である．他の児童との関係ができ，そこが安心な場として確保されているからこそ，冒険ができる．最初は寮長寮母

に対して試し行動も折り混ぜながら，少しずつ接近を試みる．それを繰り返しながら，それが安全であること，心地よいものであることを彼らは学んでいく．

これはまるで，自分と同質の子ども小集団という「安全基地」があるからこそ，彼らが寮長寮母という大人との関係を持ってみるという「探索行動」を行うことができる，ようにみえる．また，大人との1対1の関係ではとてもできないことが，自分と同質の子どもが寮長寮母に甘えているというモデルが目の前にあるからこそできる．

「治療ができる最善は，児童に愛着問題を探求する機会を与えることである」とパトナムはいう[12]．自分と同質の小集団という安全基地を与えられることによって，また，愛着行動のモデルを与えられることによって，彼らは探求を始める．自分も大人に甘えてみる．

児童相談所からの支援目標には「適切な対人関係のスキルを獲得していくために，まず受容的な大人との二者関係における信頼関係を構築し，それをもとに……」などとよく書かれているが，これはおそらく実際とは順番が違う．乳児期における対人関係の最初の構築が母子という1対1でなされることから，このような発想になるのはむしろ当然であろう．しかしどんなに相手が受容的であっても，被虐待経験を持つ彼らが思春期に至って大人と1対1で関係構築することがいかに困難かという報告は枚挙に暇がない．また養育環境としては，施設はいくら小規模であってもあくまで疑似家族であって，可能ならば里親のほうが望ましい，と考えるのが一般的であろう．だが年齢的に思春期にさしかかっており，かつ行動化の激しい被虐待児の場合，大人との1対1での関係構築から始めるよりも，同質の小集団が存在し，そのうえで父性的・母性的な存在があるような施設のほうがむしろ愛着関係が構築しやすいという面もあるのではないだろうか．

また，非行少年の施設にして，この「甘える」という退行を許すところが，児童自立支援施設の福祉施設たるところである．この施設特性は，被虐待児の施設としては極めて有利である．

3）境界の設定

特に非行児に対しては，境界の設定が重要な意味を持つ．枠組みの明確化そのものが治療的な意味を持つのだが，児童自立支援施設の場合は，行動化そのものが起こらないような強い枠組みではなく，児童間あるいは対職員の多少のいざこざが起こる程度のやや緩い枠組みにしておくのがよいとされる．これを「介入型の戦略」と呼んでいる．トラブルは起こるが，その際に職員がすかさず介入して大事に至らないようにし，子どもの言い分を聞き子どもの感情を言葉で表出させ，そこには共感を示しながら，行動についてはその場でその行動が社会にいたときに本人が起こした事件と根が一緒であることを伝える．今まさに起こしたことであるからこそ，本人も自分の問題性に気づきやすい．これは24時間常に職員がそばにいるからこそできるやり方ではある．このとき，行動化の意味を理解し共感を示しつつ，行動化そのものは許さない，というスタンスが絶対に必要である．職員が行動化そのものに理解を示したりすれば，彼らは混乱するだけであり，社会で許されないことのルールの学習が進みにくくなる．

4）自己評価の向上

スポーツでも学習でも作業でも，とにかく何か彼らができることを見つけ，自己評価を高めていく工夫をする．机に座ってきちんと教えてもらえば自分も因数分解ができると知ることが，彼らにとって大きな自信となり得る．農作業は彼らの将来の就職にはほとんど役に立たないだろうが，様々な種類の作業からなるため一人一人の個性に合わせて作業を割り当てることが可能で，自己評価を上げるための手段としては非常に有用である．

また，施設に在籍する期間が長くなることで，後から入ってくる他児に対する立場が向上するだけでも，自己評価は上がる．能力は低くとも，これは自動的に向上するのが，学校と違って不定期に入所があり後輩ができていく施設のいいところである．職員も意識的にこれを使い，「先輩なのだから」と集団の中での役割期待を高めるようにし，子どもは当然それに応えようとする．もちろん，能力の低い子はそれでも後輩からなめられてしまうことは起こるが，それでも学校のような同時スタートの集団のなかで常に下位に置かれるよりは救われることが多い．

5）子ども同士の向社会的な共同体を作らせる

　これは一つ間違うと子どもが子どもを支配する体制となり，被虐待児にとっては特に好ましくないが，職員の細心の注意の下で，お互いを励まし合い，助け合うような集団が形づくられることはまれではない．非行少年の集団というと，「犯罪の学校」というイメージがどうしても先行するようだが，彼らの多くは「もうこれ以上失敗したくない」と思ってもいるのであり，集団でその相乗効果を引き出すことができれば，大人との1対1では到底達成できないような大きな変化を彼らにもたらすことができる．これは，個別と集団カウンセリングの効果の差と同じことだろう．海外ではDV加害者あるいは被害者や犯罪者に対する治療共同体によるケアがなされている[13]が，その報告を聞くとき，それと同様の効果が児童自立支援施設や少年院でも起こっていると感じる施設職員は少なくないようである．治療者から被治療者への一方向的な「加療」ではなく，職員と児童の双方向的な，あるいは児童同士が影響を与え合う，相互作用型のエコロジカルなシステムは，一度そのような文化の形成に成功すると，大きな治療的効果を期待できるのである．

6）忍耐と持続：首尾一貫性と恒常性

　このような環境のなかで，彼らは他児童や職員と関係を作り，ルーチンな生活を送り，自己評価を高めていくのだが，この過程は一直線には進まない．繰り返し失敗があり，もめごとがあり，誤解があり，不信がある．それは時にどうしても乗り越えられないのではないかと思われるほど大きい．そのときに職員が揺らがないことが重要である．重症の子に施設側が慣れていることも力になる．こういう子もいるよね，と思えることで，簡単には諦めないですむのである．彼らの変化には時間がかかるのであり，ぶれずにそれに寄り添う職員が必要なのである．

7）カウンセリングなどの働きかけ

　ここまでの働きかけで，生活の安定や対人関係の形成がある程度達成できたうえで，カウンセリング等の働きかけが始められる場合がある．特に，性加害・薬物乱用・放火など，アディクションとしての性格を持つ非行については，上のような働きかけだけでは再非行の可能性が高いと考えられ，医師や心理療法士による再発防止プログラムが用意されている[14]．特に性の問題については，生活をともにする寮長寮母が扱うことは難しいため，原則として医師・心理療法士が扱うこととしている．

　これらの働きかけは，実はHermanやPutnamのいう被虐待児への治療的働きかけの手順とほぼ同じである．これは古典的な仕組みであり，虐待に対するカウンセリングなどの心理療法的アプローチの必要性がいわれるようになるはるか以前から行われてきた営みである．そしてそれは，先に引いた留岡の言葉にみられるように，そしてまた夫婦小舎制の仕組みが作られたことにみられるように，明確な意図のもとに創始されたものである．少年院でも，ほぼ同じよう

なメカニズムは働いているであろう．ただし，特に夫婦制の児童自立支援施設の場合，疑似家族的な構造が存在すること，交代制の場合でも児童間のインフォーマルな交流を認めていること，甘えという退行を認めていることが，アットホームな雰囲気づくり，被虐待児の対人関係の成長のために特に有利であろう．

このような環境による非行少年の変化を，藤岡は「自然治癒的」という．その環境を作るための職員の苦労を考えると「自然治癒」といわれるのはせつない気もするが，本人自身の回復過程からすれば，確かに自然治癒であり，ある意味ではそれが児童自立支援施設の理想である．なにしろ，国立武蔵野学院の院章は荀子の言葉「蓬生麻中不扶自直（蓬麻中に生うる 扶 ずして自ら直し」の図案化なのだから．この言葉は，曲がりがちな弱い植物である蓬であっても，まっすぐに伸びる麻の茂みの中に生えれば，助けなくてもまっすぐに伸びていく，つまり環境さえまっすぐ正しければ，曲がりがちな非行少年であっても，助けなくても自分でまっすぐに成長していく力を元々持っている，という意味である．言い換えれば，環境療法の宣言である．虐待から非行へと向かった子どもたちに正しい環境を与えることで彼らが自らの力で自然に改善していくこと．それが児童自立支援施設の理想なのである．

> ## 症　例
> ### 15 歳　男子
> 　暴行傷害を主な非行として地方の児童自立支援施設を経て，国立児童自立支援施設に入所．
> 　本児2歳時に両親が離婚，以後3歳上の兄と共に母親一人に育てられる．母親自身，幼少時にその母（本児の母方祖母）からの被虐待歴あり．寮職員に対して，時にそれについて恨み言を語った．また母には摂食障害傾向があり，本児は小学校入学前から，母親が過食するポテトチップスや牛乳を買いに行かされていた．幼少期から母親による身体的虐待とネグレクトがあった．また，兄に対しても母親からの身体的虐待があり，兄は虐待を受けるとその腹いせに本児に暴力をふるっていた．
> 　しかし，本児は兄を強く慕っており，非行に走った兄を追うようにして暴走族に加入．グループ同士の抗争で複数名に傷害を負わせ，地方の児童自立支援施設に入所した．しかしそこでも職員反抗や暴力が止まらず，国立児童自立支援施設に措置変更された．本児は，他児に負けまいとする頑張り屋の面と，時に示す他者への優しさが長所であったが，寮職員の些細な言葉がけなどをきっかけに，爆発的な暴力や激しい自傷行為を繰り返したため，施設内では人格障害ではないか，児童自立支援施設での処遇は難しいのではないか，という意見も出された．しかし，職員への不信は強いものの，生活の中や心理テストで示されていた共感性の高さが，本児の改善の可能性を示しているものと考え，寮職員は処遇を継続することを希望した．
> 　寮長が一緒に作業を行い，寮母が一緒に食事を作ったりするなかで，母親が本児の好きな山菜をとってきて山菜ご飯を作ってくれたことなどをうれしそうに話すこともあった．母親との関係改善を考え，面会を試みたところ，当初本児は嫌がったが，結局は会うことを繰り返した．母親はある面会時に本児に「帰ってくるのを待っている」と声がけしながら，その直後，職員に「引き取ることはできない」と電話してきた．
> 　何回目かの母親との面会の直後，本児は不安定となり，寮の居室の窓ガラスを叩き

割り，両手に傷を負い，特に右手は腱を切断するという大怪我となった．両手を使えなくなった本児は，一時期，食事を口に運ぶことから，着替え・入浴・排泄といった生活の全てを寮長寮母および寮の児童に依存せざるを得なくなった．

　この事件の後，本児の爆発は少しずつ少なくなっていき，他の寮生と同様に寮長寮母に甘えることが増えたほか，寮長の実子と仲良く遊ぶ姿もみられた．母親との関係の修復を望むようにもなり，面会を素直に受け入れるようになった．本児のことをかわいがっていた祖母の取りなしもあって，母親も不承不承ながら本児の受け入れを了承し，翌春，母親とある程度距離のとれる寄宿制の高校に進学することになり，在籍2年半ほどで退所することになった．

　退所日の朝，準備をしていると母親から「今日は迎えに行けなくなった．次いつ行けるか，わからない」との電話があった．職員の必死の説得が功を奏し，結局母は迎えに来て，「この日を待っていた」と笑顔で本人に語った．

　その後，高校でも時に怠学や職員反抗などがみられたが，学校と寮長寮母，児童相談所が連携してサポートを行い，なんとか卒業まで至った．卒業式に出席した寮職員を見つけて，本児は泣きじゃくりながら礼を述べた．

　その後祖母が病気で死亡し，本児は非常に落胆したが，一方母親は寮職員に自分を呪縛していたものがなくなった気がする，母を恨んでいたことを後悔していると述べた．これを契機に母親と本児の関係も一応の安定を見せたようであった．退所後，非行の再発はみられていない．

おわりに

　心理療法は，大きく分けて3つのアプローチがあるとされることが多い．一つは精神分析に源流を持つもの，もう一つは行動理論から始まったもの，さらに人間性心理学系と呼ばれるものである．虐待の再発見が，いわばフロイトの発見の再発見であったこともあり，虐待に対する心理的ケアの方法は精神分析のそれと類似した方法がとられることも多い．一方，非行に対する心理的ケアは現在，認知行動療法が全盛である．これらの有用性を疑うものではないが，問題だと思うのはこれら2つのケアこそが心理的ケアであり，この2つをやっていないと心理的ケアが行われていないかのようにみる風潮である．3つ目の心理的ケア，人間性心理学系と呼ばれるものは，クライアントが元々持っている成長欲求を活性化させることを主眼とし，病理に注目するのではなく成長する力に注目する理論だが，ごく大づかみにいえば，環境療法もこのカテゴリーに入れることができるだろう．前者2つに比べ，この方法はわかりにくくみえにくい．また，いわば古典的な方法であるからこそ，逆にエビデンスに乏しい（この点では，おそらくこのカテゴリーに属すといってよい治療共同体は，明確なエビデンスが示されている点で参考とすべき例外である）．しかし，この方法は前者2つの心理的ケアのための不可欠な前提であるばかりでなく，虐待から非行に至ったような，生育の問題全体つまり人格全体に働きかけるしかない問題に対しての最も有力な心理的ケアである可能性が高いと筆者は考えている．われわれは，彼らに対してより有効なケアを提供するために，この心理的ケアの方法の意味をもう一度とらえ直し，まさにこれからエビデンスを積み上げていかなければならないのである．

文　献

1) 国立武蔵野学院：児童自立支援施設入所児童の被虐待経験に関する研究．2000
2) 留岡幸助：留岡幸助著作集　第一巻．同朋社，1978；581
3) 橋本和明：虐待と非行臨床．創元社，2004；69-124
4) 藤岡淳子：非行少年の加害と被害．誠信書房，2001；161-206
5) ウォーリン SJ（著），奥野　光，他（訳）：サバイバーと心の回復力．金剛出版，2002；25-30
6) American Psychiatric Association（編），髙橋三郎，他（訳）：DSM-Ⅳ-TR 精神疾患の診断・統計マニュアル．新訂版，医学書院，2003；104-111
7) Moffitt TE：Adolescence-limited and life-course-persistent antisocial behavior：a developmental taxonomy. *Psychological Review* 1993；**100**：674-701
8) 富田　拓，他：児童自立支援施設に措置された行為障害例の予後と関連する因子について．平成16年度厚生労働科学研究「児童思春期精神医療・保健・福祉の介入対象としての行為障害の診断および治療・援助に関する研究」報告書．2005；97-100
9) ジャクソン HJ，他（著），水野雅文，他（訳）：早期精神病の診断と治療．医学書院，2010
10) ハーマン JL（著），中井久夫（訳）：心的外傷と回復．みすず書房，1996；241-272
11) 大山みち子：トラウマを受けた子どもの心のケア．藤森和美（編），子供のトラウマと心のケア．誠信書房，1999；111
12) パトナム FW（著），中井久夫（訳）：解離―若年期における病理と治療．みすず書房，2001；366
13) 藤岡淳子（編著）：関係性における暴力．岩崎学術出版社，2008；76-88
14) カーン TJ（著），藤岡淳子（訳）：回復への道のり　パスウェイズ―性問題行動のある思春期少年少女のために―．誠信書房，2009

3 パーソナリティ障害および暴力

筑波大学大学院人間総合科学研究科　森田展彰

Essential Points

- 暴力やそうした問題行動を反復する者に対する診断概念である「パーソナリティ障害」の定義や理解を取り上げる．同じパターンを繰り返してきた背景やこれを変える認知─感情─行動のパターンや特に認知の歪みを定式化して，これを変える働きかけを行う．暴力行動を取り上げる場合，病理の治療という観点以上に，行為に関する責任性を明示し，相手を傷つけるような支配的な関係を行う考え方を取り上げることが重要である．
- 虐待や暴力の被害を受けた児童に，対人的な問題や感情調節の問題が生じ，これが暴力などの問題行動として定着する場合がある．成人後のパーソナリティ障害においても，被害体験は背景要因として重視されている．
- 被害体験を受けた者が加害行為を行うといういわゆる「暴力の連鎖」の心理機序はアタッチメントや複雑性 PTSD やスキーマの観点から理解される．
- パーソナリティ障害や暴力行動に対する治療について，主に複雑性 PTSD の観点から検討した．最も実証的な成果を上げているのは，認知行動療法である．その具体的な働きかけとしては，症状のマネージメントや治療者がアタッチメント対象として機能することによる安定化，虐待などの被害体験により定着した認知やスキーマの歪みの修整，スキル訓練，加害責任の自覚を促す手法などが挙げられる．

A 理解

1) パーソナリティ障害

　パーソナリティ障害（personality disorder）は，精神病質の概念や正常と病気の中間的な概念が元にあるが，狭義の病気が原因ではない対人関係や感情の持続的な様式により「自分が困るか，他人が困る」状況が生じている場合に適応されてきた．DSM-Ⅳ-TR（アメリカ精神医学会による精神疾患の分類と診断の手引き　第4期解説部分　改訂版）[1]では，表1のように定義されている．

　DSM-Ⅳ-TRでは，多軸診断システムをとっており，パーソナリティ障害はそのうちⅡ軸とされている．つまり，これはⅠ軸の疾病診断とは異なる次元に整理されているのであり，疾病による症状と複雑に関連しつつも一応別のレベルのものであると考える．

　パーソナリティ障害の種類には，表2[1]に示すようなものがある．その共通点は，①感情を内省し，調節する障害があり，特に不安や怒りなどの否定的な感情の処理に対する不適応的な方法を反復して用いる，②他者の感情に配慮したり感情移入することに問題があり，対人関係の

表 1　パーソナリティ障害の全般的診断基準

A．その人の属する文化から期待されるものより著しく偏った，内的体験および行動の持続的様式．この様式は以下の領域の 2 つ（またはそれ以上）の領域に現れる．
　(1) 認知（すなわち，自己，他者，および出来事を知覚し解釈する仕方）
　(2) 感情性（すなわち，情動反応の範囲，強さ，不安定性，および適切さ）
　(3) 対人関係機能
　(4) 衝動の制御
B．その持続的様式は柔軟性がなく，個人的および社会的状況の幅広い範囲に広がっている．
C．その持続的様式が，臨床的に著しい苦痛，または社会的，職業的，または他の重要な領域における機能の障害を引き起こしている．
D．その様式は安定し，長期間続いており，その始まりは少なくとも青年期または成人早期にまでさかのぼることができる．
E．その持続的様式は，他の精神疾患の現れ，またはその結果ではうまく説明されない．
F．その持続的様式は，物質（例：乱用薬物，投薬）または一般身体疾患（例：頭部外傷）の直接的な生理学的作用によるものではない．

〔1〕American Psychiatric Association（編），高橋三郎，他（訳）：DSM-Ⅳ-TR 精神疾患の診断・統計マニュアル，医学書院，2002）

表 2　主なパーソナリティ障害の種類

分類	名称	特徴
A 群（odd cluster） 特異な認知・行動の傾向を示し，精神病との関連が想定されている群）	妄想性パーソナリティ障害 （paranoid personality disorder）	他人の動機を悪意のあるものと解釈するといった，広範な不信と疑い深さ
	シゾイドパーソナリティ障害 （schizoid personality disorder）	社会的関係からの遊離，対人関係状況での感情表現の範囲の限定
	（統合）失調型パーソナリティ障害 （schizotypal personality disorder）	親密な関係では気楽にいられなくなること，そうした関係を形成する能力が足りないこと，および認知的・知覚的歪曲と行動の奇妙さのあること（例：第六感を信じているなどの非現実的な考え方や行動）
B 群（dramatic cluster） 感情や対人関係の調節がうまくいかないための行動化が目立ち，他人を困らせるタイプ	反社会性パーソナリティ障害 （antisocial personality disorder）	他人の権利を無視し侵害する広範な様式で，15 歳以降起こっており，違法行為や他者・動物を傷つける行為の反復
	境界性パーソナリティ障害 （borderline personality disorder）	対人関係，自己像，感情の不安定および著しい衝動性の広範な様式で，成人期早期までに始まり，種々の状況で明らかになる
	演技性パーソナリティ障害 （histrionic personality disorder）	過度な情緒性と人の注意を引こうとする特徴
	自己愛性パーソナリティ障害 （narcissistic personality disorder）	誇大性（空想または行動における），賞賛されたいという欲求，共感性の欠如
C 群（neurotic cluster） 神経症的な問題により想定されている群，どちらかというと自分が困るタイプ	回避性パーソナリティ障害 （avoidant personality disorder）	社会的制止，不全感，および否定的評価に対する過敏性
	依存性パーソナリティ障害 （dependent personality disorder）	面倒をみてもらいたいという過剰な欲求，従属的なしがみつき，強い分離不安
	強迫性パーソナリティ障害 （obsessive-compulsive personality disorder）	秩序，完全主義，精神および対人関係の統一性にとらわれ，柔軟性，開放性，効率性が犠牲にされる

問題があり，自分や他人を困らせる，③自己同一性や自尊心が不安定である，などである．

2) 暴力のとらえ方[2]

　援助者として，どういう行為が暴力・虐待にあたるのかを理解する必要がある．身体的暴力や性的暴力以外にも，言葉で相手を貶める，脅迫・威圧，孤立させる，などの心理的な虐待や，経済的な暴力などがある．相手の基本的な権利や自由を奪い，支配し，心身にダメージを与えているかどうかが問題であり，児童虐待の場合には，児童に与えるべきケアを与えていないということがネグレクトという虐待にあたる．全般的な状況の判断が必要になる．WHOでも暴力とは，国家や社会体制などの権力構造的な側面を持つことが指摘されているが，女性や児童に対する暴力では，家庭のなかでの男女関係や親子関係における非対称的な力関係をめぐる考え方が関係している．加害的な行動を行っている側は，「自分の言うことに従うべきだ」という偏った認知を持っている場合が多く，その場合には，相手にダメージを与えている自覚に乏しく，相手の苦しさをみても合理化や矮小化している場合が少なくない．

　以上の「パーソナリティ障害」「暴力の定義」の観点は，関係性において問題となっている反復的なパターンを見出し，介入するうえで有用である．両者の違いは，パーソナリティ障害では，その反復において制御できない困難を援助をする観点が強く，一方で「暴力」として取り上げる場合には，本人の責任性という観点が強調される．この2つの観点はどちらが正しいというわけではなく，実際に暴力的行動を繰り返す事例に対応する場合には両者の観点が必要になる．すなわち，被害者への責任ということもあり，自分の問題行動に取り組む責任を示す一方，これを変える指導をする際には制御困難な側面の理解と援助が必要である．

3) 児童虐待とパーソナリティ障害の関係

①従来研究の知見

　パーソナリティ障害は，児童虐待やネグレクトなどのトラウマ体験に関係があるという所見が得られている[3)～5)]．性的虐待体験や戦闘体験を持つ患者の研究では，トラウマの内容を超えて，境界性パーソナリティ障害，妄想性パーソナリティ障害，失調型パーソナリティ障害が多く，特に性的虐待と境界性パーソナリティ障害の関係が明確であったという．また，パーソナリティ障害というカテゴルな分類を満たさない臨床レベル以下のパーソナリティ障害症状が虐待と関係していることもわかっている．

a．非行，行為障害（conduct disorder：CD），反社会性パーソナリティ障害（antisocial personality disorder：ASPD）

　　親の監督が十分でないことや一貫しない育児，乱暴で懲罰的なしつけが，行為障害の重要な危険因子であることが示されている[6)]．15年の追跡研究で，11歳まで身体的に虐待された子どもは，これがなかった場合に比べて，暴力的な犯罪者になる可能性が高いことが報告されている．児童虐待を受ける体験が暴力に結びつく経路は多様であり，短期または長期の脳器質的なダメージを残すことや，痛みへの感受性の低下などの身体的変化，解離的・衝動的な対処スタイルを持つことが学校などでの問題解決能力を低下させること，自尊心や社会的情報処理の問題，養育環境の変化，裁判所のラベリングなどが挙げられている．

　　ほかに児童虐待と非行・行為障害を結びつける環境要因には，社会経済的要因，親の反社会的な傾向，両親の葛藤・DV（domestic violence）や，早期の親との分離やひとり親家庭，反社会的な仲間との接触などがある．

b．境界性パーソナリティ障害（borderline personality disorder：BPD）

Herman は，BPD を持つ人が，児童期に性的虐待や身体的虐待の被害を受けた割合が 8 割であることを指摘した[3]．その後多くの追試が行われ，BPD のうち 55〜80％が児童期における被虐待体験を持ち，PTSD の基準を満たす者が少なくとも 1/3 はいることが報告されてきた．いくつかの研究で，BPD はほかの精神疾患以上に，高い頻度の児童期のトラウマの経験，特に性的虐待のトラウマと関連していることが示された．

しかし，BPD 患者のなかには全くトラウマ体験を持っていない者が存在することや，逆に性的虐待などのトラウマ体験をした者でもパーソナリティ障害を発症しない人も少なくないことが指摘されている．虐待を受けたことがストレートに BPD に結びつくのではなく，その可能性を高める要因と理解した方がよいとされる．

c．その他

妄想性，失調型，回避性，依存性，サディスティック，抑うつ性などのパーソナリティ障害やそれに伴う解離症状，抑うつ症状が虐待体験と関連していたという報告がある．虐待の種類とパーソナリティ障害の種類の関係については明確にされていない．ある薬物使用者の調査では，虐待とネグレクトが ASPD やサディスティックな性格特徴と関係があり，情緒のネグレクトが分裂病質パーソナリティ障害と関係し，心理的虐待は広範囲のパーソナリティ障害と関連していたという．

4）病態のメカニズム

被虐待体験が暴力・虐待やパーソナリティ障害に結びつくメカニズムについて以下に述べる．

①生物学的要因

トラウマへの曝露がセロトニン系やノルアドレナリン系，HPA 軸における機能不全やコルチゾールの低レベルに結びつくことがわかっており，これは BPD における心理生物学的所見ともある程度一致する結果をみせていることがわかっている．

②アタッチメント

被害体験を持つ者が加害的な行動，特に児童虐待を生じてしまうという機序を結びつける心理的な仕組みを考えるうえで，アタッチメントやその内的作業モデルの考え方が重要である[7]．そもそもアタッチメントとは，「子どもが不安を感じたときに，これを養育者に対する近接を維持することで，安全と安心感を回復するというケア探索に関する関係性やその結果として成立するシステムであるとされる．アタッチメントが安定的に発達した場合（安定型という），心のなかに安心感が蓄積し不安定な感じがしなくなり，いざとなれば守ってもらえるという感覚がその後の感情調節機能や共感性のもとになるとされる．逆に養育者が安全基地の役割を十分果たせない場合には，以下の 3 つの不安定なタイプを生じるとされる．

- 回避型（組織化）：養育者が子どものケアの要求に拒否的で，子どもはケアを求める行動を抑制する．
- 両価型（組織化）：養育者が一貫しない対応をすることで，子どもはいつまでもぐずるなどして，ケアを求める行動を出し続ける．
- 未組織化型（disorganized type，以下 D 型）：養育者が子どもにとって理解不能な行動や

> 虐待を行うことで不安を喚起する場合に生じる型で，養育者への近接に矛盾した不可解な行動をみせる．

　以上のようなパターンは，子どもが1歳前後において，実験的な分離・再開場面で親子の相互作用を評価するSSP（strange situation procedure）という手法で評価される．このように養育者と子の関係性は次第に一定したパターンとして子どものなかに内在化され，満2歳前後にはIWM（internal working model，内的作業モデル）として構成されると考えられている．これは，自分や他者やその関係性の表象上のモデルであり，ケア探索の方略といえる．アタッチメントの型は，その後に修正を生じるような関係性を体験しなければ，成人期においても同様のIWMが継続し，人間関係の持ち方に影響を与える[*1]．SSPの研究結果では，一般的なサンプルにおいては安定型が55〜65％を占めるのに対して，虐待された児童では不安定型が80％を超えるという報告がなされてきた．特に，虐待の場合には，本来安心感を与える役割の親が危険の原因でもあるという複雑な状況に置かれるため，ストレスに対して一貫した反応を組織化できないため不安定型のなかでもD型になる場合が多いとされる．D型のアタッチメントは，本来的なアタッチメントとは逆に，陰性の感情を親に調整してもらおうとするのではなく，意識化や表現を避けようとする．この型の事例では，不安や困った場面で，それに対しケアを求めず，暴力などの行動化する防衛を用いることで，拒絶される脅威を避ける．そうした事例が，その後も安定したケアを経験しないままにおかれると，2歳の時点では，子が親に対して主導的で統制的な役割をとる役割逆転した型（そのなかには，養育者を命令や懲罰で支配する統制・懲罰型と，養育者を世話する形で支配する統制・養育型がある）を示すか，統制さえできず混乱し続ける型（不安定・他型）を示すとされる．さらにその後の発達においてもケアがなされなければ，行為障害・パーソナリティ障害や，不安障害や解離性障害，物質依存などの病理へと結びつくと考えられている．

　IWMは，その人が安心感を確保するための意識的・無意識的に用いられる方策であり，D型では不安を解消する方策は解体しており，意識・感情・行動が統合できないままに反応してしまう．こうした状況は，解離状態とも関連が深いと指摘されている．さらにD型の児童が統制的行動をとるようになることを示したが，これは不安感を処理できないままそれを他人の支配や衝動行為という形で，放出する方策が作られることを意味する．こうした歪んだ感情処理が定着し，生活全般に用いられるようになるとパーソナリティ障害として成立するといえる．虐待する親やDV加害者の多くの事例では，通常の関係性では人格機能がある程度保たれつつ，親子関係や夫婦関係の場面に限局してそうした不適切なパターンが出てくる場合も多い．

③認知・スキーマ

　Young[8]は，パーソナリティ障害の理解や援助において，スキーマを中心に検討するスキーマ・フォーカスト・セラピーを開発した．彼は，パーソナリティ障害の持つスキーマを，表

[*1]成人のアタッチメントの型は，成人愛着面接で測定されるが，その場合の視点としては内的な表象空間でのアタッチメントに関する表象を「安全基地」としてどのように利用できるかが評価されている．内在化された養育者との関係の記憶について肯定的側面も否定的側面もまんべんなく意識化できて，一貫性のある記述ができれば「自律型（SSPの安定型）」になり，そうしたアタッチメント表象，特に否定的な側面に一貫して触れないようにしている特徴を持つ場合「アタッチメント軽視型」（SSPの回避型），アタッチメントに関する表象にこだわりを示す場合に「とらわれ型」（SSPのアンビバレント型），一貫性を持った言語化ができず，混乱している場合には「分類不能型」（SSPの無秩序無方向型）にあたる．

表 3　スキーマ・フォーカスト・セラピーで用いられる早期不適応的スキーマ

領域	初期スキーマ
断絶と拒絶	1. 見捨てられ/不安定 2. 不信/虐待 3. 情緒的剝奪 4. 欠陥/恥 5. 社会的孤立/疎外
自律性と行動の損傷	6. 依存/無能 7. 損害や疾病に対する脆弱性 8. 巻き込まれ/未発達の自己 9. 失敗
制約の欠如	10. 権利要求/尊大 11. 自制と自律の欠如
他者への追従	12. 服従 13. 自己犠牲
過剰警戒と抑制	14. 評価と承認の希求 15. 否定/悲観 16. 感情抑制 17. 厳密な基準/過度の批判 18. 罰

3 の 18 個の類型に整理している．こうしたスキーマは，元来の気質と，早期のアタッチメント対象との関係などの養育体験などから形成されるとした．人格障害者の問題行動は，これがそのまま持続して表出されるだけなく，時にはこのスキーマの否定的な結果を恐れて，回避されたり，過剰報償されるなど変形が加えられたものとして理解できると考えた．

　認知処理療法（cognitive processing therapy：CPT）では，トラウマ体験がもたらす認知の変容が，トラウマ反応の自然な改善を妨げ，その後の感情や対人関係の問題につながっていると考え，これを見つけ出し，変容することを目指す[9]．CPT では，トラウマ体験というインプットがあるとき，これを元から持っていたスキーマとの間でどのように折り合いをつけるかで 3 種類の認知に関する情報処理がされると考える．すなわち，（1）同化（assimilation）：それまで持っていたスキーマにこだわり，これに合う形で出来事の解釈を歪めてしまう方法（例：「いいことをしていれば，いいことが起きる」というスキーマを持っている人が災害に巻き込まれると，「自分がしっかりしていなかったから災厄にあうんだ」と自分を過度に責めるようになる），（2）過剰調節（over accommodation）：新しい現実に過度に合わせて元のスキーマを極端に否定しまうこと（例：「何をしても災厄は防げない」と無力感に陥る），（3）調節（accommodation）：入ってきた情報に照らして既存のスキーマを現実的なものへと変化させること（例：「自分はいいことをしていても，悪いことが起きることもある．しかしある程度気をつけて避けることもできる」）．表 4 のようにトラウマによる認知の変容について，安全，信頼，力・コントロール，尊重，親密さ・ケアの 5 つの領域において検討し，同化や過剰調節という偏った処理を，調節に近づけていくことが治療目標になる．

　さらに近年，マインドフルネス[10]やメンタライゼーション[11]などの新しい臨床概念から BPD をはじめとするパーソナリティ障害の理解や臨床が行われているが，これらの概念は，自分や他者の認知—感情—行動をより高い次元から再調整するメタ認知の視点を持った概念

表 4 認知処理療法におけるトラウマ体験による認知の変化の例

問題となる領域	自己・他者のどちらに関するものか	元来の認知*	同化（assimilation） 入って来た情報を，既存の認知の枠組み（スキーマ）に合わせて変容して受け止めること	過剰調節（over accommodation） 自分自身，または周りの世界や人物に対して持っていたスキーマを極端に変容すること	調節（accommodation） 入って来た情報に照らして既存のスキーマを現実的なものへと変化させること（治療上目指すべき，バランスのとれた認知）
安全	自己	「自分の安全を自分で守ることができる」	「もっと気をつければ，自分を守ることができたはずだ」	「気をつけても無駄だ．自分の安全は守ることができない」	「私に起こる危険のすべてをコントロールすることはできないが，将来の危険を減らすために準備はできる」
安全	他者	「他人との関係を安全に保てる」	「相手が暴力を行ったのは，自分の言い方が不注意だったためだ」	「すべての人は危険だ」	「危険な人もいるが，すべての人が何らかの方法で私を傷つけようとするわけではない」
信頼	自己	「自分は信頼できる」	「もっと努力すれば，自分を信頼できる」	「自分は全く信頼できない」	「自分は完璧でないけれど，できるだけの努力をする自信はある」
信頼	他者	「他人は信頼できる」	「どんな人でも信じることが大事だ」	「他人を信じたのが馬鹿だった」	「信頼できない人もいるが，信頼できる人もいる」
力・コントロール	自己	「問題を解決する力を自分は持っている」	「私はどんな問題でも解決できるはずだ」	「自分は無力だ」	「自分や相手の行動を，いつも完全にコントロールできるわけではない．しかし，出来事に対する自分の反応についてはいくらかコントロールできるし，他者の行動や出来事にいくらか影響を与えることもできる」
力・コントロール	他者	「他人との関係をコントロールできる」	「常に気を配り，相手を不快にさせないように振る舞うべきだ」	「他人とうまくつきあっていくことは不可能だ」	
尊重	自己	「自分には価値がある」	「私が悪い人間だから，その出来事が起こったのだろう」	「私のしていることなんて，何の意味もない，生きていく価値のない人間だ」	「いい人間にも，時には悪いことが起こる．もし何か悪いことが私に起こったとしても，私がそれを引き起こすようなことをしたからとか，それに値するようなことをしたからでは必ずしもない」
尊重	他者	「他人には価値がある」	「自分を傷つける人でも，よい関係を保つべきだ」「援助者はいつも完全な対応をするべきだ」	「人は皆，利己的で無関心だ」	「尊敬できない人もいるけれど，すべての人がそうだとはいえない」「人は時に間違いを犯すが，それを変えようとしてくれるかをよく見て，変えてくれなければ離れてもよい」
親密さ・ケア	自己	「自分を，自分で落ち着かせることができる」	「自分はどんなときも弱音を吐かず，頑張るべきだ」「お酒や薬物を用いてても自分を保つことが大事だ」	「自分を落ち着かせたり，なだめたりできない」	「今は不快でも，時間をかければ，私は自分自身を落ち着けることができる」
親密さ・ケア	他者	「他者と親密になることはよいことだ」	「誰とでも親密な関係を持たなくてはいけない」	「2 度と他者に対し親しい気持ちにはなれない」	「これからも他者と親密になることはできるが，すべての人と親密になりたいとも思わない」

*ここではトラウマを体験するまで肯定的体験をしてきた人の持つ認知の例を示した．否定的体験をしてきた人では，最初から否定的認知を持ち，トラウマの体験により極端な認知になる．

といえる．
　さらに，認知のなかには，社会的に規定されているものがある．特にDVや性暴力などでは，男性が中心で女性が従うべきであるというジェンダーに関する認知の歪みが大きな影響を持っていると考えられている．

④複雑性PTSD[12)〜14)]

　様々な虐待やネグレクトによる症状を統合的にみる見方として「複雑性トラウマ」あるいは「他に特定されない極度のストレス障害」(disorders of extreme stress, not otherwise specified：DESNOS）という概念が有効である．これは生育期における長期反復的なトラウマ体験への曝露による症状群であり，以下のような症状を含んでいる．

> Ⅰ．感情と衝動の調節の変化：慢性的な感情の制御障害，怒りの調節困難，自己破壊行動，希死念慮，性的な関係の制御困難，過度に危険を求める行動
> Ⅱ．注意や意識の変化：健忘，一過性の解離エピソードと離人症
> Ⅲ．自己認識の変化：自分が役に立たないという感覚，取り返しのつかないダメージを受けた感覚，罪悪感・自責感，恥辱感，自分を理解する人が誰もいないという感覚，自分に起こることを過小評価する傾向
> Ⅳ．加害者への認識の変化：加害者から取り込んだ歪んだ信念，加害者の理想化，被害者を傷つけることばかり考える
> Ⅴ．他者との関係の変化：他者を信頼できない傾向，再び被害を受ける傾向，他者を傷つける傾向
> Ⅵ．身体化：胃腸障害，慢性的な痛み，動悸・息切れ，転換症状，性的な症状
> Ⅶ．意味体系の変化：絶望感，以前支えていた信念の喪失

　このDESNOSを評価する半構造化面接法と（structured interview for DESNOS：SIDES）とその自記式質問票（SIDES-SR）が作成され[14)]，これを用いたDSM-Ⅳのフィールドトライアルが行われた結果，(a) 14歳以前の早期の対人トラウマの被害体験は，後の時期の対人トラウマ被害体験よりも多くDESNOS症状を生じる，(b) PTSDとDESNOS症状は重複して発生することが多い，(c) トラウマ体験の時期が早いほど，PTSDに加え，DESNOS症状が生じる可能性が高い，(d) トラウマへの曝露期間が長いほど，PTSDとDESNOSの両診断がつく可能性が高い，などが明らかにされた[12)]．また，子どものトラウマティック・ストレスに関する全米ネットワーク（National Child Traumatic Stress Network：NCTSN）による大規模な子どもの複雑性トラウマの調査（25のネットワークサイトで介入や治療を受ける児童1,699人の分析）の結果，対象児童の8割近くが，複数または慢性的なトラウマに曝されており，最初のトラウマ曝露の時期は平均5歳であったこと，トラウマ体験の大半が対人的な被害であること，そうした子どもがPTSD以外の幅広い症状（感情制御障害61.5％，注意・集中の問題59.2％，否定的自己像57.9％，衝動制御の問題53.1％，攻撃・危険行動45.8％，身体化33.2％など）を示すことが報告された．

B 評　価

　パーソナリティ障害のなかで，特に虐待の原因や結果との関連が深いのは，クラスターBの

表 5 ASPD の診断基準

A．他人の権利を無視し侵害する広範な様式で，15 歳以降起こっており，以下のうち 3 つ（またはそれ以上）によって示される．
(1) 法にかなう行動という点で社会的規範に適合しないこと．これは逮捕の原因になる行為を繰り返し行うことで示される．
(2) 人をだます傾向．これは繰り返し嘘をつくこと，偽名を使うこと，または自分の利益や快楽のために人をだますことによって示される．
(3) 衝動性または将来の計画を立てられないこと．
(4) いらだたしさ，および攻撃性．これは身体的なけんかまたは暴力を繰り返すことによって示される．
(5) 自分または他人の安全を考えない向こう見ずさ．
(6) 一貫して無責任であること．これは仕事を安定して続けられない，または経済的な義務を果たさない，ということを繰り返すことによって示される．
(7) 良心の呵責の欠如．これは他人を傷つけたり，いじめたり，または他人のものを盗んだりしたことに無関心であったり，それを正当化したりすることによって示される．
B．その人は少なくとも 18 歳である．
C．15 歳以前に発症した行為障害の証拠がある．
D．反社会的な行為が起こるのは，統合失調症や躁病エピソードの経過中のみではない．

〔1〕American Psychiatric Association（編），高橋三郎，他（訳）：DSM-IV-TR 精神疾患の診断・統計マニュアル，医学書院，2002〕

表 6 BPD 診断基準

対人関係，自己像，感情の不安定および著しい衝動性の広範な様式で，成人期早期までに始まり，種々の状況で明らかになる．以下の 5 つ（またはそれ以上）によって示される．
(1) 現実に，または想像のなかで見捨てられることを避けようとするなりふりかまわない努力
　　注：基準 5 で取り上げられる自殺行為または自傷行為は含めないこと
(2) 理想化とこき下ろしとの両極端を揺れ動くことによって特徴づけられる，不安定で激しい対人関係様式
(3) 同一性障害：著明で持続的な不安定な自己像または自己感
(4) 自己を傷つける可能性のある衝動性で，少なくとも 2 つの領域にわたるもの
　　（例：浪費，性行為，物質乱用，無謀な運転，むちゃ食い）
　　注：基準 5 で取り上げられる自殺行為または自傷行為は含めないこと
(5) 自殺の行動，そぶり，脅し，または自傷行為の繰り返し
(6) 顕著な気分反応性による感情不安定性（例：通常は 2～3 時間持続し，2～3 日以上持続することはまれな，エピソード的に起こる強い不快気分，いらだたしさ，または不安）
(7) 慢性的空虚感
(8) 不適切で激しい怒り，または怒りの制御の困難
　　（例：しばしばかんしゃくを起こす，いつも怒っている，取っ組み合いのけんかを繰り返す）
(9) 一過性のストレス関連性の妄想様観念または重篤な解離性症状

〔1〕American Psychiatric Association（編），高橋三郎，他（訳）：DSM-IV-TR 精神疾患の診断・統計マニュアル，医学書院，2002〕

ASPD と BPD であり，この 2 つの診断基準を表 5[1]，表 6[1]に示す．より精密には，II 軸診断基準に関する半構造化面接 SCID-II（structured clinical interview for Axis II personality disorders）[15]を用いることができる．
　複雑性 PTSD については，半構造化面接である SIDES 日本語版やその自記式質問紙がある（**参考資料**）．また Young はスキーマの評価を行う質問票を作成している[8]．

DESNOS では安定化システムの不全が定着し，
広範な症状・問題行動として定着する

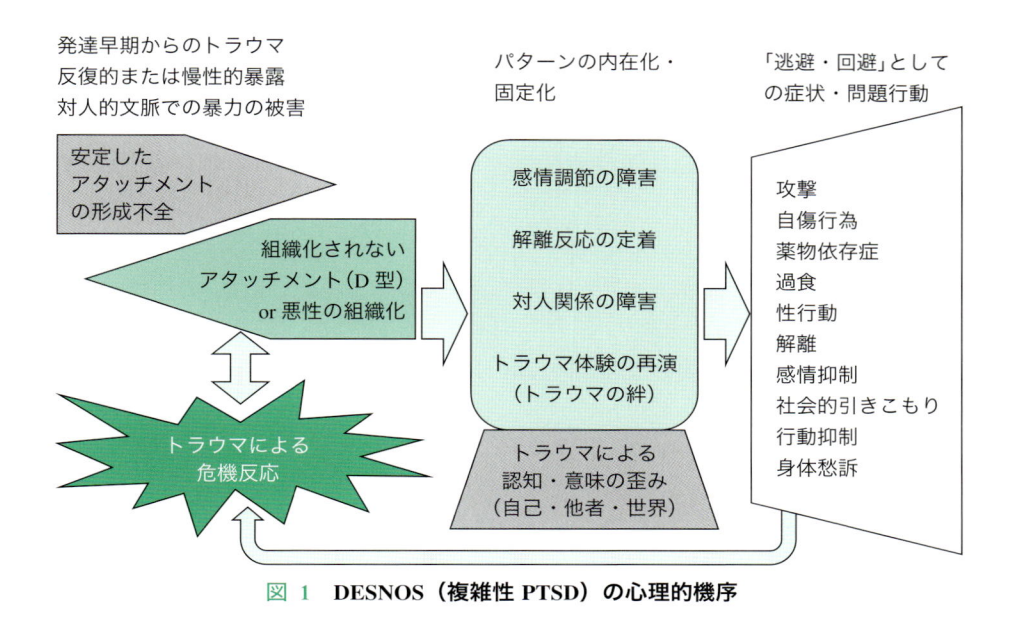

図1 DESNOS（複雑性 PTSD）の心理的機序

C 治療

1）「複雑性トラウマ」の観点からみたパーソナリティ障害の治療的要素

パーソナリティ障害，特に BPD については，すべてではないにしても，多くの事例で不適切な養育の影響を受けた複雑性 PTSD の観点で考えることができる．

複雑性 PTSD 症状の形成の元には，アタッチメントを中心とする安定化システムの構築不全があると考えられる[11]〜[13]．ここでアタッチメントとトラウマの関係を整理すると，本来的には安定したアタッチメントはトラウマに対し防護的に働くが，生育期に不適切な対人的な体験・混乱したケアを受けて不安定または組織化されないアタッチメントシステムが内在化された場合には，防御作用が弱いだけでなく，むしろ不安定な感情状態，対人関係を招き，解離，その他の病理的な反応の要因になると考えられている．

これを図示すると図1のように表せる．つまり，DESNOS では，トラウマによる危機反応のみでなく，これを安定化するはずの対人・感情調整システムや安定化システムが機能せず，むしろ暴走しているため，危機反応が継続・増大し続けてしまい，その結果生じた過剰な情動負荷を「回避・麻痺」でしのぐために多様な症状・問題行動が動員される事態が生じていると考えられる．さらにこの事態の継続は，自己や他者や生きる意味についての認知を歪め，不適切なスキルの頻用はさらなる被害を生む悪循環を形成する結果，悪性の組織化された認知—行動パターンが定着してしまっている．

以上のようなトラウマ・複雑性 PTSD の観点を元にした，パーソナリティ障害の理解に基づいて，薬物療法および心理社会的治療を以下に検討した．

まず，薬物療法は，PTSD と BPD に共通するセロトニン系の機能不全に対する SSRI の使用が示唆され，実際に有効性も示されている．ただし，抑うつや不安への効果が中心で，衝動性への効果は十分とはいえないとされ，これに対してバルプロ酸などの感情調整薬が用いられる

> a）安定したアタッチメント対象の提供や症状のマネージメント方法で，安全な環境を作り出すこと．
> b）繰り返されている不適切な感情・対人関係のパターンを見出し，その修正を行う．
> c）トラウマ体験を表現し，その意味づけを検討する．
> d）社会（家族，地域，学校など）との再統合．

ことがある．一方，抗不安薬やアルコールは，トラウマ症状に対しては一時的な効果しかなく，むしろ耐性や依存を生じる危険が指摘されているが，これはBPDでも同様である．

心理社会的治療としては以下のような段階的な働きかけが必要であると考えられる[12)13)]．

以下に，これらの心理社会的治療について詳しく述べる．

2）アタッチメント対象の提供と症状のマネージメントによる安定化

まず何より，安定したアタッチメント対象との関係性を作ることが重要である．成人であれば治療者あるいは治療チームが，児童青年期の患者であれば養育者が，アタッチメント対象になる．

BPDの問題行動に関するマネージメントで，最も成果を上げている治療の一つは，弁証法的行動療法（dialectical behavior therapy：DBT）である．この治療法は，感情調節や対人機能に関するスキルトレーニングを行うが，陰性の感情を肯定的なものに変えるのではなく，これを意識しながらも受け入れられる「マインドフルネス」のスキルあるいは態度を養うところに特徴がある．またDBTでは，自傷行為などの問題行動が生じそうになったときには，個別的な援助者が24時間の電話相談により対応する．行動化する前に，つらい気持ちを表現した場合にはそれを受け止め，その感情を保証（validate）する．これはまさにアタッチメント対象の提供になっている．

DBTほど構造化されたものでなくても，日々の自分の感情や身体症状に対するセルフケアの手法を教えることが有用である．たとえば，リラクゼーションや否定的な思考をストップする方法や安全イメージを思い浮かべる方法などがこれに当たる．

3）認知やスキーマの変容

パーソナリティ障害に関するスキーマを分析して，それを様々な手法で変えるスキーマ療法やトラウマに関連するスキーマを変えるCPTの手法が注目される．もちろんDBTもこの側面を扱っている．

ここではCPTの手法を中心に説明し，先に表4で示したように，5つの領域（安全，信頼，力・コントロール，尊重，親密さ・ケア）に関してトラウマを受けたことによる認知の変化を検討する．たとえば，子育ての場面で，コントロールに関して，「子どもになめられず絶対に言うことを聞かせたい」と考える認知が，虐待的な行動につながってしまう親に対して，現実的な考えに変えることを表7のようなシートで検討させる．同じ場面でも異なる認知になると，感情や行動が変わることを実感させることが重要である．ただし，こうした検討はすぐにはできないので，使える感情を表す言葉を増やすことや，感情と認知と行動の区別をつけることなど，丁寧に教えて，練習してもらうことが必要である．

虐待やDVに結びつく認知には表8のようなものがある．親しい関係における暴力では，「子

表7 CPTで用いられる「考え方へのチャレンジシート」の記入例（児童虐待のケース）

A. 状況	B. 認知	C. 感情（いくつでも）	D. 思考へのチャレンジ	E. 誤ったパターン	F. 代替思考	G. 前の思考の再評価	H. 感情（いくつでも）
不快な感情を引き起こす出来事、それによって引き起こされる思考、あるいは信念を記入しましょう。	A欄に関連する思考（いくつでも）を書きましょう。0〜100%で、それぞれの信念を評価してください（あなたはどれくらいその思考を信じていますか？）	悲しみ、怒りなどを特定しましょう。そして、それぞれの感情がどれほど強いものか、0〜100%で評価してください。	B欄におけるあなたの自動思考を評価するため、チャレンジシートを用いましょう。それぞれの信念を記入するため、誤ったパターンのワークシートを用いた思考はパランスが取れていますか？その思考は過度に表現されていませんか？	以下の項目について、あなたの誤った思考パターンに当てはまっているかどうかを記述するため、誤った思考パターンのワークシートを用いましょう。	B欄の思考に対して、何か他の考えを用いることができるでしょうか？ B欄の代わりに出来事をどう解釈すると、どうなるでしょうか？代替思考をどれくらい信じられますか？ 0〜100%で評価してください。	B欄であなたが記入した思考をどれくらい信じているか、再評価しましょう。	今、あなたは感情をどの程度感じていますか？ （0〜100%）
小学4年生の息子Bが急に学校に行きたくないと言ってきた。理由を聞いても何も言わないので、「甘ったれるんじゃない」と言ったら「うるさい」と言ったので、手が出てしまった。	子どもは親をなめている 90% 親が子をきちんとしつけないとだめな人間になってしまう 90% 叩いてもしつけるべき 70% 自分は親として失格だ 80%	怒り 80% 焦り 100% 心配 100%	・証拠は？ いつも子どもは反抗的な態度をする。 ・事実か、習慣か？ ・正確な解釈か？ 素直なときもある。子どもなりに理由があるのかも。 ・全か無か？ 少しでも休んだらだめだと思ってしまう。 ・誇張していないか？ ・文脈を無視していないか？ 学校でうまくいっていないのかも。 ・信用できる情報源か？ ・その可能性は高いか、低いか？ ・基づいているのは事実か、感情か？ ・重要でない要因が入っていないか？	・結論の飛躍 私も小さい頃に不登校だったときがあった。少しでも休んだらだめというのは極端かも。 ・過大評価か、過小評価か？ 少し過大な心配かも。 ・重要な側面を考慮しているか？ 子どもなりの理由があるのかも。 ・過度の単純化 少しでも学校を休んだらだめな人生がだめになるというのは単純すぎるかも。 ・過度の一般化 いつも反抗的だと思ったけれど素直なときもあった。 ・思考祭知 私をなめているというのは決めつけかもしれない。 ・感情に基づく推論	子どもなりに悩んで学校に行けないのかも。 無理に行かせようとしても子どものためにならない。	子どもは私をなめている 30% 親が子をきちんとしつけないとだめな人間になってしまう 90% 自分は親として失格だ 70%	怒り 30% 焦り 60% 心配 100%

表 8　DV や虐待を行うパーソナリティ障害傾向の父親に生じがちな認知の例

(1) こうでなければいけないという考え方（自分や子どもに対する過剰な期待，完璧主義）
1. 何でも完全にできないと，それはうまくいかなかったと思ってしまうこと
2. 何か間違ったことを少しでもすると，「だめだ」と極端に思いこんでしまうこと
3. 自分の責任でないことまで，自分が悪いからうまくいかないと，自分を責めてしまうこと
4. 子どもの行動について，何でも「すべき」「すべきでない」と考えてしまう

(2) 極端に，ダメなところをばかりみてしまう考え方
1. 十分にできなかったことばかり考えて，必要以上に否定的に考える
2. よい点やうまくいったことがあっても，それを見落としたり，あまり意味がないことだと考えてしまうこと
3. 「子どもは何とかさぼろうとしている」などとあまり根拠もないのに心を読みすぎてしまうこと
4. まだ先の話であわてなくてもよいのに，先取りして心配なことを考えてしまうこと

(3) 親や夫という権威的な立場からの見方＝「上から目線」の考え
1. 他者への信頼感や自信を育てるには，他人や自分への尊重を親自らが持っている必要があることを忘れてしまい，親がむきになったり相手を傷つけるような悪い見本を示していることに気がつかない．「自分はよい親だ」「正しいことを厳しく熱心に指導しているのだから，子どもはわかるべきだ」
2. 親と同じ考えであることを押しつける．「自分が考えていることは正しいのだから，同じように考えるべきだ」「子どもは親に従うべきだ」
3. 妻は男性に従うべきだなど，家族全体のなかでの安心や平等や信頼を軽視する考え方

どもは親に逆らうべきではない」「女性は男性の意見に合わせるべきだ」などのジェンダーや親子関係に関する固定化された役割の認知について取り上げることが重要である．

　被害体験に関連する認知と加害に関わる認知は，一見大きく異なるようで，実際には裏と表でつながっている場合が多い．たとえば加害者に多くみられる認知「相手は自分の考えに合わせるべきだ」は，思い通りになってくれない相手への怒りを伴うが，その怒りの裏には自分がわかってもらえなかった傷つきや見捨てられ不安のような無力な自己像がある場合が多い．もちろん被害的な体験があるから加害体験を許容するような誤解を招かないことは重要であるが，相手を支配することになぜ自分がこだわってきたのかという内省ができると，昔自分がつらいと感じてきたことを自分がやっていることへの気づきにつながることもある．

4）スキル訓練・ロールプレイ

　認知を意識的に変えるのみならず，実際のロールプレイなどで，具体的なスキルを練習することが有効である．その理由は，相手との関係をうまくやることが大事であるという考えになっても実行できないと意味がないということが一つあるが，もう一つは実際に体験してみることで，自分の持っている認知やその修正の効果について実感できるからである．DV や虐待などの親しい関係での問題では，妻や子どもの役をやることも取り入れることで，自分のやってきたことが相手にどのように影響していたかを考える材料になる．

　スキル訓練を行ううえで，アサーティブの考え方は有用である．アサーティブは，自分の気持ちを素直に表現しながらも，相手へ配慮する方法のことで，ノンアサーティブ（相手やまわりを優先して，自分を後回しにする方法），アグレッシブ（自分のことだけ考えて相手に気持ちを一方的に押しつける）と対比される．暴力を変えることを求めると，ノンアサーティブになりがちであるが，これは長続きせずにまたアグレッシブに戻ることが多い．怒りと暴力は異なるので，怒りやその裏にある感情は表現したほうがいいが，それを相手にも受け止められるように伝える工夫を考えてもらい，ロールプレイや日常生活などで試させる．具体的な方法とし

ては，アイメッセージや危ないときのタイムアウトや相手の気持ちを受け取る方法，無理な欲求を断るなどのスキルを伝えることが有用である．

5）過去のトラウマとなる出来事の表出と意味づけ

トラウマ体験やそれにより自分が受けた影響を言葉や文字で表現させ，当時の記憶に曝露させる手法である．PTSDに対する治療で最も有効性が確かめられている手法がこの曝露療法である．PTSDでは，トラウマ記憶を回避しようとすることがかえってそれに対する恐怖の構造を形成し，意図しない再体験を生じていると考えられており，意図的に曝露を繰り返すことで，その膠着状態を抜け出すことができる．パーソナリティ障害の場合でも，被害体験のトラウマ症状が中核にある事例では，曝露療法の手法により症状の大きな改善が期待できる．

6）社会へのつなぎ

感情調節や対人関係のスキルを実際の社会生活に応用していくことを援助する．様々な社会資源やフォーマル／インフォーマルな人間関係を作り，維持することに困難がある．たとえば，福祉サービスの窓口で，自分のニーズを伝えることなどの具体的な場面を取り上げ，受け答えの練習をさせることなどが有用である．また問題行動やトラウマ症状の再燃を予防するために，これらの問題の発生に関連する危ない状況や引き金や考え，感情，行動を同定して，それらに対応する方法を一緒に検討しておくことも有用である．

7）暴力や虐待の加害責任の自覚を促す

以上，複雑性PTSDの観点からの心理援助を述べてきた．トラウマの観点を持つことの最大のメリットは，周囲の人を困らせるパーソナリティ障害の人が，実は過去の心理的ダメージを引きずって困っている人としての側面に焦点を当てられることにあるといえるだろう．しかし一方で，彼らが他者にダメージを与える問題行動を持ち，しかもそうした問題を否認しがちである「困った人」であることも事実であり，実際の援助においてはこの点を乗り越えて，治療導入することに難しさがある．本稿の最後にこの点を取り上げたい．

児童虐待やDVの加害者は多くの場合，暴力をふるっているつもりはないと述べたり，むしろ被害を受ける妻や子どもに問題があると責任転嫁する．その場合，時には，法的な枠組みを用いて，加害責任や本来的な親や配偶者としての責任を明らかにして，修正を求めていく必要がある．現在，刑務所や保護観察や医療観察法病棟で，性犯罪や暴力に対する認知行動療法が始められており，明確に犯罪として認定されればその対象となる．しかし，多くの児童虐待やDVは，刑法上の処罰まではいかず，海外で行われているようなDVや児童虐待に特化した裁判所による治療命令制度は日本にはない．そうした状況下でも，子どもの施設処遇や離婚調停などの機会をてこにして，少しでも被害者の立場からそのダメージを考えさせることで，自らの暴力の責任を感じさせて行動変容の動機づけにつなげる工夫が必要になる．

表9は，児童虐待を行う親に対するワークであるが，自らが「子ども時代に親に対して感じた気持ち」を書いてもらい，それをもとに「本当は親にどのように関わってもらいたかったか」

表9 親から受けた影響を振り返る

あなたはどのように親に育てられましたか？ 親に対してどのような気持ちでしたか？	あなたは，親に本当はどのように関わってほしかったですか？	あなたの子どもは，あなたに対してどのように感じていると思いますか？

という理想を考えさせる．そして，最後に「現在親として子どもに感じさせている気持ち」を書かせ，これが理想と一致しているのか否かを考えてもらう．ほかに自分以外の児童虐待ケースのビデオをみて被害者のダメージを考えさせたり，暴力場面を再現するロールプレイのなかで被害者の役をやってもらうなどのことも有効である．特に暴力の場合には，こうした被害者のダメージや被害者との関係修復という目標と責任を定めることが重要である．

　このように本人の責任を問うことは，一見援助関係の構築を不可能にするようだが，むしろ本人を責任を取れる人として扱い，責任の取り方を示すことは本質的には援助的な意味を持つといえる．修復的司法の立場では，加害者が持つべき責任として，説明責任（自らの行動を引き受け，「問題とされる行動」を振り返る）と再犯防止責任（振り返りをもとに将来の再犯罪を防止する），謝罪賠償責任（家族や地域社会といったコミュニティを含む被害者に対する謝罪と具体的な償いの行動をとる）の3つを挙げている．こうした責任をきちんと示し目標を共有したうえで，前述したような認知行動療法へ導入を図ることになる．

症 例

生育時に被虐待体験を持ち，DV を行う境界性パーソナリティ障害の男性 A

　自営業を両親で営む家に一人っ子として生まれる．父親は母に対する暴力を行っていたが，A が生まれた後は A に対しても，平手打ちやつねるなど身体的な暴力や言葉による暴力を行っていた．

　A は中学時より逆に父親に反抗したところ，父に勝ってしまった．その後，ちょっとしたことで父に暴力をふるうことが繰り返された．

　その後，高校の頃から交際相手の女性に対して暴力をふるうことが繰り返し生じて，一度は傷害事件になった．母親は DV に耐えかねて実家に戻ってしまい，いったんは父親と2人暮らしになった．

　18 歳時，一人で上京して，A は暴力団に入ったものの，そこでもなじめず，「その日一日，何をしていいのかわからない」という空虚な気持ちで暮らしていた．何度もいろいろな女性とつきあっては別れたが，女性と暮らし始めると身体的・言語的な暴力をふるうことが多かった．

　23 歳時にはコンビニで働き始め，そこで出会った女性 B に「やや強引に」結婚を申し込み，結婚した．B はこれまでの女性よりも，A の気持ちを「理想の母親のように」わかってくれるように感じて，一時的に身体的な暴力は減り，子どもも一人できた．ただし言語的な暴力や支配的な態度は変わらなかった．子どもに対しては保護的な態度をとろうとしたが，過干渉になりがちで，かえって子どもを緊張させることも多かった．子どもが少しでも反抗的な態度をとると，何時間も説教をしたり，それでも態度が素直でないとたたくことが増えていった．子どもが小学生になる頃には，子どもへの虐待傾向が明確になり，母 B が子どもをかばうと余計に逆上して，B に対する暴力も増えていった．

　B は子どもと実家に戻ったが，A が追いかけてきても帰らなかった．何度も A が来るなかで，B はインターネットで DV 加害者プログラムを見つけ，A に対して参加してほしいと伝えた．B は当初拒んでいたが，最終的には参加することとなったが数回でやめてしまった．

結局，暴力はあまり変わらなかったので，Bは耐えかねて，子どもが小学校を卒業したのを機に，子どもと家を出て民間のシェルターに逃げこんだ．Aは家に戻ると妻子がいなくなっていたためびっくりして，探し回ったが見つけられなかった．
　半年後，弁護士を介して妻からの連絡があり，離婚調停が始まった．最初は絶対別れないと言っており，1年間のやり取りで別れるしかないと思い始めたが，子どもと会えないことには納得できずにいた．子どもとの関係だけは維持したいと考え，一度やめたDV男性のプログラムに再度参加した．最初のときよりも暴力を素直に認めての参加となったが，具体的な場面を取り上げると自分のほうが正しかったことを主張することが多かった．プログラムのファシリテーターから「そのように主張して妻や子との関係はよくなるでしょうか？」と問われたり，妻子の受けたダメージを考える内容を行ううちに，自分が暴力で妻子にダメージを与えたこと，やり方を変えないといけないことを少しずつ受け止めるようになった．認知行動療法の枠組みで自分自身の考え方を分析し，「妻子は自分の考えに合わせるべきだ」という信念があり，それに従ってもらえないと，「自分は無視された」と被害的な考えに陥り怒りが抑えられなくなるということがわかってきた．A自身，怒りが募る途中で自分がまずい方向に進んでいることはわかるが，かえって自分も含め何もかも投げ出したい破滅的な考えになってしまうことが述べられた．自分が父親から殴られてつらい思いをした子ども時代の記憶を話し，それが破滅的な考えに関係していることがわかった．
　その後，うつ傾向になり個人療法を受け，その際に境界性パーソナリティ障害の診断を受けた．さらにプログラムを継続するなかで，妻との手紙のやり取りにおいてAなりの反省を述べるような面もみられるようになった．しかし，妻Bの離婚したい気持ちは強く，離婚が成立した．

　この事例では，DVや虐待に曝されて，感情調節の問題や歪んだ対人スキーマを持つようになり，これが交際する女性への歪んだ過度な期待につながり，それが果たされないと怒りや破滅的な考え・行動に結びつくようになった．DV男性のプログラムで少しずつ自身の問題を内省できるようになったが，夫婦関係としてはいったん終了となった．しかし，今後もほかの女性や子どもと関わる可能性があり，プログラムなどの形で自分を変える努力が必要と思われる．
　ここで示したような，虐待やDVを生じた人格的問題を持つ事例に対するプログラムはまだ一部でしか用いられていない．プログラムそのものは万能なものでなく，司法的な枠組みを含む社会的な体制やケースワークと一緒に行われてこそ効果が出るものである．こうした暴力の世代間連鎖を止めるために，被害によるダメージを持ちながら，加害責任を有するこうした事例への働きかけの手法や体制の開発が望まれる．

文　献

1) American Psychiatric Association（編），高橋三郎，他（訳）：DSM-Ⅳ-TR 精神疾患の診断・統計マニュアル．医学書院，2002
2) 森田展彰：ドメスティックバイオレンス加害者プログラム．精神療法 2007；**33**：58-60
3) Herman JL, et al：Childhood trauma in borderline personality disorder. *Am J Psychiatry* 1989；**146**：490-495
4) Yen S, et al：Recent Developments in Research of Trauma and Personality Disorders. *Current Psychiatry Reports* 2001；**3**：52-58
5) Shea MT, et al：Commonality and specificity of per-

sonality disorder profiles in subjects with trauma histories. *J Pers Disord* 1999；**13**：199-210
6) Gatzke LM, *et al*：Treatment and Prevention Implications of Antisocial Personality Disorder. *Current Psychiatry Reports* 2000；**2**：51-55
7) 数井みゆき：子ども虐待とアタッチメント．数井みゆき，他（編）：アタッチメントと臨床領域．ミネルヴァ書房，2007；79-101
8) Young JE：*Cognitive therapy for personality disorders：A Schema-Focused Approach*. 3rd ed, Professional Resource Exchange Sarasota, 1999／福井 至，他（監訳）：パーソナリティ障害の認知療法；スキーマ・フォーカスト・アプローチ．第3版，金剛出版，2009
9) 堀越 勝，他：認知処理療法．トラウマティック・ストレス 2008；**6**：67-74
10) Linehan MM：*Cognitive-behavioral treatment of borderline personality disorder*. New York, Guilford Press, 1993／大野 裕，他（訳）：境界性パーソナリティ障害の弁証法的行動療法—DBTによるBPDの治療—．誠信書房，2007
11) Fonagy P, *et al*：borderline personality disorder, Mentalization, and the neurobiology of Attachment. *Infant Mental Health Journal* 2011；**32**：47-69
12) van der Kolk BA：The complexity of adaptation to trauma；Self-regulation, stimulus discrimination, and characterological development. van der Kolk BA, et al（eds）, *Traumatic Stress*；*The Effects of overwhelming Experience on Mind, Body, and Society*. The Guilford Press, New York, 1996；182-213
13) Courtis CA, *et al*：*Treating Complex Traumatic Stress Disorders*. Guilford Press, New York, 2009
14) 鈴木志帆，他：SIDES（Structured Interview for Disorders of Extreme Stress）日本語版の標準化．精神経誌 2007；**109**：9-29
15) Michael B First, *et al*：*Structured Clinical Interview for DSM-Ⅳ Axis Ⅱ Personality Disorders*（SCID-Ⅱ）. American Psychiatric Publishing, Incorporated, 1997／高橋三郎（監訳），大曽根 彰（訳）：SCID-Ⅱ：DSM-Ⅳ Ⅱ軸パーソナリティ障害のための構造化面接．医学書院，2002

4 アルコール・薬物の問題

筑波大学大学院人間総合科学研究科　森田展彰

Essential Points

- アルコール薬物の問題を持つ親が，児童虐待やネグレクトを行う場合や，児童虐待を受けた児童が将来的にアルコール薬物依存症になる場合が認められる．
- アルコール薬物依存症が併存している児童虐待の親（または青少年）の事例を扱うには，まず基本的な依存症の病態や援助の理解が必要である．
- 欧米では児童福祉やトラウマの援助およびアディクションに対する統合的な働きかけが始められているが，わが国でもそうした関連機関の連携や統合的なプログラムが必要である．

A 理　解

1）アルコール・薬物依存症とその関連障害

　アルコールや薬物の使用に関連する精神障害としては，物質使用障害（このなかには依存症や乱用があるが，以下では依存症を取り上げる）と物質誘発性障害との2つの種類がある．依存症とは，「物質使用のコントロールの障害」である．すなわち，アルコールや薬物によって精神や身体あるいは社会的な問題を生じていることがわかっていながら，その使用を減らしたり，やめたりできないというものである．一方，物質誘発性障害とは「アルコールや薬物を摂取した結果として生じる障害」である．具体的には，アルコールや薬物の急性中毒（酩酊時の心身の反応）や離脱症状（長く使用してきた人がこれを減らすときに起きる手の震え，発汗，意識のくもり，渇望感など）や慢性中毒（肝障害や糖尿病や癌などの身体的障害，アルコールや薬物によるうつ状態や幻覚・妄想などの精神病症状など）がこれにあたる．物質誘発性障害を治しても，また使用してしまえば，同じ障害を引き起こす可能性があり，その点でいえば依存症を治すことが重要である．

　精神的な問題を引き起こす物質には，アルコールも含め多くの薬物種がある．表1[1]にある通り，種類によりその作用は様々である．日本で問題となっている薬物は，アルコール以外では，覚せい剤，有機溶剤，大麻，鎮咳薬などである．最近では，脱法ドラッグともいわれる多様な薬物（MDMA，ラッシュ，幻覚キノコなど）や処方薬が問題になっている．

2）主な症状・病態

①物質誘発性障害

a．（急性の）中毒

　　　物質の中枢神経系に対する作用によって，臨床的に著明な不適応行動や心理学的変

化（例：好争的，気分の不安定性，認知の障害，判断の障害，社会的または職業的機能の障害）が使用の最中や直後に起きる．

b．離脱症状

大量，長期間にわたっていた物質の使用を中止（または減量）することにより生じる，手の震え，発汗，不眠，イライラ，渇望感などがある．特に，離脱時に意識の変容が生じ，寝ぼけたようななかで幻覚や錯覚の体験を持つ場合には，離脱せん妄という．

c．物質誘発性精神病性障害

幻覚や妄想が薬物の使用中または離脱時（あるいはより長期）に現れるものである．LSDや大麻や有機溶剤（シンナーやボンドなど）では，使用時の幻覚を目的とする使用が行われることもあるが，長期使用のなかでは本人にとって不快な幻覚・妄想を生じてくる．覚せい剤では，統合失調症と類似した被害的な幻聴・妄想を中心にした精神病症状を生じる場合が多い．アルコールの場合も被害的な幻覚・妄想を生じるアルコール精神病と呼ばれる状態を生じる．またアルコールも薬物も使用時のみならず，使用をやめても精神病症状が継続したり，いったん減っても少量の薬物使用やストレスなどで，症状を再燃するフラッシュバックという形をとる場合がある．

d．物質誘発性感情障害

うつ状態や躁状態が薬物中毒時または離脱時に現れる．元来，依存症は自己破壊的な側面を持ち「慢性の自殺」という側面があるといわれるが，自殺や自傷行為を生じる確率が高いことに注意が必要である．

表1　使用薬物とそれがもたらす症状

誘発物質	依存	乱用	中毒	離脱	中毒せん妄	離脱せん妄	痴呆	健忘性障害	精神病性障害	気分障害	不安障害	性機能障害	睡眠障害
アルコール	あり	あり	あり	あり	中毒時	離脱時	接続	接続	中毒時/離脱時	中毒時/離脱時	中毒時/離脱時	中毒時	中毒時/離脱時
アンフェタミン	あり	あり	あり	あり	中毒時				中毒時	中毒時/離脱時	中毒時	中毒時	中毒時/離脱時
カフェイン			あり								中毒時		中毒時
大麻	あり	あり	あり		中毒時				中毒時		中毒時		
コカイン	あり	あり	あり	あり	中毒時				中毒時	中毒時/離脱時	中毒時/離脱時	中毒時	中毒時/離脱時
幻覚剤	あり	あり	あり		中毒時				中毒時（フラッシュバック時）	中毒時	中毒時		
吸入剤	あり	あり	あり		中毒時		接続		中毒時	中毒時	中毒時		
ニコチン	あり			あり									
アヘン類	あり	あり	あり	あり	中毒時				中毒時	中毒時		中毒時	中毒時/離脱時
フェンシクリジン	あり	あり	あり		中毒時				中毒時	中毒時	中毒時		
鎮静薬または抗不安薬	あり	あり	あり	あり	中毒時	離脱時	接続	接続	中毒時/離脱時	中毒時/離脱時	中毒時/離脱時	中毒時	中毒時/離脱時

〔1〕American Psychiatric Association（編）：DSM-IV-TR 精神疾患の診断・統計マニュアル．新訂版，医学書院，2002〕

e．その他

不安障害や認知症など様々な誘発性障害がある．

②物質依存症（表2）

耐性（酩酊の効果を得るために，より多くのアルコール・薬物が必要になる状態）や，離脱症状（例：不眠やイライラなど）を回避するための反復使用を生じる．心のどこかでいつも断酒や断薬の必要を感じながらも，自分が予定しているよりも，多くの量のアルコールや薬物を使っている．結局のところ，アルコール薬物の使用で精神的・身体的な問題や社会生活上のトラブルが起きていることを知っているにもかかわらず，やめられない．このようにアルコール・薬物の使用を繰り返してしまう理由には以下のものがある．

a．離脱症状

アルコールや薬物をやめるときの不快な症状（不眠やイライラなど）を減らすためにまた用いてしまう．

b．自己投薬による心理的効果の学習

アルコール薬物使用時の快感を味わったときの状況（会社帰りの場面，セックス時など），人（飲み仲間，売人など）やもの（注射器など）などの外的な刺激，ストレスなどの内的な刺激に対する「条件づけ」が起きている．この条件づけとは，肉を与えるときにベルを鳴らすことを繰り返すと，ベルが鳴ると自動的によだれが出るようになる現象を指す．たとえば，薬物依存のケースの例としては，ストレスがたまると覚せい剤を使っていた人の場合，ストレスを感じると同時に覚せい剤の快感を自動的に思い出して使いたくなってしまうということが起きるが，これが条件づけである．このようにアルコール薬物依存症の人は，やめないといけないと思うようになっても，こうした条件づけが急には変えられないため，同様の状況や刺激に接すると，瞬間的にアルコールや薬物が使いたくなってしまうということが継続している．回復のためには，こうした条件づけを消去したり，変えていくことが必要になる．

c．家族関係その他の対人関係の問題

アルコール薬物依存症者の生育家庭の研究では，ネグレクトや虐待，またはそこま

表2　物質依存の診断基準

臨床的に重大な障害や苦痛を引き起こす物質使用の不適応的な様式で，以下の3つ（またはそれ以上）が同じ12カ月の期間内のどこかで起こることによって示される．
　(1) 耐性：以下のいずれによって定義されるもの：
　　(a) 酩酊または希望の効果を得るために，著しく増大した量の物質が必要．
　　(b) 同じ量の持続では減弱した効果
　(2) 離脱：以下のいずれによって定義されるもの：
　　(a) その物質に特徴的な離脱症候群がある．
　　(b) 離脱症状を軽減したり，回避するためにしばしば同じ物質（または，密接に関連した物質）を摂取する
　(3) その物質をそのつもりより大量に，またはより長い期間，しばしば使用する
　(4) 物質使用を中止，あるいは制限するための持続的欲求，または1回またはそれ以上の努力が不成功
　(5) その物質を得るために必要な活動（例：窃盗），物質摂取（例：立て続け喫煙），または，その効果からの回復などに費やされる期間の大きいこと
　(6) 物質の使用のために重要な社会的，職業的または娯楽的活動を放棄，または減少させていること
　(7) 精神的，または身体的な問題が，その物質の使用で持続的，または反復的に起こり悪化しているらしいことを知っているにもかかわらず，物質使用を続ける

〔1〕American Psychiatric Association（編）：DSM-IV-TR 精神疾患の診断・統計マニュアル．新訂版，医学書院，2002〕

でいかなくても家庭のコミュニケーション不全があることが指摘されている．こうした背景の影響があって，対人関係の距離の調節は難しく，相手に合わせようとしすぎて巻き込まれたり，逆に一方的に考えを押しつけてしまう場合も多く，家族や友人や異性関係が続かないだけでなく，援助者との関係を保つことが難しい．こうしたことでの破綻や孤立がアルコールや薬物使用に結びついてしまう．

d．感情調整・自尊心の問題

生育期の心理発達上の問題があり，自尊心の低下やうつを生じやすく，自殺念慮や自殺行動にもつながりやすい．

e．全般的な生活・就労の問題

いったんアルコールや薬物をやめても，社会の受け皿も少ないこともあり，生活や就労の適応困難や経済的困窮が再発に結びついてしまう．

3）アルコール薬物依存症と児童虐待の関係
①アルコール薬物依存症が児童虐待の危険因子になる
a．調査所見

物質乱用が児童虐待事例の危険要因となっていることが指摘されている[2)3)]．全米のCPSの調査で，50州の85％がCMの主な原因として，物質乱用は貧困と並ぶ最大の危険因子であるとされる．Andaら[4)]は，親がアルコール乱用を生じている場合，そうでない場合に比べて，子ども時代の感情的虐待，身体的虐待，性的虐待，DVの目撃を含む9種類の有害体験を持つことが多かったことを示した．虐待死や虐待の再発ケースにおいて，アルコールなどの物質乱用が関係していたという報告もある．Besingerら[5)]は，重大な児童虐待のために分離された639人の子どもの研究で，養育者の物質乱用は79％を示したことを報告しており，日本では斎藤[6)]が，養護施設に保護された児童の親では，統制群の親よりもアルコール乱用やその他の精神障害が有意に多かったことを確認している．

b．心理的機序

アルコールや薬物問題が，児童虐待に結びつくメカニズムは以下の通りである[2)3)7)8)]．

ⅰ）物質乱用の薬理効果や依存が，親の養育行動を阻害する

このなかには，アルコールや薬物の持つ薬理効果として脱抑制，判断力の低下，その他の精神症状（幻覚妄想など）が，子どもに対する乱暴な態度や言葉になったり暴力につながるというものである．また依存症ではアルコールや薬物に夢中になってしまい，必要な養育を行わないということも起きる．

ⅱ）慢性的な物質使用やそれに関わる要因の影響

養育している最中のアルコールや薬物摂取のみでなく，過去の使用歴や長期的なアルコール薬物摂取と児童虐待が関係することが報告されている．これは，アルコールや薬物の使用終了後も，その影響が残る可能性を示唆している．アルコールや薬物依存症を持つ者では，薬理的効果以外に生物—心理—社会—スピリチュアルの問題を生じており，これらの問題が長期的に虐待やネグレクトを起こす要因になる．具体的には以下のような要因が挙げられている．

・人格的な問題，感情調節機能の低さ，衝動性，自己中心性，自尊心の低下
・社会的な問題：依存症による人間関係の破綻が就労や経済的状態の悪化を招く

- 家族関係・養育機能の問題：子どものニーズを受け止める能力の問題
- 合併する精神障害：うつ病や薬物誘発性精神病，統合失調症などの合併する精神障害やそれに伴う引きこもりや自傷行為など．精神障害は依存症の結果のみでなく，悪化の要因としても働く（精神障害の苦痛を和らげようとして，物質を自己投与するなど）．

②児童虐待を受けることが，アルコール・薬物依存症を生じる危険因子になる

a．調査所見

児童虐待を受けることが，将来的に依存症を生じる危険因子になることが指摘されている．Kang ら[9]は薬物乱用プログラムを受けている子どもを持つ 171 人の物質乱用女性で，児童虐待の被害体験（性的虐待 24%，身体的虐待 45%）を報告した．Boyd[10]による 105 人のアフリカ系アメリカ人女性のコカイン使用者の調査では，61%の児童期性的虐待，70%に 2 週以上のうつ症状を認め，性的虐待を受け始めた年齢，うつ発症年齢，薬開始年齢の間に相関があることが示された．日本の研究では，全国ダルクの薬物乱用者の調査で，男 67.5%，女 72.7%が中学時までに虐待を受けた体験を持っており，特に心理的虐待を訴える者が男女とも多いことを報告している（図 1）[11]．

b．心理機序

以下のようなメカニズムが指摘されている[2,11]．

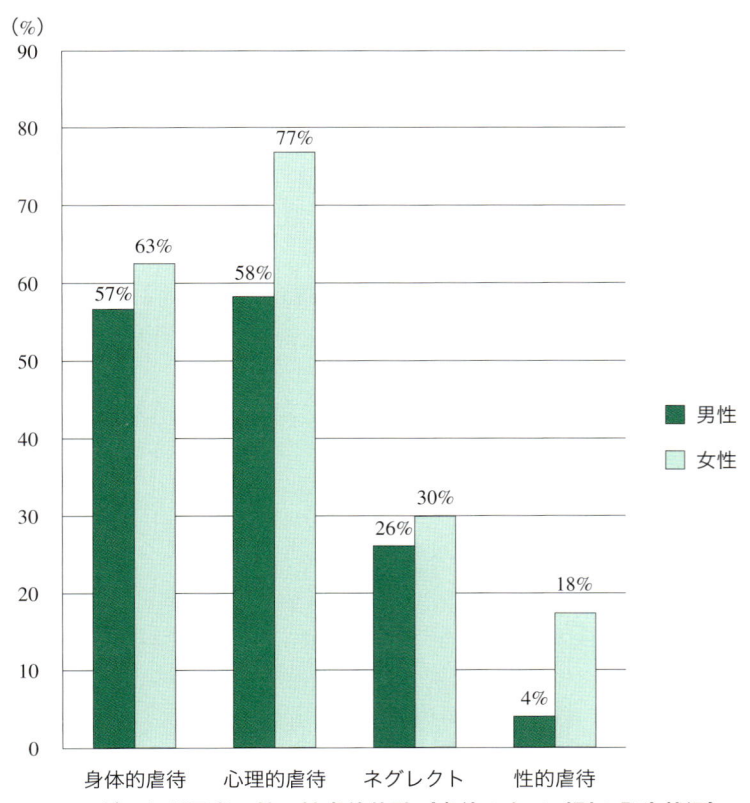

図 1 ダルク利用者の持つ被虐待体験（虐待のタイプ別の発生状況）
〔11〕森田展彰，他：物質使用障害と心的外傷精神科治療学．2010；25〕

ⅰ）児童の不適切な養育＝子どもの物質使用という場合

　　子どもに対する適切な監督を行わないことで，子どもの物質使用を生じる経路がある．アルコールや薬物依存症者の研究では，早期から飲酒やたばこを家庭で行い，容認されていた場合が多いことがわかっている．

ⅱ）児童虐待によるトラウマ反応や不快な情動反応が物質の自己投与を促すという経路

　　被害体験によるトラウマ症状や不安などの不快な感情や身体反応（動悸や不眠など）を「自己治療」するために，アルコールや薬物を使うようになり，それが依存症につながる．

ⅲ）児童虐待によるダメージが対人関係や人格など広範囲の変化を個人に起こし，これが，アルコール薬物の使用を行うライフスタイルや依存症に結びつく経路

　　物質使用障害の発生，維持，悪化の要因に，家族関係の問題があることは多く指摘されてきた．たとえば和田ら[12]による学校の薬物乱用の調査では，薬物乱用のある児童ではそれがない児童に比べ，親と食卓を共にしないなどのその関わりに問題があることを示した．家族をはじめとする一次的な集団への帰属が少ないことは，非行集団などへの接近を促し，そこでの薬物使用の具体的な使用法や価値観が伝達されるという流れがあることがわかっている．また，家族の干渉や過保護などの不適切な関わりが，薬物やアルコール問題の継続につながることが，AC（adult children）や共依存という概念でとらえられてきた．このうち AC は，アルコール依存症者のいる家庭で育った子どもが，アルコール問題を持つ場合が多いという臨床知見に基づいた概念である．元来，アルコール依存症の家庭で育った成人した子どもについてACOA（adult children of alcoholics）と呼んでいたのが，概念を拡張して，様々な精神的な問題を抱え家族機能の損なわれた家庭で育った子どもにも適用するようになり，ACOD（adult children of dysfunctional family），あるいは単に AC と呼ぶようになり，これらの概念に基づいて，児童虐待を含む不適切な家族状況が子どもにもたらす心理的影響の評価や援助に使われるようになった．ACOA の調査[13]により，アルコールや薬物依存症者のいる家庭で育った子どもは，青年期や成人になった場合には，アルコールや薬物の問題のみでなく，気分障害や人格障害，摂食障害などの精神障害，健康上の問題，学校不適応，犯罪，自殺，自尊心の低下など広範囲の問題が多いことがわかっており，問題のなかには，虐待や DV の加害行為も含まれる．

　　ACOA の研究とも併行して，薬物依存症をアタッチメントの問題や複雑性 PTSD（詳細はⅢ-3「パーソナリティ障害および暴力」の項を参照）としてとらえる研究が行われている[11]．アタッチメントの観点からみたアルコール薬物依存者の研究では，本来の安定型のアタッチメントを形成できた者は少なく，恐怖型アタッチメントを示す者が多いことが報告されている[14]．Flores[15]は，アディクションが生育時のアタッチメントの問題として生じる過程を示し，アディクション治療をアタッチメントの観点から行うことを提案している．また，複雑性 PTSD の立場からは，生育期に反復的・持続的にトラウマを受けることで，感情調節障害や対人関係障害が定着して，結果的に生じた心理的な苦痛を化学的に麻痺させる手目に物質を使用していると考える[11]．複雑性 PTSD という見方は，トラウマ体験を核にして薬物依存に発展したケース（女性に多い），最も典型的には境界性人格障害と薬物依存を合併しているようなケースの病態を総合的に考えるのに有効である．複雑性 PTSD では，トラウマを再現するような危険な行動や人間関係にとらわれている「トラウマの絆

（trauma bond）」という状況が生じていることが指摘されているが，女性の依存症者でしばしば認められる危険な異性（薬物の売人など）との関係や自傷行為などから離れられないことが，薬物使用と結びついている場合が少なくなく，この概念がよく当てはまっている．

③アルコール・薬物問題と虐待の世代間連鎖

今まで述べてきた物質使用と児童虐待の関係を図2にまとめた．児童虐待がこれを受けた子どもに物質乱用をもたらす影響は，直接的な影響（虐待によって生じたトラウマ反応や不快感情を打ち消すための物質使用，子どもの物質使用を止めないことが虐待であること）と間接的な影響（児童虐待による長期の心理社会的なダメージが薬物アルコール使用の要因になる場合）がある．これらは図2では，矢印の①〜③にあたる．一方，物質乱用を行う親が，児童虐待を生じる影響も，直接的な影響（物質使用による薬理作用など）と間接的な影響（物質乱用や依存が慢性的な心理社会的なダメージを通じて，児童虐待に結びつく）に分けられる．これらは図2では，矢印の④〜⑥にあたる．

もともと児童虐待やDVなど暴力についても世代間連鎖が指摘されている（図2の⑦）が，物質依存の問題はこうした暴力の世代間連鎖の促進因子となっているとみることができる．こうしたアルコール問題と各種の家庭内の暴力の間にある複雑で深刻な悪循環を解決するうえで，アルコール問題の援助機関と，児童虐待やDVの援助・介入機関が連携してこれに当たることが必要であることが指摘されている．

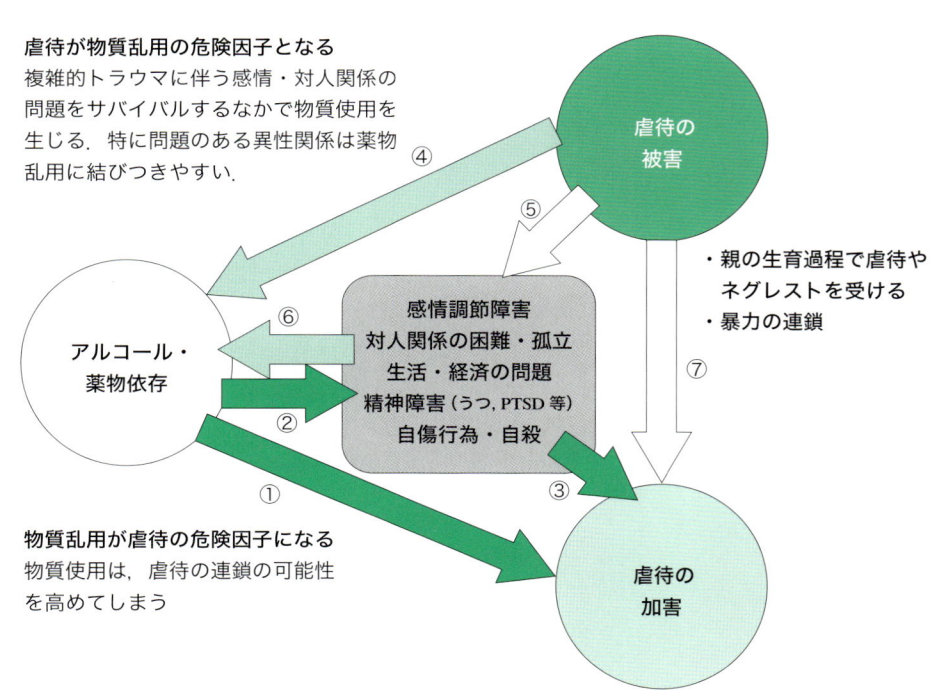

図 2　児童虐待とアルコール・薬物依存の関係

B 評 価

1）臨床的な評価，面接法

　アルコールや薬物の使用歴とその原因や結果となり得る要因（家族関係，被害体験，合併する精神障害，自傷や暴力，摂食障害やギャンブル依存などの問題）を本人や家族に聞く．これをもとに以下の診断基準をもとに依存症かどうかを検討する．依存症者は，自分のアルコール薬物に伴う問題を「否認」しがちなので，単純にコントロールできるかを聞いても意味がない．家族の訴えや病歴を通じて，アルコールや薬物使用が，身体，精神，社会的な問題を引き起こすことを繰り返すパターンを生じていないかを検討する．アルコールや薬物の問題を網羅的に把握する構造化面接のツールとしては，ASI（addiction severity index，嗜癖重症度尺度）がある．

表3　アルコール・薬物依存の評価ツール

名前	形式	対象	概要	出典
ASI（addiction severity index：嗜癖重症度尺度）	半構造化面接	アルコール依存症と薬物依存症	これは，薬物依存の関連問題を8次元（医学，雇用・生計，アルコール，薬物使用，法的，家族・人間関係，精神，医学）から採点するものである．	日本版は妹尾らが作成しており， 16）東京都精神医学研究所のHP：http://www.prit.go.jp/Ja/PAbuse/TMolecpsy/ASI/asi-j.html でダウンロードできる． 17）Senoo E, et al：Reliability and validity of the Japanese version of the Addiction Severity Index（ASI-J）. Japanese Journal of Studies on Alcohol and Drug Dependence 2006；368-379
CAGE	自記式質問紙	アルコール依存症	Cut Down（節酒），Annoyed（周囲がうるさい），Guilty（罪悪感），Eye-opener（迎え酒）に対する4つの質問項目からなり，回答は"はい""いいえ"の二者択一である．2項目以上を肯定した場合には，アルコール症と判定することが推奨されている．	18）Ewing JA：Detecting alcoholism：The CAGE questionnaire. JAMA 1984；252：1905-1907 19）北村俊則：精神症状測定の理論と実際．海鳴社 1988；108-109
AUDIT（alcohol use disorder identification test）	自記式質問紙	アルコール依存症	1990年代初めに，世界保健機関（WHO）がスポンサーになり作成された自記式スクリーニングテストである．10項目からなり，各項目の回答にしたがって0点から4点の点数が付与される．テスト全体では最低が0点，最高が40点であり，カットオフは用途により変えていいとされているが，わが国では15点あるいは20点以上を依存症を示唆するものとしている．	20）廣　尚典：CAGE, AUDITによる問題飲酒の早期発見．日本臨床 1977；172：589-593
DAST（the drug abuse screening test）	自記式質問紙	薬物依存症	薬物依存の問題に関する自記式のスクリーニングテストである．20個の質問からなる．	21）Skiner HA：The drug abuse screening test. Addict. Behav 1982；7：363-371 22）鈴木健二，他：高校生における違法性薬物乱用の調査研究．日本アルコール・薬物医学会雑誌 1999；34：465-474

2）質問紙

依存症のスクリーニングテストには**表3**[16)～22)]のようなものがある．

以上のようなツールを用いて，親（または子ども）におけるアルコールや薬物依存症に関する評価を行う．これと親子関係の評価と環境の評価などとの間でどのような相互作用を生じているかを検討し，子育てと依存症の2側面への援助計画を立てることになる．

C 援 助

まず，一般的なアルコール薬物依存症に対する援助・治療の手法や援助機関について知っておくことが重要であり，これを先に述べる．そのうえで，児童虐待の被害・加害と，アルコール薬物依存症の合併した事例についてどのような援助を行うのかについてまとめた．

1）依存症治療の基本的な援助

①治療導入

依存を生じている可能性を評価し，これを本人や家族に伝えて，治療に導入する．本人の意志や性格の問題ではなく，依存症というコントロール障害のある病気であり，治療が必要であることを伝えることが重要である．飲酒や薬物使用によるよい点（使用によってストレス発散できる，人と緊張せず話せるなど）と悪い点（肝障害などの身体的問題，うつや幻覚などの精神的な問題，家族や職場での仕事が続かない，刑務所に入るなど）を検討させて，このことに取り組む動機づけを行うことが重要である．重要なことは，やめる約束をさせても無理なので，その治療や回復に取り組む気持ちを引き出すことである．完全な断酒や断薬の決意がすぐにできなくても，問題に取りかかる動機づけを行うことがまずは必要であり，その場合は節酒や減薬の目標から始めてもよい．本人を説得する際にはアルコールや薬物の問題を積極的に取り扱う医療機関や回復機関を調べておいて，あらかじめ相談しておく方がよい．地域にある精神保健福祉センターや保健所や自助機関（断酒会，ダルク，マック）などでの情報収集が有用である．

②入院または外来における治療プログラムへの導入

アルコールや薬物の専門病棟における約3～6カ月の治療プログラムでは，安全な離脱や物質誘発性障害による症状の改善を行ったうえで様々な教育プログラムや心理療法や自助グループへのつなぎをセットにして行っている．最近は外来治療のみで治療プログラムを行うことが増えている．

③薬物療法

アルコール依存症の場合には嫌酒薬を用いることも効果的である．この薬を飲むと，人工的に酒に弱い状態になるので，飲みにくくなる効果がある．ほかに症状に応じて幻覚や妄想を抑える抗精神病薬やうつ症状を改善する抗うつ薬などが用いられる場合も多い一方で，安易に抗不安薬を出すとかえって処方薬への依存を生じる場合がある．

④認知行動療法

再発防止法を中心にしたプログラムが医療機関や司法機関（刑務所・保護観察所）などで行われ始めている．薬物やアルコールを使いたくなるときの，きっかけ・状況（ストレスが

たまっているとき，酒びんや注射器を見たとき，誘われたとき）や考え方（少しくらいなら使っても大丈夫という考え，今日は特別な日だからお酒を飲んでもしょうがないなどの言い訳など）について，考えさせる．そして，きっかけや危ない状況を避けるためにどうしたらいいかを考えさせたり，危ない考え方が出てきたときに自分にアドバイスする言葉（ちょっと使うとまた止まらなくなってしまうのでやめた方がいい，薬物を使うとまた逮捕されてしまうからやめておこうなど）を考えさせたりする．

⑤自助グループ

自助グループとは，「同じ障害や苦痛を抱いている個人が自分の問題を自分自身で解決するための相互扶助を目的として，自主的に結成し，しかも専門職から独立した活動を展開している集団」である．アルコールについては，AA（alcoholic anonymous）や断酒会があり，薬物の場合にはNA（narcotics anonymous）がある．これらは定期的に集まって，ミーティングを行うことで回復を助け合っていくものである．一方，MAC（maryknoll alcohol center）やDARC（drug addiction rehabilitation center）は，アルコールや薬物の問題を持つ人同士で生活を共にする居住型の社会復帰施設であるが，これらでもAAやNAと同じ形式のミーティングをその施設のなかで行っている．

⑥家族への働きかけ

アルコール薬物依存症は，家族を巻き込む病気であり，本人が問題を否認しがちな側面があるために，治療の開始や継続において家族が担う面が大きい．アルコールや薬物使用による否定的な結果を家族がカバーするような対応をすることは，依存症行動を助長してしまう結果になる．これをイネーブリングというが，家族にこうしたパターンを変えて，健康なコミュニケーションを取り戻す援助をする．薬物依存症家族会や断酒会へ家族をつなぐことも有用である．

⑦生活・就労への援助

日常生活や就労の力を養う場を提供して，社会復帰の過程を援助することが重要である．

2）アルコール薬物依存症を持つ親への子育て支援や虐待予防

アディクション問題を持つ親の援助においては，以下の点を考慮する必要がある[2)3)7)8)]．

- 依存症の治療と子育て支援の両方の援助機関へのつなぎが必要である．依存症者にとって，保健機関や医療機関であまりよいサポートを受けた体験がない場合が多く，子育てについては相談したい気持ちがあっても，援助を受けることへのためらいが強い．たとえば，どこか児童福祉に関わる機関にかかるようにという簡単な教示ではなかなかつながらない．具体的な治療機関を見つけて，誰かが一緒について行くような形で受診を援助することが望ましい．
- 関連機関の連携：児童福祉と依存症の関連機関および福祉や日常的なサポートを行う機関（保健所や市町村など）で連携することが有効である．合同の会議を，1回でなく繰り返し開催して，援助を継続することがうまくいくコツである．さらに徳永雅子は専門家のみでなく依存症者本人や家族を加えたネットワークミーティングを行い，成果を上

げている[23].
・援助してくれる機関や仲間につながることへの恐怖や抵抗があることを理解する.
・物質使用をやめることが目標になるが,すぐにそれが果たせなくてもとりあえず治療を続けていくことを優先的な目標とすべきである.
・子育てをめぐる葛藤,対人関係でほどよい距離が持てないことが子どもに対しても同じように出てしまう.依存症者は適切な養育を受けないできた者も多いので,子育てや家族関係のイメージがなく,簡単なことでも戸惑いが多い.自分自身のアルコール薬物使用を続けることにとらわれ,子育てを負担に感じる一方で,よい親にならなければという気持ちも強く,子どもに十分なことができていない罪責感にさいなまれている場合が多い.
・親自身の回復・ケアと子育てのバランスを援助する.上記のような子どもとの葛藤がある場合,煮詰まりやすいので,親としてがんばらせるところと,自身の回復を優先するところの仕分けを手伝う枠組みを示すことが有用である.親自身の身体や精神をよい状態に保つセルフケアの体験が増えるような生活指導や情報提供が大事である.そうした観点から保育や児童福祉施設の利用で子どものケアの負担を減らして,依存症治療に集中させる時期を作ることも有用である.

症　例

母A（最初の相談時27歳）と男児B（小学校1年生）

　小学校1年生の男児Bは無口で内向的で友達ができない様子であり,不登校が断続的にあり,養護教諭が注意をしてみていたが,殴られたと思われるあざなどが何度か見つかり,学校から児童相談所に通告された.児童相談所が調査したところ,母Aが気分にムラがあり,時に子どもを叩いてしまうことがわかったが,その背景に毎日の大量飲酒があることがわかった.父は長距離のトラックの運転手で,不在のことが多く,母子関係をサポートできていなかった.この母Aの飲酒問題は結婚前から続いていて,酩酊すると父でも止められないほど激しい怒りが出るという.母方祖母は死去し,母方祖父は近くに住んでいたがその祖父にもアルコールの問題があり,母Aが小さい頃祖父からぶたれることも多かったという.児童相談所が子育てに関する指導を行うとともに飲酒の問題を精神科で診てもらうように言ったが,受診してもアルコール問題をちゃんと相談してこないため変化がなかった.

　こうした状況でいったん子どもを児童養護施設で預かることになった.分離後に,保健師と父に付き添わせて母Aをアルコール専門外来のある病院に受診させた.アルコール依存症と気分循環症と診断され,抗酒薬が出され断酒を指導されたが,大量飲酒がその後も止まらず,「ムシが見える」等のせん妄症状や鉄欠乏性貧血などがあることもわかったため,アルコール病棟に入院することになった.児童相談所と地域の保健師と精神科医と児童養護施設の子どもの担当でケース会議を開き,子どもは施設に慣れるに従い元気になっていること,子どものケアとアルコール依存の治療を少なくとも半年くらいじっくり行う方針が話し合われた.さらに父親と本人も交えて話し合ったが,この時点では母Aは早く退院して子どもを引き取りたいと主張したため,

主治医や父親が説得して，とにかくまずはアルコールの入院プログラムをきちっと終えなければいけないことを納得させた．

入院後，一離脱症状や貧血は改善し，アルコールの教育プログラムにもまじめに取り組んだ．結局3カ月入院したが，その間に医師の指導で両親ともに断酒会につながり，抗酒薬を始めた．入院の後半には母Aに数回，児童相談所へ来所してもらい，親子関係を建て直すためにはどういうことが必要かについて説明を行い，子どもが入所している児童養護施設と併設されている子ども家庭支援センターのペアレンティングのプログラムを受けることを勧めた．その後，退院前の外泊で1度再飲酒があったものの，プログラム（再発防止のための認知行動療法など）を終えての退院となった．退院時点で，関連機関と両親との間で再度話し合いがもたれた．母Aはこの際にはすぐに引き取りは望まず，まずは外来と断酒会と子ども家庭支援センターに通うということに納得した．その後半年間は断酒が成功して，子どもとの関係を再統合することを子ども家庭支援センターを中心に行い，ようやく外泊が始まったところである．母よりむしろ父が子どもの引き取りを急いでいるが，外泊での様子をみてということで話し合いが続いている．

3）児童虐待によるトラウマの問題を持つアルコール薬物依存症のケースへの援助

児童虐待などによるトラウマ問題を伴う薬物依存症は，これを伴わないものに比べて，治療予後が悪いことが多い．その理由としては以下のようなものが指摘されている[7)11)]．

◆トラウマの想起や苦しい感情から短期的に逃れるために薬物を用いてしまうこと．
◆長期反復的なトラウマの曝露の影響（複雑性PTSD）による自尊心の低下や感情や行動のコントロール障害が安定的に援助を受けることを難しくする．
◆危ない人間関係や刺激に対するとらわれ（トラウマ・ボンド）．
◆合併する精神症状や問題抗移動の重症化への対応が必要となる．
◆援助体制の問題：暴力被害やトラウマに対応する援助機関と，薬物問題の援助機関は分かれてしまっており，両方の問題を抱えている事例を援助してくれる社会的リソースが限られる（例：薬物依存症を持つDV被害母子に対応できるシェルターは少ない）．

これらの問題を念頭において，暴力などのトラウマと薬物依存症の合併事例に対する援助では以下の点が重要である．

①**安心感を助け，断薬や断酒よりも援助への導入・維持を重視する**

暴力などの被害によるトラウマを持つ場合には，傷つきやすく，援助を自分から求めることが難しい．そうしたクライアントに対しては，安全感・安心感を保証し，大変ななかを頑張ってきた本人の力をエンパワーメントして回復の場につなぐことが重要である．断酒や断薬を直面化すると援助機関と切れてしまう場合が多いので，まずは治療につながることを優先する．

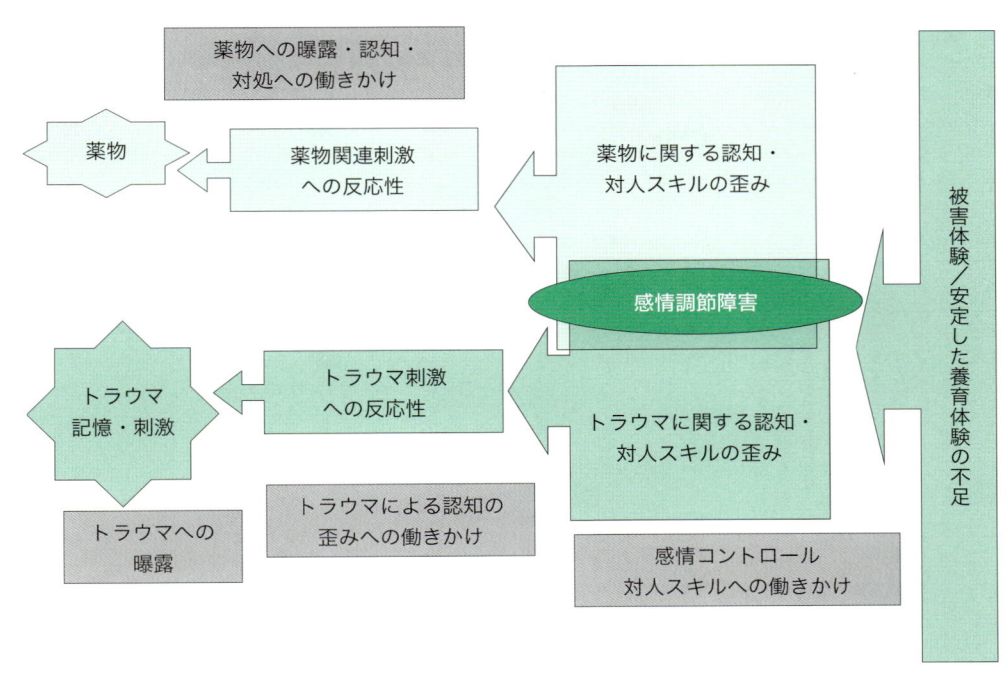

図 3　薬物依存と PTSD の合併事例における介入ポイント

②様々な具体的なニーズを助けるケースワーク，関連機関の連携

　身体的なケアや，交通や子どもの世話，福祉などの手続きなど，具体的な大変さを助けていくことが重要である．ケースに関わる関連機関（アルコール薬物問題の機関と児童福祉機関や身体ケアを行う機関，保健センターなどの地域のサポートなど）の間でのケース会議や役割分担が必要．

③薬物依存症とトラウマの両方の問題に対する統合的な心理的働きかけを行う

　両問題を持つ場合，初期からこれらに対する心理教育や認知行動療法を並行して行う．図3に示すように，取り扱うべきポイントは，ⅰ）物質使用とトラウマ記憶に結びついた認知や行動を同定し，それへの対処を検討すること（トラウマの再体験をアルコールや薬物を使わずに対処すること），ⅱ）その根底に共通してある感情調節や対人関係の問題（自己否定的な考えや対人場面で自分の気持ちを言えず危ない異性関係などから距離がとれないことなど）とがある．さらには不適切な養育に伴うトラウマ記憶の処理を行うのが最も根治的であり，海外では PTSD に対する曝露療法と物質依存の再発防止を組み合わせた手法も使われている（トラウマと薬物問題を併せ持つ事例への認知行動療法の詳細は，文献11）を参照してほしい）．また，自助グループは，依存症のみでなく，トラウマの問題の回復の効果を持つので有用であるが，グループ活動に抵抗のある事例もあり，個人的な治療との組み合わせが必要な場合も多い．ダルクでは，トラウマの問題や子育ての場合を含めた依存症の包括的な援助を始めており，注目される成果を上げている[6)7)]．

文　献

1) American Psychiatric Association（編）：DSM-Ⅳ-TR 精神疾患の診断・統計マニュアル．新訂版，医学書院，2002
2) Kelly SJ：Child maltreatment in the context of sub-

stance abuse. In：Meyers JEB, et al（eds）, *The APSAC Handbook on Child Maltreatment*. 2nd ed, Sage Publications, 2002；105-117
3) O'Gorman P, et al：*The Lowdown on Families Who Get High：Successful Parenting for Families Affected by Addiction*. Child & Family Press, 2004
4) Anda RF, et al：Adverse childhood experiences, alcoholic parents, and later risk of alcoholism and depression. *Psychiatric Services* 2002；**53**：1001-1009
5) Besinger B, et al：Caregiver substance abuse among maltreated children placed in out-of-home care. *Child Welfare* 1999；**78**：221-239
6) 斉藤　学：こどもを虐待する親たち．児童虐待：臨床編，金剛出版，1998；313-331
7) 上岡陽江，他：その後の自由．医学書院，2010
8) オフィスサーブ：親になるって，どういうこと—シラフで子どもと向き合うために—．ダルク女性ハウス，2009
9) Kang S, et al：Adverse effect of child abuse victimization among substance-using women intreatment. *Journal of Interpersonal Violence* 1999；**4**：657-670
10) Boyd CJ：The antecedents of women's crack cocaine abuse：Family substance abuse, sexual abuse, depression and illicit drug use. *Journal of Substance Abuse Treatment* 1993；**10**：433-438
11) 森田展彰，他：物質使用障害と心的外傷精神科治療学．2010；25
12) 和田　清，他：薬物乱用に関する全国中学生意識・実態調査．平成20年度厚生労働科学研究費補助金（医薬品・医療機器等レギュラートリーサイエンス総合研究事業）研究報告書　薬物乱用・依存等の実態把握と「回復」に向けての対応策に関する研究．2009；15-85
13) Christoffersen MN, et al：The long-term consequences of parental alcohol abuse：A cohort study of children in Denmark. *Journal of Substance Abuse Treatment* 2003；**25**：107-116
14) Shindler A, et al：Attachment and substance use disorders：A review of the literature and a study in drug dependent adolescents. *Attachment & Human Development* 2005；**7**：207-228
15) Flores PJ：Addiction as an attachment disorder. Jason Aronson, Lamham, 2003
16) 東京都精神医学研究所のHP：http://www.prit.go.jp/Ja/PAbuse/TMolecpsy/ASI/asi-j.html でダウンロード可能
17) Senoo E, et al：Reliability and validity of the Japanese version of the Addiction Severity Index（ASI-J）. *Japanese Journal of Studies on Alcohol and Drug Dependence* 2006；368-379
18) Ewing JA：Detecting alcoholism：The CAGE questionnaire. *JAMA* 1984；**252**：1905-1907
19) 北村俊則：精神症状測定の理論と実際．海鳴社1988；108-109
20) 廣　尚典：CAGE, AUDITによる問題飲酒の早期発見．日本臨牀 1977；**172**：589-593
21) Skiner HA：The drug abuse screening test. Addict. Behav 1982；**7**：363-371
22) 鈴木健二，他：高校生における違法性薬物乱用の調査研究．日本アルコール・薬物医学会雑誌 1999；**34**：465-474
23) 徳永雅子：子ども虐待の予防とネットワーク—親子の支援と対応の手引き—．中央法規出版，2007

5 性的虐待による症状とその治療
1）初期介入と治療

国立成育医療研究センターこころの診療部　奥山眞紀子

Essential Points
- 性的虐待は決して少なくない問題であり，心理的影響も大きい．
- 性的虐待の影響は他の虐待の影響に加えて，解離症状が強く，性的発達への影響があり，自己の身体的感覚と他者との距離感に影響することが特徴的である．
- 性的虐待を受けた子どもには十分な聞き取りをして，表面に症状がなくても臨床に至らない問題が発達に影響する可能性を考えてケア・治療を行う必要がある．

A 理解

1）子どもへの性的虐待とは
①子どもの性の権利の侵害
　虐待とは，強者としての大人と弱者としての子どもという権力構造を背景とした，子どもへの重大な権利侵害である．そのなかで，性的虐待は子どもの性の権利が侵害されることになる．子どもの性の権利とは以下のようなものが含まれる．

a．子どもの性の安全が保障されること
　子どもの性の権利のなかで最も重要なのは子どもの性の安全が保障されることである．子どもは一人で自分を守れるほど強くない．周囲の大人が守ることが必要であり，守られることが子どもの権利である．たとえば，子どもの前で性行為を行ったり，子どもの手の届くところに性描写の激しい本やDVDを放置することによって，子どもがそれを見て，恐怖を覚えたり，他児に加害をしてしまうということがあれば，それは子どもの性の安全を守れていないこと，つまり虐待に当たると考えられる．また，子どもの性的な写真を撮ったり，それを売買するなどということも，子どもの性の安全が侵害されていることに当たる．虐待とは子どもの側から見て判断されるものであり，守られる権利がある子どもにとっては，家族内，家族外のすべての性被害は性的虐待に当たると考えてよい．

b．子どもの健全な性の発達が保障されること
　子どもは発達の途上にある．性の発達もその一つである．性の発達は遺伝的な性，つまり染色体によって規定される性があり，胎児期の脳が男性ホルモンに暴露されるかどうかによって決まるとされる生物学的な性と養育環境の期待による社会的な性が複合して核となる性のアイデンティティーが形成され，その性に対して社会的に期待されている性役割を受け入れ，社会的に認められる男性的あるいは女性的言動を呈することになる．そして，自己の性に対する自尊感情が育ち，思春期になれば，より性

役割が明確になるとともに，生殖年齢となって，健全な性行動に至るのである．性的虐待はこの性の発達を阻害することになる．性行為はもとより，早すぎる性の刺激はすべて子どもの健全な性の発達を阻害する危険がある．したがって，年齢不相応の性の刺激を与えることは性的虐待に当たるのである．無理やり性描写のある本を見せるといったことは十分に性的虐待である．また，女の子が欲しかった親が男の子に女装させたり，子どもの性役割の意識が混乱するような関わり方も性的虐待に当たる．

c．子どもの性の対象選択が尊重されること

上記のように，思春期に至った子どもは自己の意志で性行動の対象を選択し，自己の意志で性行動に至る権利がある．つまり，無理やり希望しない相手との性行動を強要されたり，したくない性行動を強要されることは性的虐待に当たる．たとえば，嫌がる子どもに性行為を強要したり，自慰を強要することは性的虐待に当たるのである．

②性的虐待の種類と頻度

性的虐待の種類とその頻度に関しては様々な地域での報告があるが，北米では全体として，女性の20〜25％，男性の5〜15％が18歳未満で性的虐待を経験しているといわれており，家庭内性的虐待の比率は，家族・親族からの虐待が1/3を占めるといわれる[1]．

一方，日本[2]では18歳未満の女性の40％が被害を受けているが，圧倒的に多いのは電車の中で触られたというものである．しかし，電車の中で触られることも精神的な影響は少なくない．小学校卒業までに電車の中で性被害にあった方のなかには，生活に支障をきたすほどの精神的な影響を受けていた方が少なくない．

2）性的虐待による精神的な影響

性的虐待は子どもにとって不安を掻き立てる怖い体験であり，トラウマ（心理的外傷）となることが多い．特に，身体接触のある性的虐待は強いトラウマとなる危険性が高い．その背景として，予期せぬ形で自己の境界を侵害されることが不安を強くしている可能性がある[2]．

①裏切られることによる他者への不信

性的虐待は大人に守られて他者に対する信頼を構築すべき時期に大人から与えられるトラウマである．子どもは周囲の大人に守られて育つ．性的虐待はそのような子どもの信頼を裏切る行為である．特に最も子どもを守るべき家族からの性的虐待は，子どもにとって誰をも信頼できなくなる体験である．また，教師や保育士やコーチといった，子どもを守るべき空間で権力を持っている人からのトラウマも不信を強めるトラウマである．他者を信頼できなくなった子どもは打ち明けても信じてもらえないと思う傾向が強くなり，発見も遅れる．また，支援者を信じることも困難になり，回復も遅れる危険がある．他者への不信は人格の発達に大きな影響をもたらす危険があるのは当然のことである．

②生活の場で起き，逃れられない無力感と罪悪感

子どもの生活空間は限られている．その中で起きるトラウマであり，その生活空間に対する不安が強くなる．家庭内であれば，それはさらに逃れられない状況となり，子どもにとっては強い無力感が生じる．さらに，性虐待は暴力で抑えられて被害を受けることはかえって少ない．心理的に支配されており逃れられないのだが，それが理解できず，逃れられたのに逃れなかったという罪悪感が生じることが多い．また，加害者からも「お前のせいだ」と言

われている場合もある．これらの無力感，罪悪感はうつ状態に繋がったり，アパチー状態になったり，自傷を繰り返す原因になったり，物質依存に繋がる危険がある．

③Ⅱ型トラウマの特徴としての否認，解離，強い怒り

家庭内，学校，その他の活動空間での性的虐待は繰り返されることが多い．繰り返されることはトラウマが癒される前に重層化することであり，その影響は強くなる．早くから子どものトラウマを研究してきた Terr LC[3] は子どものトラウマを二つの型に分け，事故や災害などの1回の大きな恐怖体験によるトラウマをⅠ型とし，性虐待などのように繰り返し起きるトラウマをⅡ型とした．そして，Ⅰ型トラウマは典型的な PTSD 症状が多いのに比べて，Ⅱ型トラウマは否認，解離，激怒（rage）などの反応が多いとされる．特に性虐待はトラウマのなかでも解離に至ることが多いのが特徴的である．トラウマの特徴としての「解離」に加えて，「性」の持つ特徴でもある．「性」そのものが解離を起こしやすいこと，身体の一部への侵襲であり否認しやすいこと，子どもにとって意味がわからず理解しがたいことなどがその要因として考えられる．

性的虐待を受けた子どものなかには虐待を受けている最中に布団のとなりに立って見ている別の自分がいたとか，天井から見ている自分がいたという解離症状を訴える子どもは少なくない．最初は性的虐待を受けているときに限られていた解離は防衛スタイルとして身につき，般化して，少しでも困難があったときに解離する傾向が生じてしまうこともある．少し困難になると寝入ってしまう，勉強が難しいと意識が飛んでしまう，不安になると別の所にいるような気がする，などの症状に繋がっていくこともある．

解離は性的虐待が続いているときと安全に保護された後でその表れ方が異なることもある．たとえば，性的虐待が続いているときには何かあると寝てしまう，別の所で見ている自分になるなどの症状が主であった子どもが，安全に保護された後，加害者が留置所にいることは頭ではわかっていてもすぐそばにいるような気がする，加害者の声を聞くなどの解離症状に変化することはよくみられる．しかし，いずれも解離のプロセスである．自己の統合へ向けての治療が必要となる．

④ファンタジー傾向が強くなる

性的虐待という意味が不明な侵襲で，性の刺激は独特の感覚を引き起こし，解離が多いといった状況が長期に続くことで，子どもは現実感を低下させる危険がある．性的虐待に関してのみではなく，他の場面でも現実感が低下し，作り話が多くなり，「嘘つき」と言われていることも少なくない．そのために，事実を打ち明けても，「嘘」ととられてしまう危険もある．

⑤自己感への影響

性的虐待を受けた女性のほとんどが「自分は汚い存在」であると思っている．また，性的虐待を受けた男児は「自分は異常な存在」と思っていることが多い．虐待を受けた子どもは自己評価が低下することが多いが，なかでも性的虐待は自分が「汚い存在」や「異常な存在」という自己感を持つのが特徴的である．そのために，女性の場合は自分を大切にできずに，性的逸脱を繰り返したり，他の非行に繋がったり，自傷などの行為に繋がる危険もある．男性の場合には，異常な存在としてのアイデンティティーから，性加害に至ったり，他の非行に至る危険も高い[4]．

また，性的虐待は突然の自己の境界への侵入であり，自己の境界が不鮮明になることが多い．そのために，自己の身体感覚に歪みを生じたり他者との距離感がつかめず，他者と近づきすぎることも少なくない．性的虐待を受けた子どもを診察していると，治療者に身体接触してくることが多い．にもかかわらず，他者が子どもに近づくと驚愕反応を示すことが多い．
　さらに，解離が続くことで自己の連続性が低下することも少なくない．少し前の自己と現在の自己の連続性が低下するために，行動がころころ変わるようにみえる，人格が複数あるようにみえるなどの影響が出ることもある．

⑥無感情や感情の低下
　性的虐待というつらい体験が繰り返されることで，感情が麻痺してくることはよく経験される．表情が少なくなり，周囲からも本人の感情が理解できないことが多くなる．

⑦愛情と性の混同
　家庭内性的虐待はもとより，家庭外性的虐待であっても，自分を守って支えてくれると考えている相手からの性的虐待である場合，愛情と性が結びついてしまうことがある．子どもにとっては，無関心を一番恐れる．したがって，性加害行為であっても自分に向かうエネルギーは大切である．その結果，他者に関心があるときや関心を持ってほしい人の前で無意識のうちに性的な形で誘惑的な行動をとってしまいがちとなる．その結果，それが再被害を呼ぶ危険にも繋がることもある．

⑧性化行動・性の発達への影響
　性的虐待を受けた子どもには性化行動（sexualized behavior）が出現することが知られている[4]．性的虐待を受けた子どもは，低年齢の子どもでは性的な言動が増加したり，自慰が繰り返されたり，他人の服を脱がせたがったりという行動がみられることが多い．性的虐待でなされた状況を自分で作り出す強迫行為といえる．子どもの年齢が高くなると，単純な行為のみではなく，性的逸脱，性加害などに繋がる危険がある．
　性的虐待を受けた子どもは自己の性に違和感を持つことは少なくない．それがその後の性行動や生殖に影響を与える危険もある．

⑨身体化（転換障害等）
　性的虐待は身体への侵襲であり，身体に関する非現実的な感覚が生じることがある．たとえば，口腔性交の被害を受けた子どもが物を飲み込めなくなる，自慰を手伝わされた子どもの右手が動かなくなるなどの転換障害の症状が出るなどといったことも少なくない．また，典型的な転換障害でなくても，頭痛，腹痛などの不定愁訴が多くなることも少なくない．誰にも言えないということが不定愁訴の増加に影響していることもある．つまり，身体で表現するしかなくなるのである．

⑩他者との違い，秘密保持などによる社会性の発達への影響
　性的虐待を受けた子どもは自分が他者と異なってしまったと感じている．また，子どもは性的虐待を受けていることを秘密にしようとする．それらの影響で同じ年頃の子どもたちとの関係を築けないことが多い．その結果，変わった子ととらえられていることすらある．

⑪口止めの恐怖

　性的虐待を受けている子どもは口止めされていることも少なくない．たとえば祖父に性的虐待を受けていて，話したら母親を殺すと口止めされていた幼児期の子どもは，打ち明けたとたんに強い恐怖に襲われた．口止めは子どもにとって大きな影響があることを意識する必要がある．

⑫家族力動の影響

　家族内性的虐待は家族力動と密接に影響し合っている．たとえば病気の母親の代わりをさせられていた子どもは，家庭にいれば存在価値が強かったにもかかわらず，保護されたのちにはその存在価値を失い，家庭への思慕を強くするということもある．なかには，親子やきょうだいでライバル関係におかれることもある．さらには，妹が被害を受けないように自分だけで終わらせようとして努力していた子どももいる．

　家族内性的虐待が明らかになったときに支援が必要なのは，虐待をしていない親である．虐待をしていない親が性的虐待を受けた子どもの気持ちを理解して支える立場を取るかどうかは，性的虐待を受けた子どもの予後に影響することが多い[5]．家庭内性的虐待では加害者が家族の大黒柱であることが多く，加害者ではない親にとっては最も支えてほしい相手である．なかなか子どもの側に立てないことが多い．その場合，子どもにとってはつらい体験があったうえに，すべての親に捨てられる体験となる．家族を支えて子どもの側に立つような支援が必要であると同時に，被害を受けてそれを打ち明けた子どもを十分に支えることが必要である．

B 評　価

1）司法面接と臨床面接

　性的虐待の場合には，司法面接と臨床面接という異なる目的での面接が必要になることが多い．しかし，いずれの場合でも面接者が性に関して客観的になれること，性的な言葉に過剰に反応しないこと，性的な表現に対する自分の感情を観察して処理することができることなどが必要となる．面接者が性的な表現を避けていては子どもの表現を促したり受けとめたりすることができないからである．それを見た子どもは，表現を抑えるだけではなく，自分の体験を話してはいけない異常なこととととらえてしまうからである．誰でも性の表現には躊躇があるのが当然である．仲間内で性に関する表現を話し合うなどして準備をしておく必要がある．

①司法面接

　性的虐待の場合，司法的な関与が必要になる可能性がある．しかしながら，性的虐待は証拠のない虐待である．身体的虐待では身体の傷などが残ることもあるが，性的虐待はその証拠が残ることが少ない．性器を含む身体的な診察でも証拠が得られることは決して多くない．したがって，司法面接での聞き取り内容がその証拠として重要になる．日本では，司法面接が司法のなかで採用されているわけではない．しかし，何があったのかしっかりと聞き取る面接を行うことが子どもにとっても必要である．刑事的な対応のみならず，民事的対応に関しても有用となる可能性がある．

　　a．子どもの不安を理解し，子ども中心に面接する

　　　司法面接は特別な形の面接である．客観的な真実を求める面接だからである．とは

いえ，子どもの心の安全が最も重要な点であることに変わりはない．事実を聞くことによりトラウマの再現になる危険を十分に認識し，子どもの負担になりすぎない形で行う必要がある．そして，話すことに対する子どもの負担を理解しておかなければならない．受け入れてもらえるか？ 馬鹿にされないか？ 他の人にばれて噂にならないか？ 話すことは恥ずかしい，話したら家族がどうなるか？ 秘密のふたを開けるとどうなるのか？ 虐待者にばれてさらに事態が悪くなるのではないか？ などといったあらゆる不安を理解しながら，それを言葉にして聞いてみることも意味がある．たとえば，「同じような体験をしたお子さんは信じてもらえるかとても不安だったのだけど，あなたはどうかな？」などと聞いてみることで，子どもの不安が明らかになり，それを解消することもできる．

b．子どもの被暗示性や表現力の限界を理解する

子どもは相手の大人に合わせようとする精神的な機序が働き，被暗示性が高くなりがちである．一般の子どもであれば，10歳頃には大人と同じになると言われるが，愛着に問題があったり，家庭内性的虐待で裏切られるという体験が続いて他者不信になっている子どもは，事実より相手に合わせることが重要となり，被暗示性が増加してしまう．それを回避するためには，多くの人が質問をしてしまう前に司法面接を行うことと，誘導になる質問を避けることが大切である．

さらに，子どもは表現に限界がある．一つ一つの言葉に，大人とは異なる意味があるかもしれない．たとえば，子どもの「おしり」は必ずしも臀部だけではなく，性器まで含めているかもしれない．また，精液も「おしっこ」という表現になっているかもしれない．一つずつ確かめながら聞いていく必要がある．絵を使ったり，色を聞いたりなどがヒントになる．

c．具体的な面接のプロセス

面接はあまりおもちゃなどが置いていない刺激の少ない部屋で，面接を補助するための人間の身体の絵やアナトミカルコレクトドール（性器がついている人形）を状況に応じて使えるようにしておく．自分が使いやすいものでよい．一般の人形でも役に立つ．面接はDVDなどで記録しておく．

子どもには面接の目的および記録が撮影されていることを理解してもらう．そのような話をしながら，子どもの認知能力を把握する．必要と感じたら，いくつかの質問をしてみることもよい．子どもにとって，負担なく答える練習ができるというメリットもあるが，あまり長くなると負担になる．

具体的に何があったのかを聞いていくのだが，できるだけオープンエンドの質問，つまり「何があったのか，話してくれる？」などとし，誘導的な質問，「嫌なことされたの？」などは避けることが求められる．ただ，オープンエンドの質問では答えが全く得られないときに，選択肢を与えなければならないこともある．その場合にはYes, Noの質問ではなく，3つ以上の選択枝から選んでもらうようにする．司法に役立てるためには，日時の特定なども必要となる．

②臨床面接

司法面接は司法に役立つ情報を得るための面接であり，客観的真実を得ることが目的であるが，臨床面接は治療やケアに役立つ情報を得るための面接であり，子どもの内的真実を知ることが目的となる．通常の臨床面接同様，子どもの精神状態（mental status）を知るための

面接を行う．前に述べたような，性的虐待を受けた子どもに起きやすい症状を念頭に，子どもに何が起きたのか，子どもの臨床的症状，子どもの臨床下症状について面接をしなければならない．子どもの感じたあらゆる感情の可能性を受け入れつつ，共感的に理解し，子どもの状態を把握することが求められる．ただし，1回の面接ですべてが把握できるとは限らない．治療の過程で，語らなかった感情が語られることは少なくない．常に子どもを受け入れると同時に，性的虐待というつらい事実を避けずに共有する勇気が求められる．子どもの面接は他の臨床面接と同じであるが，性的虐待を受けた子どもの面接で把握しなければならないのは以下の点である．

①性虐待の状況，加害者との関係，家族全体の状況，②性虐待を受けていたときの感情，現在の感情，感情の表現能力，③解離症状，自己の連続性の問題，④他者との距離感，⑤性化行動，⑥攻撃性，非行，逸脱行動，など

2）チェックリスト

性的虐待を受けた子どもの性化行動を評価するチェックリスト[4]（Child Sexual Behavior Inventory：CSBI）や子ども用トラウマ症状チェックリスト[5]（Trauma Symptom Checklist for Children：TSCC）などがある．しかし，研究やスクリーニングに使うことはある程度の有益性があると考えられるが，一般の臨床のなかでは，信頼関係ができたうえで，臨床面接を裏づける意味で使用することが望まれる．

C 治療

1）安全な生活の確保

性的虐待を受けた子どもの治療・ケアとしてまず重要なのは，安全な生活の確保である．上記のごとく，子ども自身が誘惑的な言動をしてしまう危険もある．子どもを安全に守ることが何よりも重要である．

2）初期のケアと治療

子どもの精神的状況を評価し，治療の必要性を判断することになる．しかし，介入の初期に明確な症状がなくても，予防的なケアがなされることは有用である．自己評価への対応を十分に行い，今後起きてくる可能性のある問題と相談することの重要性を伝えるとともに，相談しやすくなるような配慮をすることが重要である．必要に応じて以下のケアや治療を行う．

①自己評価の問題への対応

性的虐待を受けた子どもが持っている「自分は汚い」あるいは「自分が悪い」という否定的な自己評価から，「生き延びた自己」「助けを求めることができた勇気のある自己」という肯定的な自己評価に変えるよう支援することが重要である．対応の初期から「あなたは汚くない」「あなたは強い」「打ち明けることができるのは勇気のあること」というメッセージを伝え続ける必要がある．その際には，うわべだけの言葉ではなく，治療者が子どもに共感して，真に治療者がその意識で接近して伝えることが，子どもの自己評価を変える第一歩となる．

②トラウマ全体への対応

　トラウマへの治療として，トラウマフォーカスト認知行動療法（trauma focused cognitive behavioral therapy：TF-CBT；コラム参照）や EMDR（eye movement desensitization and reprocessing, 眼球運動による脱感作と再処理；コラム参照）が有効であるという報告がある．また，トラウマに焦点を当てた遊戯療法[6]も臨床的にはよく使われる．子どもの発達状況，症状，現在のケアの状況などによって，そのニーズも異なる．基本は，トラウマを受けた子どもの人格を受け入れ，安全に守り，寄り添い，自分を守る方法を身につけさせ，そのうえでトラウマに接近してその感情を表現し，受け入れられ，それによって歪んだ認知を修正するという方向性であるが，それぞれの段階に至るには子どもによって準備にかかる時間が異なる．また，トラウマに接近することは痛みを伴う．周囲の助けのもとに子どもの自我がそれを抱えられる時期に行う必要がある．そうでないときには，しばらくは寄り添う形で子どもの安定を図る治療やケアを継続し，自我が発達したところで，トラウマに接近してその治療を行うことになる．

③解離による現実検討識の問題への対応

　子どもの時期に解離を繰り返すことにより，現実検討識に影響を持つ危険性もある．解離した状態を否定するのではなく，現実感を確かめる方法を提示する．解離により自分の居場所がわからなくなる子どもには，保護者と手をつないで今の居場所を確認するなどの手立てもある．ある子どもは，性的虐待で肛門に入れられたものが今でも残っているという感覚に襲われることがあった．現実に残っていないことをレントゲン写真で確かめるなどの手立ての提供も役に立ったことがある．

④自己の身体像・身体的統合感覚を育てる

　性的虐待を受けることにより，自己の身体感覚に歪みを持つことは少なくない．自己の身体統合を促進するような運動や日常生活でのマッサージ，入浴時の身体洗浄へのケアを利用した自己身体感覚の育成が有効であることも多い．マッサージや身体を洗ってあげる際に身体のどの部位であるかを確認したり，その感覚を確認していくことが自己の身体感覚の育成に結びつくからである．ただし，むやみに身体に接触することは性的虐待を受けた子どもの不安を高める．時間を決めて，日課として子どもが予測できるような形で行う必要がある．

⑤他者との距離感を育てる

　他者との距離感に問題のある子どもに対しては，他者に近づきすぎる場合には，自分の手が届くところまで他人に近づいたら必ず声をかけるなどを実践してもらうことで，その感覚を育てることに繋がる．その際，本人も周囲の人も同じように行動することが必要である．また，ゲーム感覚で，近づいてきて相手が心地よいと感じると思われるところで止まる練習なども有効である．

⑥感情の爆発への対応

　性的虐待を受けた子どもの感情の起伏が激しくなり，感情の爆発が起きることがある．怒りが自分に向いて事象に繋がる恐れもある．怒りの感情や悲しみの感情を表出されるとともに，日常生活のなかでコントロールするように，怒りを感じたら，その場から離れて音楽を聴くなどの行動を習得させることも必要となる．そのうえで，怒りを抑えるのではなく，怒

りの具体的な対象を明らかにして，その処理を考えていく必要がある．

⑦不眠や過覚醒への対応
　過覚醒状態で眠れなかったり興奮しやすかったりする子どもにリラックスする方法を提供することも有効である．最初は自分自身の緊張自体が認知できない子どもも少なくない．自己の感覚を育てるところからのアプローチも必要である．

⑧性の問題への対応
　性の問題に対応することは，治療者にとっても不安が高いものである．治療者自身が性に対して自分がどのように受け止めているかをメタ認識できるようなトレーニングが必要である．そのためには，性的な問題を一人で抱え込まずに仲間と共有したり，スーパーバイズを受けるなどの手だてをとることが必要である．

a．性に関する正確な知識の提供
　性的虐待を受けた子どもは，加害者から歪んだ情報が与えられていたり，自分での思い込みがあったりして，歪んだ知識を有していることがある．性に関しての正確な知識を提供する必要がある．年齢に応じて，絵本の利用なども有効である．

b．第二次性徴への対応
　思春期に至った子どもに対しては，初経がトラウマの再現になったり，第二次性徴が自分の性に対する違和感を増加させたりする危険性も意識しておかなければならない．事前に，温かい安心できる関係性を持った人が，過去を配慮しながら，準備を促す必要がある．

c．性化行動への対応
　性化行動は周囲の大人も拒否的感情になりやすい．性化行動の全てを否定するのではなく，他人を利用した性化行動はいけないこと，感染を防ぐこと（触りたいときには下着の上から触る，手を洗ってからなど），他人の前でしないことなどを伝える．ただし，性化行動への強迫が強いときには，薬物療法や集中的な心理療法による介入が必要になることもある．

d．性的欲求のコントロール
　性的虐待を受けた子どもは自己の性欲に関して拒否的になったり，コントロールが効かなくなったりすることがある．自己の性を肯定的にとらえる支援を行うと同時に，自己の性を的確にコントロールする方法を身につけるように支援することが必要となる．性的な悩みを打ち明けてよい，恥ずかしいことではないと理解してもらうことも重要である．性的関係に対して強い拒否があったり，逆に性的なことばかりが頭を占めてしまうなどを相談できないことが問題行動に繋がるからである．

e．性的ではない愛情の確認方法を身につける
　家族内で性的虐待を受けた子どもは，時に関心を持ってほしい相手に性的誘惑行動で近づくことがある．しかし，それは無意識の行動であって性的に関わりたいわけではない．性的ではない愛情の表現方法を促進させる，特に，性化行動の対象とされるような場合には，「私はそのようなことは嫌い．でもあなたは好き．あなたと手を握ることが好き」というように，愛情表現を性的ではない行動に向けさせることが重要である．

f．性的誘惑にならない行動の教育

　　上記のように性的誘惑となる行動をとってしまうことがある．それが二次的被害に繋がる危険もある．誘惑となる行動であることを意識していないこともあり，それをしない行動を促進させることも必要である．

⑨加害者への感情の整理

　子どもにとって加害者は恐怖の対象であったり，怒りの対象であったり，求める対象であったりと加害者に対して複数の感情を持つ．また，その感情は子どもの発達に応じて変化する．その時々の感情を受け止めつつ，現実の加害者との関係を認識することを支援しながら，時間をかけて加害者への感情の整理を行う必要がある．

3）家族・家族と子どもの関係性への支援

　性的虐待を打ち明けることで家族全体が大きな嵐に巻き込まれることになる．それまで何かあるとは感じていても否認してきた家族にとって，打ち明けた子どもが怒りの対象になることもまれではない．そのことが子どもを二重に苦しめることになる．したがって，子どもを守るとともに，家族へのケアを早期から行うことが欠かせない．子どもに対する怒りを受け止めつつも，本来の原因がどこにあるのかを紐解き，子どもにとってどれほどの傷つきになっているのかを理解してもらうための支援を行わなければならない．その際，加害者ではないそれぞれの家族のこれまでの体験を共有することが欠かせない．夫が子どもに性的虐待をした母親の中には過去に性的被害体験がある人もいる．耐えた自分と開示した子どもへの割り切れない気持ちが表現されるなどの場面は珍しくない．また，性的虐待が明らかになった家族は，その後の家族のあり方に関しての難しい選択に立たされることになる．その状況を支援しながら，今後の子どもと家族の和解の可能性や子どもと家族の距離のあり方について判断し，子どもの支援に活かしていくことが必要である．

症　例

　A子は母が病気がちであり，小学校に入学した頃から継父からの性交を含む性的虐待を受けてきた．母に打ち明けたが信じてもらえず，性的虐待は4年間続いた．A子は学校ではほとんど話すことがなく，表情もなく，友人と遊ぶこともなかったため，知的障害および発達障害が疑われていた．学校も休みがちであった．5年生になり，担任が本人とじっくり話をするなかで性的虐待の話が出てきたため，児童相談所に通告．児童相談所はA子を保護すると同時に警察に告発し，加害者である継父は強姦罪で起訴された．A子は警察官での現場検証には表情を変えることなく対応したが，その後，一時保護所では感情の起伏が激しくなり，不眠を訴えた．そのために近医より入眠剤が処方されたが改善はみられなかったという．

　初回の面接では，A子は協力的に応じたが，表情は少なかった．治療者との距離が近く，治療者の手に触れることもあった．A子は虐待の経過に関しては部分的に語ることはできたが，その内容は分断化されており，時間的な経過は前後していた．A子は性的虐待を受けていたときには重みだけ感じていたが，他の感覚はなく，布団のとなりに立って見ている自分がいたという．時折，何もすることがないとボーッとして，

気づくと鉛筆で自分を刺してしまうこともあるという．継父である加害者が刑務所にいることは頭ではわかっていても夜になると近くにいるようで恐怖を感じており，それが不眠に繋がっていることが明らかになった．また，自分は「汚い存在」であると思っており，母親にも見捨てられる不安を感じていた．

A子には継父は刑務所にいること，継父が近くにいる感覚はA子の頭の中にあることを確認してもらい，継父が近くにいると感じたら，頭の中にいる継父に，「本当の○○は刑務所にいる．帰れ！」と3回口に出すことを約束した．その結果，夜の不安が減少し，睡眠障害は軽減していった．

その後の経過のなかでは，最初に部分的に性的虐待被害について語った後はほとんど語らなくなった．しかし，1年後，時々被害を受けた状況を話すようになり，治療者はそれを聞きながら，ストーリーを紡ぐ作業を行った．また，一時は男性がそばに近づくと不安になると話し，そのときには「別の場所に行ったようになる」と話した．「別の所に行く」のは自分の一部であるとも話した．自分の一部を自分から「別の場所に行かせる」というコントロールされている状況であればよいが，コントロールが効かなくなったらその状況を変えることが必要であることを伝えた．その後，男性への不安は残るものの，話をできる男性も増え，「別の場所に行く」という解離は減少していった．

思春期に入り，今後の性的な発達を見守る必要があり，治療を継続している．

文 献

1) Finkelhor D：Current information on the scope and nature of child sexual abuse. *Future of Children* 1994；**4**：31-53
2) 「子どもと家族の心と健康」調査委員会：「子どもと家族の心と健康」調査報告書．日本性科学情報センター，1999
3) Terr LC：Childhood traumas. An outline and overview. *Am J Psychiat* 1992；**148**：10-20
4) Friedrich WN, et al：Child Sexual Behavior Inventory：Normative, psychiatric and sexual abuse comparisons. *Child Maltreat* 2001；**6**：37-49
5) Briere J：Trauma symptom checklist for children（TSCC）. In：Odessa FL（eds）, Psychological Assessment Resources, 1996
6) Gil E：*The Healing Power of Play*. Guilford, New York, 1991

参考文献

【性的虐待全体に関して】
・Berliner L, et al：Sexual abuse of children. In：Myers JEB, et al（eds）, *The APSAC Handbok on Child Maltreatment*. 2nd ed, Sage Publications, 2002；55-78

【司法面接に関して】
・西澤 哲：性的虐待を受けた子どもの聞き取り面接のあり方に関する研究．厚生労働科学研究費補助金（子ども家庭総合研究事業）児童虐待等の子どもの被害，及び子どもの問題行動の予防・介入・ケアに関する研究（主任研究者：奥山眞紀子）．2006

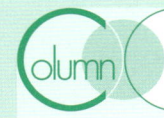

Column 性的虐待を受けた子どもたちのためのグループ―その可能性について―

昭和大学医学部精神医学教室　白川美也子

　性的虐待を受けた子どもの後遺症としての不安・うつ・PTSD 症状，その後の行動上の問題の重篤さは周知されてきている．また性的虐待を行う加害児に，過去に性的虐待の被害歴があることが見出されてきている．また臨床現場から虐待を行う加害親に性的虐待の既往が少なからずみられることが報告されてきており，後遺症の一つである感情調節障害や解離によるものではないかと考えられている．

　後遺症としての精神症状の重篤さ，そのなかに再演という，再外傷を引き起こすメカニズムがあること，虐待の世代間伝達にも関係するということから，性的虐待サバイバーに対するトラウマ・ケアと対人関係支援は必須である．

　筆者は総合病院臨床において外傷性精神障害に特化した病棟を運営するなかでトラウマに焦点を当てた治療を行うとき，グループ療法の有用さを実感した経験がある．トラウマに対する一般的な心理教育グループと被害種別のグループがあったが，なかでも DV と性的虐待を受けた人の心理教育グループはとりわけ治療に役立った．

　性的虐待サバイバーへのグループ療法の有効であった点をまとめる（表 1）．まず「こんな被害にあったのは自分だけ」という孤立無援感が減少する．そして通常は話しにくい性的な話題について，相手の反応を気にせず語ることができる．そして「フラッシュバック」や「解離」などの症状への対処を，お互いを客観的にみることから学べる．トラウマ後の恥や自責などの特有の感情やさらにトラウマ後の特有認知が変化しやすくなる．たとえばそれぞれが「自責」を感じ，「自分は汚い」と信じ込んでいることをグループ成員が共有すると，「性的虐待」という同じ体験をしている仲間を「悪いと思えない」「汚いと思えない」という現実的体験から，自分に対する見方も変えることができるのである．

　当時の参加者は成人女性サバイバーが多かったが，時に思春期や児童期の子どもが参加しても十分グループが成立した．ここから性的虐待を受けた子どものグループは非常に有効だろうと考えた．

1．トラウマフォーカスト認知行動療法とは

　トラウマフォーカスト認知行動療法（trauma focused cognitive behavioral therapy：TF-CBT）とは，トラウマを受けた子どもと思春期児童，養育者のために作成された持続エクスポージャー療法と認知行動療法の双方を折衷したフレキシブルな治療パッケージであ

表 1　性的虐待のグループで起きやすくなること

孤立無援感の低減
特有の感情の分かち合い
特有の認知や思考の訂正
通常の治療場面では語られにくい虐待内容の開示
通常の治療場面では語られにくい性行動の問題についての開示
回避・解離・フラッシュバックなど自覚しにくい症状の学習
仲間意識から生まれる連帯感

表2 子どもと養育者のためのトラウマフォーカスト認知行動療法の"PRACTICE"[*1]

	概括と目標	具体的な内容
Psychoeducation 心理教育	クライアントや養育者（ケアテーカー）が自分の状態を新たな視点で理解する．症状や行動の問題がトラウマに関係していること，なぜ子どもはトラウマとなった出来事を語りたがらないか等を説明することで治療に対する心理的な準備状態を作っていく．	虐待やトラウマに関する一般的な心理教育（トラウマの種類，起きる理由，その影響）．性的虐待に特異的な教育．養育者やケアテーカーに対する子どもの破壊的，攻撃的，非従順な行動のコントロールをする技法の教育．
Relaxation リラクゼーション	不安になったり動揺したときに，不安をコントロールできるような安全で効果的な技法をセッション中や生活のなかで使えるようになる．	呼吸法，漸進的筋リラクゼーション，マインドフルネス瞑想，思考停止と肯定的イメージの導入．ネガティブ思考とポジティブ思考の置き換え．その他ストレス対処能力を高める教育．
Affect regulation 感情認知・感情耐性	ロールプレイやゲームや描画など様々な技法を用いて感情の幅を正確に認知し，心地よく話せるようにする．感情の強さの異なるレベルを同定し，感情を適切に表現することを教える．実際の状況において，感情の同定と適切な感情表現と練習できるようにする．養育者が自らの感情のコントロールを行い，安全に感情を表出できるようにする．	3分間でできるだけ多くの感情を書き出し，その感情を持った最近の出来事を語り合う．市販の感情に関するゲームを使用する．身体にある感情にそれぞれの色を塗る塗り絵で，入り交じった感情が認識できるようになる．
Cognitive coping[*2] 認知のコーピング	感情―思考―行動のトライアングルを理解し，現実に適用できるようになる．	思考と感情の違いを見直し，認知の三角形（感情―思考―行動）の関連をシナリオや例を使って教え，現実に適用できるようになる．
Trauma narrative トラウマナラティブ	侵入的で動揺させるトラウマ関連イメージをコントロールし，回避のきっかけとなるキュー，トラウマ曝露と関連する状況や感情を扱う．トラウマとなる出来事に関する役に立たない認知を同定する．トラウマを思い出させるものを認識し，予測し，備えるのを助ける．	ナラティブの媒体（物語，詩，歌など何でも），進行の方法（どこから始めるか，どのように進めるか）を決める．出来事時の知覚について記述し，さらにそのときの思考や感情を加える．出来事の最悪の瞬間・記憶をなかに含める．認知の処理技法を援用し，リラクゼーション技法を使用しながら，子どもを褒め，励ます．
Cognitive coping[*2] 認知の処理	不正確な認知，助けにならない認知，感情と思考と行動の間の違いと関係を認識し，より正確で，より助けになる思考を作り出す．違う考え方をすることによって感情や行動を変えられるようになる．	トラウマの語りを見直して，表現されたものを，その思考や信念が正確か，役に立つのか訊ねながら読むことで，不正確で助けにならない思考を見つける．ロールプレイや体験的エクササイズを行う．
In vivo exposure 生活におけるエクスポージャー	現在の生活でのトリガーを同定し，慣れる．回避を減らし，自己有能感を得る．無害なものをトリガーとした反応が起きないようにする．	少しずつ怖い状況を乗り越えていけるようにするための具体的なプランを立てる．

る．性的虐待を受けた子どもを対象にしたランダム化比較試験によって薬物療法やその他の心理療法と比較検証された結果，現在は事件・事故や災害後，悲嘆など様々な対象に対して適用されている．

表 2 つづき

	概括と目標	具体的な内容
Conjoint parent session 養育者合同セッション	合同セッションに参加するための養育者と子どもの準備性を評価する．養育者に子どもとトラウマとなった出来事について話し合うときに適切に反応するためのスキルを与える．子どもと養育者の間にポジティブで健康なコミュニケーションを促進する．治療終結後も，養育者と子どもが治療的な作業を家で行えるようにする．	養育者の準備性を感情面，子どもを支援する能力等で，評価する．養育者の前でトラウマ体験を語るときに気になることを同定してセッションを成功させる． 養育者に，褒めること，オープン・クエスチョンなどを教え，子どもの質問に備えさせる．合同セッションの終結は双方が賞賛し合えるとよい．
Enhance future safety 将来の安全性を高める	今後トラウマとなる出来事にあわない保障はできないし，虐待をされた子どもの再被害率は高い．危険を避け，安全を高めるためのスキルを学ぶ．	性教育（健康なセクシュアリティと身体知覚），リスク低減（危険な状況を示すサイン，安全プランの建て方，ノーという権利，自己有能感を高める）

*[1] PRACTICE：重要なコンポーネントの順番に並べた頭文字と，「実践」という意味をかけた TF-CBT の構造を示す鍵概念．
*[2] C「認知」に関するコンポーネントは，トラウマナラティブの前後に認知のコーピング（認知のトライアングルに関する心理教育ともいえる部分），認知の処理の2つの作業に分けて表にしている．そのため完全に PRACTICE という頭文字にはなっていない．このように，実際は全コンポーネントにわたってそのコンポーネントに関する心理教育が行われるのが TF-CBT の構造である．
〔1〕Cohen JA, et al：Treating Trauma and Traumatic Grief in Children and Adolescents. Guilford, 2006 と TF-CBTweb を元に作成）

　TF-CBT には，トラウマと悲嘆のコンポーネントがあり，トラウマに関しては PRACTICE を頭文字に段階的構造を持っている．限定的なプロトコルはなく，非常にフレキシブルな方法である．子どものトラウマティックストレスに関する全米ネットワーク（National Child Traumatice Stress Network：NCTSN）により均てん化対象の治療技法に選定され，開発者ら3人によるマニュアル[1]や web による学習システム[2]がある（表2）．
　実際には，心理教育は全プロセスを通して継続され，すべての段階でその段階に応じた強度でのトラウマ体験に対する持続エクスポージャー（gradual exposure）がなされる．各コンポーネントは必要になった場合，そこに戻ることはあるが，飛び越して進んでいくことはない．

2．子ども虐待防止センターにおける，施設に在住する性的虐待を受けた女児に対するグループ

　性的虐待を受けた子どものなかでも，養育者が機能不全である施設児は明らかにハイリスク群である．施設で守られていたとしても，退寮・退所後に再演というトラウマとなった被害体験を繰り返す危険が高い．そして現実は，施設内での性的虐待の連鎖はどの施設においても問題であり，また施設外における性的虐待の再演をコントロールすることができない施設側の実情もある．なんとかして施設に在住するうちに，トラウマの処理ができないだろうか．
　一方，トラウマに触れる重要性を熟知していても，病院臨床においてトラウマに焦点を当てた治療（EMDR や TF-CBT 的なアプローチ）を行うと，周到な準備を重ねたつもりでも PTSD 症状は必ずといってよいほどいったんは増強し，生活場面で解離が増強したり，行動化が出たりしやすくなることを経験していた．そのようなときに治療者や養育者，ケアテーカーとの強い絆やアタッチメント関係のなかで，語りが生じることによって，心理教育的な理解が進むことで症状は改善していくのである．
　これらの経験から，2008 年に子ども虐待防止センターにおいて性的虐待を受けた女児に

対するグループを立ち上げることになった．グループの3つの柱は，①TF-CBTをベースにした心理教育，②施設の心理士，ケアワーカーとの協働，③言語化を促すアートやドラマの使用である．

　重症例である施設児への施行において恣意的なトライアルは許されないため，すでにエビデンスが得られている前述のTF-CBTを骨格に採用することにした．また生活の場である施設でグループを行うことによって，施設や施設児同士での交流が新たなトリガーにならないように行う場所を施設外にして，施設のケアワーカーを養育者とみなし，グループの場所まで行き来するという構造を作ることによって子どもを包含した．さらに米国で開発されたプログラムを適用するにあたり，日本の子どもは言語化に慣れていないうえ，性に対する文化的タブーがより強いことが考えられたため，表現を促す入り口として描画やドラマを用いることになった．子どものグループを行う間，ケアワーカーのグループも同時並行した。

　セラピストは子どものグループを精神科医と臨床心理士（アートセラピスト）が担当し，ケアワーカーのグループは施設臨床を熟知する社会福祉士が行った[3]．

　本グループは，まだ試行段階であるが，自ら参加する意欲があった子どもたちのグループにおいては，8回の施行でPTSD症状にも問題行動にも有意な改善が認められた．しかし，施設内性化行動化のなかに当初からいた子どもが，セッションにおける制止にもかかわらず，加害を続けていた事実が後に判明した．これは重大なことであり，のちに触れる．また回避や解離や問題行動が主症状で，自ら参加する意欲が少なかったグループにおいても15回の施行でグループのまとまりを体験し，寮での問題行動や逸脱行動に改善が認められた．

　TF-CBTの開発者の一人Deblingerは，性的虐待を受けた4〜11歳の子どもと養育者を対象に，TF-CBTのコンポーネントのなかでのトラウマナラティブの有無とセッションの回数（8回と15回）を違えたランダム化比較試験を行った．最も有効と考えられたのがトラウマナラティブのある8回のセッションであった．一方，トラウマナラティブのない15回のセッションにおいては養育者の養育スキルが上がり，子どもの外在化行動障害の減少がみられた[4]．偶然であるかもしれないが，この報告とわれわれの経験は呼応している．短期焦点化をすることによる子どもの自己有能感の獲得と，養育担当者の子どもを支える力の形成は双方重要である．今後も実践を重ねて検証していきたい．

3．今後のTF-CBTグループの展開

　TF-CBTをグループで実践するうえで大切であったことを表3にまとめた．まず準備性のアセスメントが重要である．TF-CBTの適応となる症状があるか，子どもが自分の課題を自覚しているか，精神科受診や心理士との面接など定期的に心の問題を人に話すような関係性をすでに持っているか，養育者もしくはケアテーカーとの関係性や家族や施設のサポート体制の把握，動機づけがすみ，自分の意思で問題に取り組む気持ちがあるかなどである．

　可能であれば主治医がついており，希死念慮，一過性のPTSD症状の悪化，行動化などの起こりうる有害事象（セラピーと関係があるかないかは不明であっても施行中に起きたネガティブな事象）をチェックし，ドクターストップをかけることができる構造を作っておくと，安全を確保する枠組みを作ることができるだろう．

表 3　トラウマに焦点を当てたグループを行うときの留意点

- 準備性や動機づけのアセスメント
- 子どもたちの出会いとグループの成立
- 持続エクスポージャーの実践
- 楽しさ，プレイフルネスの重視
- ナラティブは慎重に；セラピストとの信頼関係の成立が前提
- 成功体験の積み重ねと自己有能感の獲得

　次に，子どもたちがしっかりグループとして機能をするようになることが大切である．グループの力動を把握し，子どもたちがお互いを知り，関係を作っていくことをサポートする．さらに PRACTICE の流れを進めていくときに，心理教育ですら一種のエクスポージャーであり，子どもの反応を引き出すトリガーになりうることを知り，持続エクスポージャーの概念「準備ができただけ少しずつ曝露していく」を理解して進めていく．

　そして「楽しくなければ TF-CBT ではない」といわれている．プレイセラピーやアートセラピーなどの要素を組み込み，楽しく，表現促進的なグループセッションを作り上げたい．TF-CBT のある意味で要であるトラウマナラティブを行うときには，セラピストへの信頼感が不可欠である．場合によっては，ナラティブの部分だけは個別で行ったり，準備ができていない場合，あえて行わないことも大切になるかもしれない．

　施設児を扱う場合には，参加した個別の子どものケアという観点だけではなく，子どもの生活の場である施設での力動に何重にも注意や配慮をする必要がある．性的虐待を受けたことがあるという情報で，すでに施設内性的虐待の連鎖が起きている可能性があるという視点で子どもを注意深く見守る必要がある．子どもの性化行動のチェックリストなどを毎回使用することも推奨される．

4．おわりに

　本グループの実際は，TF-CBT をベースにした心理教育グループの実践であるだけでなく，養育者としての施設のケアテーカーや施設臨床そのものを巻き込んだ MDT チームの実践でもあり，標準的ケアの均てん化の意味合いもあることを強調したい．事実，グループに参加したケアワーカーからは，支援スキルが増し，ほかの子どもにも応用ができるようになったことが報告されている．

　TF-CBT のように，すでに十分なエビデンスが得られている治療法をベースにした自助的心理教育グループの存在は非常に有効であろう．今後，様々な形でこのようなグループの実践が行われていくことになることが望まれる．

文　献

1) Cohen JA, *et al*：Treating Trauma and Traumatic Grief in Children and Adolescents. Guilford, 2006
2) TF-CBT Web：A web-based learning course for Trauma-Focused Cognitive-Behavioral Therapy. http://tfcbt.musc.edu/
3) 白川美也子，他：性的虐待をうけた思春期児童のグループ療法プログラム．CCAP 会報（号数確認中）
4) Deblinger E, *et al*：Trauma focused cognitive therapy for children；Impact of the trauma narrative and treatment length. *Depression and Anxiety* 2011；**28**：67-75

5 性的虐待による症状とその治療
2）長期的予後と治療

ヒューマンウェルネスインスティテュート　石井朝子

Essential Points

- 性的虐待や近親姦は決してまれなことでなく，身体・精神に及ぼす影響は深刻である．
- 性的虐待の長期的予後は，解離症状，自殺念慮，衝動的な自傷行為のほか，アルコール・薬物依存の問題を生じることが少なくない．
- 性的虐待の被害者への治療は，回復段階と本人の治療への準備状況を注意深く査定することが重要である．

A　理　解

1）性的虐待の定義と現状

　強姦，セクシャルハラスメント，児童期性的虐待，近親姦など，主として女性が被害者となる性的被害を総称して性的虐待（セクシャル・アビュース）という．本稿では，これらのうち児童期性的虐待と近親姦について述べる．

　性的虐待の定義であるが，わが国では，「児童虐待の防止等に関する法律（児童虐待防止法）」が2000年5月可決し第2条で「児童にわいせつな行為をすること又は児童をしてわいせつな行為をさせること」として性的虐待を定めた．

　一方米国では，各州によりその定義は様々であるが，たとえば，カリフォルニア州では，18歳未満の者に対する性的暴力（性交，近親姦，肛門性交，14歳以下の子どもへのわいせつ行為，口腔性交，器物による性器および肛門の姦通，性的な愛撫）および性的搾取（子どもがわいせつな行為を行っているところを描いたものを売買すること，わいせつ行為を目的に子どもを雇用すること，商業目的で子どもにわいせつな行為を行わせること［写真，映像を含む］）をいう．これらは法律上の定義であるが，性的虐待の研究者や支援団体によっても，被害者の年齢や加害者の定義が異なった定義を用いている．

　米国においても児童に対する性的虐待と近親姦がそれほどまれなことではないことが明らかになってきたのは，近年になってからのことである．Finkelhorらの調査によれば，成人を対象にした性的虐待の体験の調査では，女性は4人に1人，男性の8人に1人が18歳未満に体験したと報告している．Russelは，サンフランシスコ在住18歳以上の女性930人を調査して16％が18歳以前に近親姦の被害を受けており，28％が14歳以前に何らかの性的虐待を受け，これが18歳までには，38％に達すると報告している．Russelの別の報告によれば，家庭内で生じた性的虐待のうち，実父との関係は2.3％，義父ないし養父は17％であったという．

　一方わが国においては，1998年に初めての全国調査である「子どもと家族の心と健康調査」が

実施された．対象は，18歳以上39歳以下の成人7,000名（女性5,000人，男性2,000人）とし，回答が得られたのは女性1,282名，男性299名であった．女性回答者の39.4%が18歳までに性的虐待を受けており，小学校卒業までに性的虐待を受けたのが女性回答者の15.6%であった．男性回答者の10.0%が18歳までに性的虐待を受けており，小学校卒業までに虐待を受けたのは男性回答者の5.7%であった．

また，2009年度に児童相談所が対応した相談件数は44,211件であり，うち性的虐待は，1,350件であった．平成20年度は1,324件であり，年々増加傾向にある．わが国においても児童期性的虐待は，決してまれなことではなく，今後も増加していくと考えられる．

2）児童期性的虐待の心身に及ぼす影響

児童期に性的虐待を受けた被害者は，過去の心的外傷の結果として，その後，心身に深刻な影響を及ぼすことがある．多くの被害者が外傷後ストレス障害（posttraumatic stress disorder：PTSD）の諸症状を発症させる．症状としては，侵入的記憶，不安定な感情，過剰な警戒心，不眠や悪夢，フラッシュバックがある．PTSDの症状のほかにも，罪悪感・恥・自責感，外界に対する鈍麻や麻痺，他者からの孤立感や疎遠感がある．性的虐待後，長い年月がたってから，発達上の問題や外傷性記憶の引き金に関する出来事への反応として症状を呈することになる．

具体的には，パニック発作，解離性障害や身体化障害，抑うつ，無気力と自己嫌悪，自傷と自殺未遂，不安的な対人関係（親密な人間関係に耐えられない，安全な対人関係を維持する能力が持てないなど），情動および行動面において問題を抱えている．また，アルコール・薬物依存，摂食障害，性的行動などの嗜癖行動を持続することも少なくない．

また，記憶の異常（aberration of memory）や意識の異常もよく起こることで，被害者になることを繰り返したり，解離性同一性障害や境界性パーソナリティ障害と診断されたりすることも少なくない．Hermanは，長期反復性トラウマの後遺症を古典的PTSDから区別するために「複雑性PTSD」の診断名を提案している．後遺症には，多数の身体化・解離・感情障害の症状，アイデンティティー形成や自己表現の歪み，対人関係能力の障害が含まれる．

成人になった被害者の精神療法を検討するには，児童期に受けた性的虐待の様々で広範囲にわたっている心理的影響を十分に考える必要がある．

B 評 価

児童期に性的虐待を受けた者が思春期以降に発症する精神疾患としては，多重人格等の解離性障害，摂食障害（特に自己誘発性嘔吐を伴う神経性過食症），自傷行為がある．多くの被害者は，性的虐待後に離人体験や体外離脱する体験，感覚の麻痺，見当識の混乱，時間感覚の変容，ボディイメージの変化などの解離症状を経験する．児童期の性的虐待の被害経験を持つ方が，成人期の性被害単独者より，長期的で重度であり，解離症状に対する治療のあり方は，十分に検討する必要がある．

一方Regehtrらによれば，児童期に受けた性的虐待は，PTSD症状よりも抑うつ症状として現れやすいと報告されているが，PTSDの慢性化などによって実際に両者を合併している例もあり，鑑別には十分な注意が必要である．

性的虐待を受けた被害者は，慢性的下腹部痛，過敏性大腸炎などの消化器症状などの身体症状を訴え，医療機関に通院することが多く，また頭痛や腹痛などのペインクリニックに多く訪れることも報告されている．

C 治　療

　ここでは，児童期に性的虐待を受けた 2 名の被害女性の症例を示し，実施した個人精神療法の具体的な経緯と薬物療法について記述する．

1）精神療法

　児童期に性的被害を受けた成人に対して有効な精神療法を実施するには，特に開始をする「時機」と被害者の「準備」状態について注意深く査定することが重要である．また，治療の進め方についても，不適切なペースにならないように配慮し，特に外傷性記憶の回想に伴う危険は，十分に考慮しなければならない．また，臨床場面で被害者の語る様々な表現や回復に伴う過去の被害と現在の自分との結合に生じる諸問題への対応のあり方は，十分に検討する必要がある．

　心的外傷からの回復過程における治療目標は，①安全の確保とセルフケアの育成，②外傷性記憶の回想と自己の探求と統合，③親密な人間関係の追及と重要な人間関係の修復あるいは再構築の 3 つの段階に分けられ，展開していくと考えられている．

①第 1 段階

　回復の第 1 段階は，安全とセルフケアの問題に重点を置く．

　治療は，常に「今，ここで」に焦点を当て，被害者が自分の安全を傷つける衝動的な問題行動，感覚，情動の統制の必要性を理解できることを目指していく．

　初期の治療目標は，被害者が，酩酊状態にならずに，自傷行為などの衝動的行動を統制すること，そして自傷行為などの問題行動を適正な行動に置き換えることができる方略を習得できることを支援することである．

　症状緩和のための薬物治療，構造化された行動修正や身体の安全の確保と維持のみに重点を置く集団精神療法への参加，一時保護所やシェルターでの居住も考えられる．

②第 2 段階

　安全が確立されたうえで治療は，過去の外傷体験の回想と統合の課題に進むことができる．記憶の回想と統合は個人精神療法の場で最も重要であり，回復につながる大きな成果につながる．個人精神療法における第 2 段階では，特に重篤な虐待について，検討され，より現実的な評価を受け入れることから，理解と解決に結びつく．外傷体験についての回想を繰り返すことによって，被害者は児童期性的虐待が自己感覚や自己統合に影響を与えた恐怖感，信頼感の喪失，無力感，絶望感などの様々な苦悩と対人関係において深刻な影響があったことを理解することができる．

　この回復過程の目的は，単に過去を回想したり，再体験したりするものではなく，過去のことは過去とし，過去の出来事が今の人生を形成してきた役割を理解することにある．過程には，過去を回想して抜け落ちている記憶を埋めていくことや，外傷性の感情と記憶を統合すること，解離症状や衝動的な問題行動と外傷体験の関連を明らかにすること等も含まれている．

　個人精神療法だけではなく，外傷体験に焦点を当てた集団精神療法に参加することでより早く回復することが期待できる．集団精神療法に参加すると，過去の外傷体験やその体験による深刻な影響が自分一人だけの経験ではないことを知ることができる．

　集団精神療法の目標は，単に過去の健忘していた苦痛な外傷記憶を思い起こしてメンバー

と分かち合うだけではなく，人は自分を理解し受け入れてくれるということを実感することである．集団精神療法のセッションを重ねていくことで，外傷体験が及ぼすその後の対人関係を修復することができる．

③**第 3 段階**

第 3 段階では，対人関係の構築と修復の課題に取り組む．この段階的回復の過程は，他人と良好な関係を維持できる能力の習得，親戚・家族関係の再構築，修復できない関係の喪失の悲嘆などが含まれる．外傷記憶については，過去の受容と悲嘆についてのみ扱っていく．そして最終的目標は，過去の外傷記憶を思いのままに回想でき，かつ過去の記憶は消去することができないという認識を得ることである．

症例 1

40 代　既婚女性

5 歳のときに継父から実家を離れるまで性的虐待を受けた．過去のつらい体験を避けるために，家を訪れなかった．大学卒業後は，地元の出版社に勤め，同僚と結婚した．仕事と家庭を両立していた．しかし，仕事が忙しくなるにつれて体調を崩していく．次第に自分の身体が自分のものでないように感じ，身体のコントロールができないという感覚が，過去の性的虐待の体験と結びつき，悪夢やフラッシュバック，そして虐待の恐ろしい記憶が，強烈にそして鮮明に意識のなかに侵入するようになった．ちょっとした物音に驚愕し，眠れなくなり，過剰な警戒をした．

また，長女が成長するにつれ，誰かが長女を傷つけるのではないかと考えるようになり，不安と怒りが込み上げてきた．次第に継父に対して怒りを感じるようになった．様々な記憶があふれ出てきて，恐ろしさのため何時間も身体が硬直してしまうことも少なくなかった．

小さい頃から物語や詩を創作するのが好きだった．継父の性的虐待が始まってから，物語を通して，自分の心の現実を物語のなかに書き映すようになった．感情を表現できる物語の執筆によって苦悩を置き換えることを学んだ．

精神療法を続けていくなかで，継父からの虐待の状況について，時系列に具体的に回想を試みた．本人が最も苦痛であり恥ずかしいことは，継父に黙って従ったことであったと話した．子どもの頃，眠りにつく前に必ず歯を食いしばっていたことを思い出した．小学校では，内気で引き込もり，高校・大学では，浪費性行為，自傷行為を繰り返した．それらの行為は，すべて自己嫌悪感によるものだと認識した．自分の外傷体験に対応し，これまでの自分が生き伸びるための問題行動について振り返り，受け入れた．次第に記憶は，フラッシュバック，悪夢などの，侵入的な再体験症状をとることはなくなった．そして，自由に児童期の体験を思い出すことやしまうことも可能となった．過去のことは過去として理解することができた．

継父からの性的虐待を回想するとき，本人が体験した感情と身体の状態についての記憶が出てくるようになった．恐怖感，麻痺・鈍麻，無力感，怒りがこみ上げてきた．過去についての感情や身体の感覚が現時点でも通じていることである．児童期の性的虐待のことを思うとき，深い悲しみを感じることができるし，継父の行動に対しての

激怒は，身体の感覚を感じて表現することができることが重要である．
　PTSD 症状である過剰な警戒や，驚愕の症状を軽減するために，特に暴力的なテレビ番組や映画などの苦痛な刺激を避け，ストレスに直面したときの不快感を抑制するストレス管理技法を習得した．具体的には，定期的な運動と「今ここでの自分の身体の感覚と気持ちに気づく」トレーニングであるマインドフルネス瞑想を実施した．自分が傷つきやすくなる場合や自分自身でストレスを低減させる方法を知っていることも重要である．そして継続的な精神療法（個人および集団精神療法）を通し，治療者およびメンバーとのやりとりのなかで，自分自身の持てる力を信じ，性的虐待は，自分に責任があるのではないことを学び，自分を尊重することを学び，心的外傷から回復していく．

a．外傷記憶と感情の統合

外傷体験を受けると，単回あるいは長期反復的な体験にかかわらず，被害者は，出来事については記憶しているものの，感情がほとんど伴わなかったり，あるいは全く感じない場合がある．

また，恐れ・不安・怒りなどのある特定の刺激に反応するマイナスの感情と，それらの感情を賦活させる事象との意味ある関連付けができない場合も少なくない．

これは，どちらの場合も記憶と感情が分断しているからである．心的外傷から回復すると記憶と感情はつながり，過去の外傷体験は，感情が伴って思い出される．また外傷記憶は現在の過去に対する感情ともつながっていることを理解することができる．

b．感情をありのまま受け入れること

外傷体験に基づいた感情は，心的外傷から回復すると，被害者を脅かし，圧倒することもなくなってくる．心的外傷に基づいた感情は，適正に感じられ，激しい覚醒と麻痺や解離もなく持ちこたえられるようになり，各々の感情にラベリングできる．回復した被害者は，衝動性のない危険な問題行動や過剰な警戒症状がおさまり，様々な感情をありのままの大きさや強度で感じ，受け入れることが可能となる．

c．症状の管理

回復するにしたがって PTSD 症状は軽減し，統御しやすくなる．侵入的記憶や思考，フラッシュバックの引き金となる刺激について，理解し，予測できるようになり，回避することもできる．回復した被害者が睡眠障害，易怒性，集中困難などの覚醒亢進症状を依然として経験するかもしれないが，症状に対処し管理するための技法（呼吸法や筋弛緩法などリラクゼーション法）を習得し実践している．症状の管理の目標は，症状をなくすことではなく，被害者自身が症状を予測し，防止，管理し，統御する能力を促進させることである．

d．信頼感と愛着

児童期性的虐待は，安全で安定した対人関係を構築していく信頼するという能力を著しく阻害する．

また長期にわたり反復的な虐待は，自己が人間関係のなかで安全感を得る能力を傷つける．外傷体験により，対人関係において孤立や疎外に向かう傾向にあったが，心

的外傷から回復すると次第に信頼感と愛着を持てる能力が取り戻せる．回復した被害者は，他者とのやりとりを通して安定した関係を維持することができるようになり，より親密な関係の可能性も期待できるようになる．

> ### 症例2
> #### 20代　未婚女性
> 　アルコール依存症で双極性障害の父親，うつ病で自殺企図を繰り返す母親，暴力的な兄の4人暮らしである．子ども時代に安定し安全な養育という世話をほとんど受けなかった．常に，父親は，常軌を逸した行動のため制御不能な状態であり，母親は，父親からの暴力を受け続け，子どもたちも守れなかった．暴力と混沌とした生活のなかで，友人や家族との間で常に激しい人間関係に巻き込まれている．兄からの継続的な性的虐待を受けた．本人は，アルコール依存症病歴と自傷行為がある．鏡を見ると，自分ではなく，誰か他人を見ることができたり，「味を感じることなしに食事ができる断片」がいたり，自分が断片化していると感じるようになる．
> 　突然，兄からの暴力的な性的虐待の記憶があふれ出るようになり，何も考えられなくなってしまう．日常的に情緒的苦痛や自己破壊行動を繰り返す．飲酒やドラッグ使用などの要因から薬物治療と併用しながら，構造化されたストレス軽減法を取り入れた認知行動的介入が有効である．まずは，症状の統御が目標となる．
> 　「過去の外傷体験に向き合う」という意思があるものの，回想過程においては，脆弱である．情動を回避し，統合することができず，フラッシュバックが頻繁に起きるようになる．感情に気づき，受け入れることに脆い．過去の外傷記憶に触れたときにより強まる自傷衝動によって，セルフケアが損なわれる．本人の安全が，危険にさらされることになるため，適切なペースを計りながら本人が自傷衝動を管理できように実施することが重要である．

e．自己感覚と自己肯定感

　性的虐待は，単回の被害であっても被害者の自己感覚と自己肯定感に深刻な影響を及ぼす．児童期の反復的性的虐待は，著明なアイデンティティーの障害をもたらし，不連続で断片化した自己を生み出し，自分は悪で苦痛を受けるに値するとみなすようになるため，自己評価と自己統合についての治療が必要となる．その過程では，衝動的な自傷行為や破壊的な問題行動を標的として適切な行動にして，置き換えられるように促す．回復すると，罪悪感，恥，自責感の感情が除かれ健全な自己肯定感に変わる．また，連続的で安定した自己感覚と，治療されるに値する自己，セルフケア可能な自己などの肯定的な自己認識が得られる．

f．回復過程における脆弱性

　児童期性的虐待の被害者は，過去についての情報が欠けていることが少なくない．また，突然の外傷性記憶の侵入に苦しんでいる．精神療法において，過去の記憶を回想すると，不安定になり，外傷性想起からの逃避をアルコール，ドラッグ，不安定で危険な人間関係に求めたりする．対照的に回復した被害者は，悪夢やフラッシュバックなどの再体験症状が軽減し，健忘も軽減され，連続的な記憶を回想することができ

るようになる．
　葛藤場面でのストレスに耐えきれず生じるマイナスの感情を受け入れることができず，不安や恐怖，怒りを感じたとき，自傷と大量飲酒の恐れが常にある．自傷，飲酒，ドラッグの使用によって不安は一時的には軽減するが，根本的な問題解決にもならないことを教示していく．衝動的行動を管理し，リストカットなどの自殺類似行動などの問題行動を自分で適切な行動に置き換えることを学んでいくように促していく．
　まずは，心的外傷から回復の過程で生じるストレスに対する被害者自身の脆弱性つまり自分が固執しとらわれてしまう感情を見分け，受け入れることを学ぶことが必要となる．感情を受け入れることは，安全で自覚的な行動に不可欠である．一つの感情をほかの感情から区別できるようになるまで，そして行動を導き知らせることのできる範囲にそれぞれの感情を抑えることができるまで繰り返し練習を重ね，本人の安全を確保したうえで回復が可能となる．

2）薬物療法

　性的虐待の既往を待つ被害者への薬物療法は，症状や状態像により対応していく．

　たとえば，フラッシュバック，PTSD（partial を含む），衝動制御の問題，抑うつ，顕著な不安のいずれかの症状があれば SSRI（selective serotonin reuptake inhibitors）が用いられる．

　また前述の症状が強い場合や，SSRI だけでは改善しない場合，あるいは SSRI でかえって増悪する場合には，少量の新規抗精神病薬（オランザピン，リスペリドン，アリピプラゾールなど）を使用ないし SSRI と併用する．一方，解離症状が主体で解離性の幻聴などを伴う場合などは非定型抗精神病薬などが選択されることもある．クロナゼパムのような抗不安薬は長時間型として効果がある可能性もあるが，その他のものについては依存，乱用，脱抑制，耐性出現などのリスクが高いため用いることは少ない．また，三環系抗うつ薬（イミプラミン）などはトラウマ後の悪夢に有効とされるものの，SSRI と比較すると有用性については勝らないものの副作用が多くみられるため，近年では臨床上ほとんど使用されなくなっている．

参考文献

- Briere JN：Long-term impacts of child abuse；Ⅱ. Behaviors and relationships. *Child Abuse Trauma*；*Theory and treatment of the lasting effects*. Sage, Newbury Park, 1992
- Finkelhor D, *et al*：Sexual abuse in a national survey of adult men and women；Prevalence, characteristic, and risk factors. *Child Abuse Negl* 1990；**14**：19-28
- Harber JD, *et al*：Effects of spouse abuse and or sexual abuse in the development and maintenance chronic pain women. *Advances in pain research therapy* 1985；**9**：889-995
- Foa EB, *et al*：*Effective treatments for PTSD*. Guilford press, New York, 2000
- Harvey MR：Memory research and clinical practice；A critique of three paradigms and a framework for psychotherapy with trauma survivors. Williams LM, *et al*（eds），*Trauma and Memory*. Sage Publications, Thausand Oaks, CL 1996
- Herman JL：*Trauma and Recovery*. Basic Books, New York, 1992／中井久夫（訳）：心的外傷と回復．みすず書房，1996
- Leserman J, *et al*：Sexual and physical abuse history in gastroenterology practice.：how types of abuse impact health status. *Psychosomatic Med* 1996；**58**：4-15
- Regehr C：Response to sexual assault. *J Nerv Ment Dis* 1999；**187**：618-623
- Russell DEH：The prevalence and seriousness of incestuous abuse：Step fathers vs biological fathers. *Child Abuse & Neglect* 1984；**8**：15-22
- Sedney MA, *et al*：Factors associated with history of childhood sexual experience in a nonclinical female population. *J Am Acad Child Adolesc psychiatry* 1984；**23**：215-218
- Zoellner LA, *et al*：Peritraumatic dissociative experiences, trauma narratives, and trauma pathology. *J traumatic Stress* 2002；**15**：49-57

Ⅳ

虐待傾向のある親の理解と対応

虐待傾向のある親の理解と対応

駒木野病院児童精神科　笠原麻里

Essential Points

- 虐待をしてしまう親（養育者）を理解するのは単純で易しいものではない．また，虐待は親子の関係性のみならず，親を取り巻く家族との関係のプロセスも影響する．子ども虐待は子育てのパラドックスのなかで起きることが多いことを理解する必要がある．
- 養育者自身の虐待に至るリスク要因を，①養育者の社会環境，②養育者自身の生活歴，③養育者の精神的問題，に整理して理解しておくことは役に立つ．
- 子ども虐待における養育者の評価は子どもの安全を確保するために行われるものである．
- 虐待をしてしまう養育者への対応は，親の育児をパーフェクトにするのではなく，育児困難や虐待の要因を担う問題を見立てて，虐待をしなくて済むように周囲がカバーするような支援を行うことである．

A 理　解

1）'虐待している親'を理解することの難しさ

　子ども虐待という事実に直面したとき，周囲の関係者や支援者には養育者への非難や陰性感情が湧くこともあるし，実際に罪を犯した者としての刑に服さねばならない結果を招く養育者もいる．子ども虐待という行為は，その後の子どもの心身の発育発達に重大な負の影響を及ぼし，場合によっては生命の危険を伴うものでさえあり，決して容認されるべきものではないという認識に間違いはない．しかしながら，その行為に至る養育者のおかれた生活状況や病態への理解なしに適切な対策は講じられない．子どもを支援する者が，養育者が直面している困難を見逃してしまえば，養育者は「やっぱり誰にも理解されない」という思いを募らせ，支援者とも敵対し，さらなる虐待の連鎖へと向かいかねない．また，その養育者が育てているのは被虐待児だけではなく，他にも子どもがおり，案外その関係性は悪くないなどという場合もあるが，万一，その養育者が虐待という犯罪によって法の裁きを受ける事態に陥れば，比較的良好な関係を保っていた方の親子関係にも，重大な影を落とすという新たな悲劇を招くことになることはいうまでもない．

　このようなことを考えても，虐待する親を理解して支援することが重要であることは必然と考えられるものの，子どもを虐待している養育者を理解する，ということは容易ではない．プロとして，たとえば虐待対応の専門員として役割を受けたとしても，「自分は，親の気持ちがわかる」などと安易に思い込むことはむしろ慎むべきかもしれない．子どもを虐待するという心

理や状況は，一朝一夕に出来上がるものではないし，支援者がその親の行為の深淵を知るには，それなりの時間と労力を要するはずである．あえて申せば，安易に理解者然となることは，虐待する親との浅いつながりを作るだけで，表面的な事態の収拾の結果，虐待を繰り返す可能性を増す．重要なことは，プロとはいえ初めから聖人君子のような気持ちで対峙できるものではないことを自覚しつつも，その感情にとどまってしまえば，子どものその後の生育においても重要な親子関係についてその親子を見捨てることになり，ひいては子どもは再び孤独のなかに放り込まれかねないという認識をしっかり持つことである．子どもを支援する者が，虐待する養育者に関する知識と対応の技能を有することは，その養育者を支え，ひいては子どもを救う確からしい手段となるであろう．そのために，本稿が少しでも実践のために役立つことを願う．なお，本文内の事例は，個人が特定できないように匿名化し，論点に影響のない範囲で情報は改変してあることをご了承いただきたい．

2）親子という関係の特殊性

　家庭内で子ども虐待が生じていても，その事実が明らかになるまでには相当の時間を要したり，子どものケガや重大な危機に至って初めて周囲が知ることとなるケースも少なくない．その一つの要因に，家庭内における親子関係の特殊性が挙げられる．通常，家庭というものは安全を守るために，周囲からある程度境界を保って，象徴的には塀や壁に囲まれて生活している．これは，育児全般において本来重要なことである．父親が仕事に出ている間にも，母親は安心して子どもを育てるために，外界からある程度保護されている環境でなければならないし，父親もそれを望んでいるであろう．自宅の庭で遊んでいる間に事故に遭ったり誘拐されるような危険に，誰も子どもをさらしたくはない．さらに，この閉鎖性は，物理的環境にとどまらず，生活の仕方や心理面にも及ぶ．「わが家の味」や「〇〇家のしきたり」があることはまた，家庭生活を穏やかで一定に保つ働きもしているであろう．いつもと変わらない日常は，われわれの安心の源ともなる．

　しかし，本来安全の砦である家庭の内部で問題が生じたとき，その砦が強固であればあるほど内部の事態は混乱の度を高めることは想像できる．そもそも母親は子育てをする際に，母子を取り囲む状況への適応を高める必要がある．子どもへの栄養補給を確保し，自らも生きのびなければ子どもは育たないことを直感するので，それまでなんらかのイデオロギーを持っていたとしても，それを貫こうとするばかりでは子育てはできない．おのずと，母子のおかれた身近な環境に適応を高めていく．そのなかで，その適応が実は子どもの不利になっていることを自覚するのは難しい場合がある．経済的精神的な依存度が高い相手に対してほど，その相手が仮に不適切な状況を母子に強いていても，その不利益を自覚することは難しいものである．ましてや，その相手に反対意見を述べたり，自分の主張を貫こうとする姿勢は，ともすると母子を物心ともに危機へと追い込むために，環境に従順であることが選択されることはしばしばある．それは，後述するDV（domestic violence，配偶者間暴力）というほどの顕在化をみなくても，心理的に潜在する家庭内の力動となって，母親が無意識的に子どもにとって実は不利となる環境へ従っていくことになりえる．専門家は，子ども虐待という行為は，子育てのパラドックスのなかで生じているということを知る必要がある．

3）養育者にみられる危険信号

　先行研究における情報からは，子ども虐待に陥る養育者について，様々な危険因子が報告されている．本項では，実践的支援者のために，あえて報告レベルの情報も加えて表に示した

表 1 子ども虐待にみられた養育者自身の諸問題

養育を取り巻く社会的問題	養育者の生育歴・生活歴	養育者の精神的問題
・未婚 ・離婚，別離（配偶者の収監，行方不明を含む） ・内縁関係，再婚 ・家族の死亡（自殺を含む） ・経済的貧困 ・国籍や出所の問題 ・里親家庭としての養育 など	・自身の被虐待歴 ・DV ・若年出産 ・高齢出産 ・妊婦健診未受診 ・母子手帳未発行 ・生活環境における孤立 ・不妊治療後 ・養育者の身体的疾病 など	・うつ病（産後うつを含む） ・統合失調症 ・双極性障害（躁状態） ・境界性人格障害 ・物質依存（アルコール，薬物） ・高次脳機能障害 ・養育者自身の発達障害 など

（表1）．あらかじめ断りおくが，これらの特徴はどこにでも生活している大人の像であり特別ではないこと，このような特徴を持っていたとしても，多くの養育者は適切な子育てを行っているのであり，このような親がみな虐待すると考えるのは極めて浅はかであることは読者の常識的認知のとおりである．そのうえで，われわれは子どもの安全を確保するために，多角的かつ迅速に判断を行わなくてはならない．個々の経験は限られるものであるから，先人の指摘してくれた情報は貴重な判断要因とこころえ，ここに記させていただいた．

①養育者のおかれる社会的環境の問題

婚姻状況の不安定は，育児環境を大なり小なり困難にする．未婚の親や離婚後の母子（父子）家庭は，特にわが国では経済的裏づけも乏しく，生活そのものの安定を得ることが難しい場合もしばしばである．この場合，親子関係が特に不良でなくても，親が働きに出ることで長時間あるいは夜間に子どもだけで留守番をしなくてはならない，あるいはより年長の子どもに幼いきょうだいの面倒を見ることをゆだねられるなどの状況は容易に生じる．このような状況は，何事も起こらなければ見過ごされ常態化し日常のなかに埋没していくであろう．ただし，その状況に置いて子どもは様々な危険にさらされている．最も悲劇的な出来事としては，たとえば十代の長子とともにいた幼児の転落事故死などがある．このような出来事の結果は，幼児の生命が絶たれるという無念の事実に加え，面倒見役であった長子の心情にも大きな影を落とすであろうし，仕事に出ていた親の気もちも計り知れず，残された子どもとの関係にも様々な心理的葛藤が生じるであろう．ここで，出来事を事故として扱えば，その対策は不十分になる．つまり，このような出来事をネグレクトと判断する必要があり，'不幸な事故'にとどまった判断は母子（父子）家庭の困難に対するネグレクトに他ならない．

次に，再婚や親の内縁関係などといった家族の再編成において，子どもは大変微妙な立場に置かれることを認識する必要がある．子を持つ親が新たなパートナーを得ることは，社会的な安定に向かうことが期待され，若い親子が新たな家庭を築くことを求めるのはごく自然なことである．子どももしばしば「新しいお父さん（お母さん）が欲しい」と述べたりするのは，その後に展開するかもしれない複雑な心理状況などは予測することはできないので，毎日の不安や困難に基づく率直な思いのあらわれであろう．しかし，少なくとも親にとっては必要なパートナーシップである新たな関係性においても，連れ子となる子どもの立場は，常に微妙な問題を含んでいることを大人は考えておく必要がある．新たなパートナーにとって，前夫あるいは先妻の子が，複雑な心情に向かい合わされる存在であることを感じない者

はいないであろう．もちろん，その心情がすべて虐待行為に結びつくなどという短絡的判断は慎むべきである．多くの継父継母は，その役割を穏やかに負い，立派に子育てをしている．しかし，子ども自身が新しい関係性を受け入れるのに時間がかかる場合もあるし，実親の面影を追っていたり，子どもの年代によってはちょうど自己主張の強い時期に家族の再編成が行われたりすると，継父継母の心情をえぐるような事態も生じうる．一方で，子どもは過剰適応もするので，継父継母のやり方に過度に合わせていくことによって，心理的に抑圧された葛藤が潜在するばかりではなく，生命に関わるような暴力にもその身をゆだねてしまうような事態すら生じることもある．また，家族の複雑な相互の依存状況のなかで生じる虐待は，一見加害者が誰であるかわからないということもある．たとえば，ある母親は信頼を置いている祖母に子どもを預けていたが，あるとき，祖母が祖母の内夫にその孫を預けて外出している間に，その幼児が虐待を受けていたということが後々に判明したという例もあり，支援者は内縁関係などの複雑な家族状況をよく知ることが重要である．

また，里親養育における様々な問題は，近年ようやく認識されるようになってきた．わが国の里親養育の実情は成書に譲るが[1]，もとは子どもに恵まれない夫婦が子どもをもらい受けて実子のように育てていくことがイメージされていることが多く，そこには子どもの視点に立った見地がまだ不十分であることは否めない．そもそも里親養育に至るまでに，子どもは少なくとも一度は，もともとの養育者から引き離されているということを念頭に置かねばならない．人生早期の段階で，何らかの事情で愛着対象を失う体験は，その子どもの情緒発達に影響を与えないはずはない．その困難を乗り越えていくことが初めから課せられた里親養育であることを認識しなければならないが，まず，里親養育を担っている家庭の認知すら社会的には乏しく，その苦労となると周囲が知りえないことが多いので，里親養育における様々な葛藤や問題には焦点が当たりきらない現状にある．そして，実態は，里親が困難を抱えたとき，相談をする相手がいない，社会的フォローがないなどの状況に直面することとなり，社会的にも心理的にも閉鎖され孤立しかねず，困難は増していく可能性がある．さらに，そのなかに育つ子ども自身の相談を受ける場所も，その里親が気づいて相談機関を訪れない限り与えられていないのが現状である．

症例1

Aは3歳まで未婚の母と各地を転々として生活していたらしいが，詳細は不明．母親は夜間に仕事をしたりもしていたらしい．3歳のとき，母は児を実家に置いたきり行方不明となった．祖母は児を養育しきれないため，児童相談所に預けた．4歳のとき，児は里親に引き取られ穏やかに生活していたが，6歳のとき，食事摂取不良と発育不全で小児科を受診した．Aは発音も未熟で知的発達も遅れ，体にはつねられたような痣があり，里親に対して異常に従順であることに気づかれたため，専門スタッフにより里親から話をきくと，里親は以下のように苦悩を語った．

「Aを引き取るときに，相談所からは'少し遅れがある子'と聞いていたので，しっかり育てなくてはならないと思った．家でしつけは厳しくしてきたが，引き取った当初よりはずいぶんしっかりしてきたと思う．しかし，食事はいつも汚すし，行儀が悪く，何時間もかかるので注意は絶えない．実子も育てたが，こんなことはなかったのでどうしたらよいのかわからない．」

この里親の直面した問題は，初めは少しのズレ感であったかもしれない．さらに，この里親は使命感も強かったかもしれない．それが，数年の間にズレは大きくなり，修正のための'注意'や'しつけ'が虐待行為へ発展したとしても，そのズレが大きくなる前にこの親子を支援する者はなく，事態は悪化し，児の発育不全に至るまでとなったと考えられる．この状況を虐待と位置づけることに違和感を持つ向きもあるかもしれないが，虐待対応の基本は，親の考え方やしつけの是非を問うものではなく，子どもの心身の発育にとっての不利益や侵襲によって判断されるものであるということを再認すべきである．

②**養育者自身の生活歴の問題**
　虐待の連鎖という現象は，すでに周知のとおりである．つまり，自らが虐待を受けて育った者が親となったとき，その育児のなかで虐待を繰り返してしまうという現象である．ここでも，虐待を受けて育った人のなかにも，自分は子どもには絶対にそのようなことはしないと自覚して，あるいは，自分の体験を乗り越えて，愛情深く適切な育児をしている親はたくさんいることを述べておく．そのうえで，子どもは叱って育てるものである，折檻はしつけだという誤った方法しか知らずに親となり，その問題に無自覚な者にとっては，子どもがいうことを聞かない場合にはその手段をとるしか方法がないことになる．暴力にさらされた生活のなかで育つと「怒っているのだから暴力を振るっても当然だ」という誤った考えを持ってしまい，怒りという心情と暴力を振るうという行動はイコールではないことに，親になっても気づけないのである．さらに，父親に遊んでもらったことがないという男性が，自ら父親になったとき，子どものあやし方もわからず，放り投げてしまったといったエピソードもある．
　被虐待体験を持つ者が育児を行う際には，このような'適切な育て方がわからない'問題のみならず，自らの幼少期の体験を思い出したり，無意識ながら内的葛藤に直面してしまうことによって育児困難に陥るケースも少なくない．この場合は，子どもへの直接の暴力や著しいネグレクトには及ばないが，親側の葛藤が育児に反映されてしまうことによる心理的虐待にあたる言動が生じやすいと思われる．

症例 2

　ある母親は，結婚2年目に待望の妊娠をし，健康な男児を出産した．周囲からも祝福され，子育てに充実感もあったという．が，児が2歳になる頃，おむつ替えをしていたときに，急に恐怖を覚え「男の子を育てるのが怖い」と感じ，パニック発作に襲われた．児は元気で，自己主張も始まっており，かわいいとも思う一方で感じる恐怖に，母親は育児困難を感じて保健相談を訪れた．初めは自らの心情に戸惑うばかりであったが，相談を重ねるなかで，母親自身が幼少期に成人男性から性的虐待を受けていたこと，誰にも言えなかったこと，ペニスに対する恐怖を持ち続けていたことなどが語られた．夫婦生活には夫の理解があり，不安を感じることはなかったが，おむつ替えは児に合わせて行わなくてはならず，パニックになってしまったと語られた．

　葛藤というのは，このように潜在しているものであり，この母親のように自覚に結びつくことはむしろ多くはないかもしれない．根深い葛藤が長引けば，母子関係により複雑な影を

落とすことになる可能性があることを，専門家は知りおくべきである．

　また，DV家庭における子育てには，様々な困難が伴う．子どもにとって両親が不仲であることだけでも，安全基地としての基盤が揺らぐ体験であるし，夫婦の暴力的関係を目撃することは強い傷つき体験であり，心理的虐待にあたることは法に明示されているとおりである．DV家庭では，このような子どもの傷つきのみならず，慢性的で抜け出しがたい問題が深く横たわる．それは，夫婦間では暴力的に振る舞う支配者と支配者の横暴をそれ以上助長しないようにと振る舞う結果，従順が高じて自己主張もできなくなる被支配者との関係ができあがると，被支配者の親としての権威もそいでしまうという問題である．権力的支配者が父親で，支配されて打開できない母親ということが多いが，その逆もないわけではない．いずれにしても，被支配者である親は，親としての子どもへの判断力もそがれ，「自分はダメな親だ」と思いこまされ，能動的な養育力を失っていく．さらに，支配者である方の親の言動を子どもが鵜呑みにしてしまうこともあり，そうするとさらにDVを受けている親の権威は失墜していく．

　このような状況下の子育てが，難しいものになることは容易に想像できるであろう．実際に，DV家庭に育つ子どもにみられる様々な問題行動や情緒的問題に対して，それを問題として感じて相談や受診をする親は，支配されている側であることが多く，専門家のアドバイスや適切な手立てを理解はしても，実践できないことが多いのである．それを，DVを受けている親の力不足と判断しても，状況は改善できない．DVを受けている者の回復を目指す心理的な介入は時間を要するものなので，対応は，子育て支援とはまず独立して考えることが実践的であろう．DVへの気づきを全くなくして子育ての支援をすることは難しいが，ある程度までそれはDVであると自覚を促したうえで，DV被害者である親への養育支援を行うことは重要で，少なくとも子育てについては正しく判断しているところを見つけて，自覚してもらうことが健康な親子関係を築いていくことに役立つ．後述する親子相互交流療法（PCIT）はそのための一つの有用な方法でもある．このように肯定的な子育て支援を行っていくと，自信を回復していく養育者が，DV状況からの心理的脱却へと向かう力への気づきを得ることもある．

③養育者の精神的問題

　近年，精神科治療薬の発展やリハビリの普及により，精神疾患を有する者が子どもを持つことも少なくない．また，それとは気づかれない軽度の精神的問題（たとえば高機能の発達障害圏の障害）を持つ者が親になったときに改めて困難を生じたり，妊娠出産にまつわるストレス下で精神疾患（たとえば産後うつや統合失調症）を発症する場合もある．また，先に述べた虐待された体験を持つ親やDV家庭の育児である結果，精神症状をきたす場合もある．いずれにしても，精神的問題を抱えた親が育児にあたれば，耐性の脆弱な精神状態に育児というさらなる負荷がかかるために，精神症状が悪化したり重症化する可能性が高く，十分なケアやサポートを要する．誤解があってはならないことであるが，精神疾患を持つ者にとって望む家族があることはその人の人生の営みとして重要であり，これらを否定するべきではなく，ただし，支援策を講じずに挙児すれば，子どもの安全のみならず親である当事者への苦悩を増しかねないことを認識しなくてはならない．各精神疾患に対応するために必要な理解と具体的対応の仕方は後述する．

　このうち，養育者にみられる軽度の発達障害の問題は，障害が軽度であるほど（高機能であるほど），それまでの日常生活には些細な難しさ程度ですんでいた状態であっても，育児と

いう柔軟で臨機応変な同時処理と相手（＝子ども）主体の継続対応を要求される場面になると顕著な困難に直面するという事態を生じうる．ここで述べる軽度の発達障害という概念には，高機能自閉症スペクトラム，学習障害，軽度精神遅滞，境界知能，注意欠陥・多動性障害（ADHD）を含むが，いずれもパートナーを得て妊娠出産しうる社会的能力を持つ水準に達した方たちである．なかには，一部，不幸にもレイプや性行為の強要等の被害によって妊娠する場合も含まれていることを，支援者は心得る必要があろう．いずれにしても，子育て中にその発達障害傾向そのものを'治療'してほしいというニーズは少なく，まずは子育てへの難しさのみが支援対象となる．この場合，発達障害圏の問題についての気づきは，あくまでも支援者側の有効な支援のための手がかりと考えておくべきであろう．支援者が障害名にこだわるあまり，求められてもいない告知を行うことについては，養育者のプライドを傷つけたり，家庭内の立場を損ねたりしかねない．まずは得手，不得手というような視点で，養育者の特性を養育者自身と共有していきながら，適切な支援の具体策を講じることが肝要と考え，対応の項で後述する．

B 評　価

子どもへの虐待が疑われるあるいは明らかになった場合に，養育者を評価する最終的目的は，子どもの安全を確保するためにはどうしたらよいか，そのために一時保護を要するか，親権の停止などを要するかの判断を行うことにある．この最終的目的に到達するために必要な過程としての評価指針は，以下のようなものが挙げられる[2]．なお，以下の項目は文献 2) より一部改変して引用した．

①子どもが虐待を受けたとしたら，誰からか．
②子どもの受けた危害は，ネグレクトによるものか，監督不十分によるか．
③直接の虐待者（加害者）の行為を，周囲の大人は知っていたか．
④周囲の大人は，虐待を受けた子どもの環境を責任を持って安全なものへ変化させる意志があるか．その力があるか．
⑤社会的環境は，その養育環境にどのように作用していたか．
⑥虐待が発生した要因を治療することによって，子どもの状況は改善する見込みがあるか．
⑦その養育者への治療的介入は，子どもの成長発達に鑑みて容認される期間か．

これらは，いずれも子どもに安全な養育環境を得るために必要不可欠な視点であるが，虐待を疑う段階で評価しなければならないことも多く，子どもを支援する立場に立つ評価者には，場合によっては親に陰性感情を向けられる場合すらあり，その親から正確な情報を与えられるかどうかという基本的段階から困難がつきまとう．

そこで，医師や養育者の支援者に評価を求める場合もあるが，養育者側の支援に立つ者にとっては，たとえば医師であれば患者との信頼関係を結び治療するという使命感を強く持ち，知りえた情報の守秘義務の意識も高いためにジレンマを生じる．つまり，患者について知りえた個人情報について，外部と共有することは，守秘の漏えいに当たるばかりではなく患者との信頼関係を損ねて，治療関係を継続できなくなる可能性があるという問題に直面する．これを完全に乗り越えられる理屈は存在しないのかもしれないが，あえて考えるとすれば，それ以上の虐

待を繰り返して取り返しのつかない状況に至ることを回避できることは，その親自身の苦痛を根本的に軽減することに他ならないので，評価者として冷静に判断することは重大な役割であると心得るべきであろう．なお，守秘義務については，児童虐待防止に関する法律第六条（児童虐待にかかる通告）に「刑法（明治四十年法律第四十五号）の秘密漏示罪の規定その他の守秘義務に関する法律の規定は，児童虐待を受けた児童を発見した場合における児童福祉法第二十五条の規定による通告をする義務の遵守を妨げるものと解釈してはならない」と明記されており，通告にかかる評価に際して情報を求められた場合の一つの指針と考えてよいであろう．このことを関係する公務員や医療従事者が周知していない場合もあるので，児童相談所などの行政機関の専門職担当者が子どもや養育者の主治医などに情報提供を求める際には，この守秘に関する条項の存在を知らせることも必要であろう．重要なことは，子どもが守られない状況における親の困難をできるだけ正確に把握することであって，親を責めることではないという点は繰り返しておく．

C 対 応

1）虐待者への対応における基本的スタンス

虐待をしているあるいは虐待の疑いのある親について，その親の問題をすべて解決しようあるいは直そうとするのは，子ども虐待への対応をする支援者が負うべき領分を超えると考えている．虐待対応においての基本的スタンスは，その親の育児困難や虐待の要因を担う問題を見立て，その問題についてどのように手を差し伸べれば，虐待をしないですむのかを考えることである．親はパーフェクトである必要はない．ただ，できないことがあるならば，そこをいかに補うかという視点が重要である．たとえば，車いす生活ながら，しっかり育児をしている母親もいる．そのためには車いすという道具のみならず，様々な工夫や，人的サポートや心理的な理解も要している．支援は多いが，母子は支えられればしっかりとしたつながりを築き，子どもは育っていく．

2）具体的な対応の仕方

①精神疾患を有する母親への支援

まず，うつ病を含む抑うつ状態は出産育児にかかわる女性に高い頻度でみられる．産後に生じるうつ病を産後うつと呼ぶが，これは出産後の女性の15％にみられる一般的な問題であり[3]，母子関係への影響や児の情緒発達への影響[4]，そこに育つ児の精神医学的問題のリスクの高まり[5]などがこれまでにもわかってきている．産後うつの母親の多くは，うつの症状としての意欲や関心の低下による児への関わりの困難さに加えて，「こんな母親でこの子はかわいそう」などと自責感をさらに募らせ，育児にともなう不眠や不休によりさらに辛さを増すことになりかねない．産後数週間から数か月の間に発症することが多く，妊娠中に発症したうつ病が引き続いている場合もある．治療は，うつ病の治療原則に従い，可及的速やかに開始される必要がある．まず，休息が必要であるが，育児には基本的に休みがない．そのために，人的な援助を要する．配偶者，自分の親やきょうだいの協力や，ベビーシッターや保育園の利用も積極的に検討されるべきである．産後うつの母親自身への治療としては少なくとも精神療法は必要であり，中等度以上のうつには，妊娠中や授乳中であっても，母子関係への影響を考慮すると抗うつ薬の投与を検討すべきであろう．その際，家族の理解も重要である．うつ状態の母親が思いつめて子どもを道連れに心中するというような事態は，生じうる

可能性があると考えて対応していかなければならない．もともと真面目に頑張る傾向の人がうつになることが多いので，家族の理解を得たくても，うつ状態の本人自身が家族を説得すること自体に抵抗があることがしばしばで，「自分がしっかりしていないからだ」とか「もっと頑張ればできるはずだ」と抱え込む結果，症状の悪化を招く可能性がある．支援においては，うつ状態の母親の育児支援に当たる際，家族への説明や理解を求めることも重要な要素である．

　統合失調症合併の妊娠出産育児については，精神症状管理が重要である．配偶者との家庭生活や自分のペースで生活している限りは，比較的安定している患者や寛解状態の場合でも，妊娠期や出産時あるいは産後に症状が悪化・再燃する場合も少なくない．まず，精神科担当医と連携し，妊娠中に服用継続可能な抗精神病薬を継続すること，症状悪化時の対応策を検討しておくことが重要である．この場合も家族の理解や支援は欠かせず，服薬継続の必要性や母体の睡眠時間の確保の重要性を認識してもらう必要がある．統合失調症症状に随伴したり類似した状態である出産時の急性錯乱状態などが生じれば母児の生命にかかわる重大事と心得，一見安定している病状であっても緊張感をもって支援に当たるべきである．さらに，子育て中の幻覚妄想状態による子どもへの不適切な養育（監禁や異常な育児，子どもへの加害行為など）や陰性症状による世話の困難やネグレクトなどを予防するためにも，妊娠期や出産前後から地域保健師とのつながりを持つなどの支援を継続しておくことは重要である．その際，患者の幻覚妄想や突飛な発想を否定したり訂正しようとしたりせず，つながることを目的として短時間の訪問などを継続し，情緒的に入り込み過ぎず，伝えることは子育てに特化して具体的な方法を端的に伝えることが肝要である．

②父親や他の家族に精神疾患がある場合

　うつ病，双極性障害（躁病を含む），統合失調症，薬物依存症，アルコール依存症などが母親以外の子どもと同居している家族にある場合には，子ども虐待防止の観点からは，子どもに対する暴力や心理的虐待が生じていないかを検討する必要がある．家族にそのような病状の者がいても，治療がなされ病状が安定していたり，母親を含めその他の家族の力によって子どもを守ることができていればよいが，たとえば父親の精神症状による衝動性の高まりや暴力を母親が受けている場合（これは DV にあたる），母親自身が子どもを守る力をそがれていたり，疲れ切ってうつ状態や不安状態に陥っていたりする可能性を見極め，安全な子育てのための環境を提供する必要が生じる．保育園利用などの一時的な介入でも，結果的に母親の負担を軽減することで事態の悪化を防ぐことも役立つ場合がある．

③発達障害圏の特性を持つ親への支援

　子どもの主たる養育者に先に述べたような発達障害圏の問題がみられた場合，育児困難が悪化して虐待行動を招くような事態を防ぐために，具体的な支援を行うことはしばしば必要となる．この際，それが養育者の本来持っている発達障害圏の特性からなるものであることに支援者が気づくことがまず重要である．妊娠期からの調査では，出産する女性の少なくとも数パーセントには ADHD もしくは自閉症スペクトラムの特性があることが示され，これらの親の育児には，早期から育児スキルや母子関係に様々な困難がみられた[6]．これらの支援には，具体的な指導といわば「育児スキルトレーニング」とでもいうような体験型の支援が必要である．その養育者の発達的特性を見極めることによって，得意を伸ばしながら，苦手なスキルへの具体的支援を講じる[7]．たとえば，注意力障害によるものであればアラームを

用いて注意喚起することを勧めたり，対人関係技能の問題を持つ場合には，コミュニケーションの得意な他の家族（配偶者の親など）に子どもの世話に参加してもらうなどの具体策を講じることが役立つ．なお，発達障害圏の者の特性として，同時に複数のことを処理することや先を見通した行動は苦手な場合が多いので，指示は一つか二つにとどめ，児の発育に応じてその都度の指示を与えていくような根気のある支援を継続することが必要である．

④親子相互交流療法（parent-child interaction therapy：PCIT）

困難な親子関係を修復していくために役立つ具体的方法の一例として，親子相互交流療法（PCIT）がある．PCITは，虐待やトラウマを抱えた家族のための関係性の回復を目的に，行動上の問題を持つ子どもとその親や養育者のために開発されてきた方法である．1970年代に，フロリダ大学のSheila Eybergによって創案され，その後評価が重ねられ確立してきた．訓練されたセラピストが，親子のアタッチメントやしつけのための言葉がけなどを具体的に教示しながら介入するプログラムで，わが国でも近年，日本語版が開発され実践されており[8]，虐待を受けた子どもと親の再統合に向けた支援として有用性が期待できる方法として注目される．

おわりに

以上，子どもを虐待してしまう親への対応について，対策を講じるために必要な理解を助ける鍵と，対策を講じる際にこころがける点について述べた．しかし，ここにもすべてを網羅することはできておらず，不足も多々あろうと思われる．実践される支援者には今後さらに多くの気づきを得られ，子どもの健全な養育についてより有効な対応策が発展していくことが望まれる．

文献

1) 庄司順一，他（編）：里親養育と里親ソーシャルワーク．福村出版，2011
2) エリザベス・A・W・シーガル：家族の評価．メアリー・エドナ・ヘルファ，他（編），社会福祉法人子どもの虐待防止センター（監修），坂井聖二（監訳），虐待された子ども．明石書店，2003
3) Marcus SM：Depression during pregnancy：rates, risks and consequences—Motherisk Update 2008. Can J Clin Pharmacol 2009；16：e15-22
4) McMahon CA, et al：Maternal attachment state of mind moderates the impact of postnatal depression on infant attachment. J Child Psychol Psychiatry 2006；47：660-669
5) Gunlicks ML, et al：Change in child psychopathology with improvement in parental depression：a systematic review. J Am Acad Child Adolesc Psychiatry 2008；47：379-389
6) 笠原麻里，他：軽度発達障害者の育児支援に関する研究．厚生労働科学研究費補助金　障害保健福祉研究事業　ライフステージに応じた広汎性発達障害者に対する支援のあり方に関する研究：支援の有用性と適応の評価および臨床家のためのガイドライン作成　平成19年度総括・分担研究報告書（主任研究者：神尾陽子），2008；67-72
7) 辻井弘美，笠原麻里：妊娠・出産と育児．精神科臨床サービス 2011；11：224-228
8) http://pcit-japan.com/

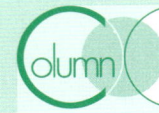

Column グループケアとモチベーション・アプローチ

徳永家族問題相談室　徳永雅子

　誰からも批判されず，非難もされないグループミーティングに参加するようになるには，モチベーション（動機づけ）と勇気が必要である．家庭という密室の中で繰り返されてきた暴力や心の傷つきなどは，家族の人間関係において何が自分に生きづらさをもたらしているのか．人には言えず抱えてきた不満や怒り，不信感など，心の中には爆発する時を待っているかのような感情がたまっている．ある母親は今の心境をこう話した．「幼い頃から両親やきょうだいとうまくいかず，虐待を受けてきた私は"いなばの白うさぎ"のようだった．体の先，腕から手先にいつもヒリヒリとした痛い感覚があった．ようやくグループミーティングに居場所を見つけ，今，ここで感じていることや抱えている課題を話したり，カウンセリングにもつながって少しずつ原家族のことやこれまでの生き方で何が問題だったのかがわかるようになった．それは玉ねぎの皮を一枚ずつむいていくような作業です．」子どもと離れ，治療を受けている被虐待経験のある虐待母の傷つきに，心だけでなく体にも痛みも抱えながら生きのびてきたのかと私は深くうなずいた．彼女たちを支援し，ケアしていくには，大国主命がしたようにやさしく蒲の穂でくるんであげることだなと思った．つまり蒲の穂とはグループケアであり，それは個別支援とグループミーティングを車の両輪のように連動させながら母親を支援していくことである．

1．親支援グループとは

　親支援グループは，乳幼児健診でグループを紹介するだけとか，広報誌や講演会で周知して誘うとか，チラシを配布して勧誘するようなやり方ではグループの安全は保たれないし有効ではない．グループにつながる前に保健師との個別支援の関係づくりが重要である．その関係性は受け入れられて温かく包まれているような感覚（ホールディング）を感じることである．そういう支援のプロセスがなければ，すぐにグループから脱落するだろう．グループに継続して参加するようになるというのは，誰にとってもハードルの高い勇気ある行動である．グループにつなぐには，まずグループが必要な人かどうかのスクリーニング（必要な情報収集）およびアセスメント，そして関わりながら動機づけを行っていくというスキルとアプローチが求められている．地区担保健師との出会いとフォローアップは親支援の始まりで，グループはツールとして動かし，機能させていくのである．

　保健機関における親支援グループは，治療的な意図や目的をもって設定したグループで，自助グループとは異なる．自助グループは，当事者自身が自分たちの回復のためにグループを運営していくものである．親支援グループには行政の責任性があり，個人が抱える家族問題の解決のために，グループの力を借りて虐待の進行や再発を防止する二次予防に位置づけられている．そして当事者同士が出会うということはピアカウンセリングの機能があり，手法はエンカウンターグループに近いものになる．"言い放し，聞き放し"を原則とするが，その意味は参加者から批判されたり，責められたりするようなミーティングではなく，自分が言いたいこと（悩みや感情，家族関係など自分の問題）がグループの中で受けとめられ，ファシリテーターや参加者から意味づける肯定的な言葉をもらったり（リ

フレーミング），気づきのきっかけになるようなグループの手法ということである．親支援グループは精神保健的なアプローチを取り入れているので，保健機関の保健師が主体となって，心理士や精神保健福祉士とチームを組んで専門職が担っていく．

しかしながら，現状としては，グループは立ち上げたがミーティングの参加者が少ない，個別支援との連携もなく安全性に問題がある，関係者がグループの存在を理解しておらず孤立した事業になっている，保健師の異動でグループがなくなったなど，グループ運営については様々な課題が出されている．なかでも，個別支援からグループにつなぐという手法が，保健師に理解されているとはいえずスキルアップが必要である．

2．グループへの動機づけと対応

グループにつながるように母親の行動が変化していくには，いくつかのステップがある．これを"変化のプロセス"という．無関心期，関心期，準備期，行動期，継続期という流れがあって，この間を母親は行ったり来たりしながら徐々に意識や行動が変化していくのである．母親がグループに無関心なときは，焦らずに家庭訪問をして話を傾聴していき，お互いの信頼関係が成立するように関わることが大事である．母親の行為を否定せずに，責めないように傾聴・共感していく技術と，なぜそうせざるを得ないのかもお互いに考えていく．グループが必要かどうか．母親の背景，例えば家族構成，原家族との関係，アルコール・薬物・DVの有無，健康状態，人格，コミュニケーション力などの情報を把握してアセスメントし，グループが適しているかどうかを判断して目的や時期などを定める．関心期は自分がやったことを少し意識する．子どもが言うことを聞かない，育てにくい，しつけをしなければいけないからと責任転嫁するような言い方で自分を正当化したりする．この時期に焦ってグループにつなぐようなことをすると，自分が見捨てられたような気持ちになるので，この時期は母親との関係をじっくり温めておくのが肝要である．

準備期になると，保健師にも心を開くようになって，本音が話せるようになる．「自分も親から殴られてきた」「つい殴ってしまう」「子どもの褒め方がわからない」などいろいろ話すようになる．「自分が育ったようには育てたくないが，どう育てていいかわからない」などと訴えることに対して，それをしっかり受けとめ，「あなたが変わること」「同じように悩んでいる仲間と出会いましょう」というメッセージを伝える．母親が悩んでいることやニーズ，どんな親でありたいか，子どもにどうかかわりたいかなどを共通理解でき，それを言葉にできるように対応する．準備期はグループへのモチベーションが，ある程度明確になってくるのでタイミングを外さないでつなげていく．グループにつながった後のフォローが大切で，行動期は母親が自分から行動するようになったのを支持しながら小さな変化も見逃さないで言葉で伝え，その行動を認めて褒める対応が重要である．そして，私はあなたのそばにいる"伴走者"であるというメッセージが，母親の心に届くとミーティングが継続できるようになる．

3．おわりに

親が変わることが子どもの心に変化をもたらす．しかしながら，変わるということは大変難しい．長年の生活に組み込まれた歪んだ認知や習慣化した虐待行為が変化していくには時間を要する．そのことを踏まえ，焦らないで肯定的なかかわりを継続していかないとグループケアにはならない．ミーティングは仲間とつながり孤独感から解放されるが，一

方では"自分とは何か"を問い続けるつらい場でもあるので，母親をしっかり支え回復を支援していくことが保健師の役割と考える．

参考文献
・徳永雅子：子ども虐待の予防とネットワーク．中央法規，2007
・全国保健師長会；健やか親子特別委員会：保健機関が行う親支援ミーティング．2008

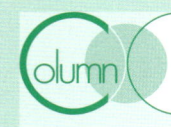

コモンセンス・ペアレンティング

神戸少年の町児童養護施設（社会福祉学博士）　野口啓示

1．コモンセンス・ペアレンティングとは

　コモンセンス・ペアレンティング（CSP）とは，全米最大の児童福祉施設であるボーイズタウン（BOYS TOWN）で開発されたプログラムであり，虐待傾向のある親への治療教育プログラムとしての効果が様々な調査により実証されたものである．日本へは筆者が2000年に紹介し，現在は日本の文化や生活に合うようにアレンジした神戸少年の町版CSPの普及が児童相談所を中心に進んできた．

　被虐待児の家族再統合へのプログラムの必要性が高まるにつれ，CSPのようなペアレント・トレーニングへの関心が高まってきたが，それは被虐待児の親への治療教育をするに際して，その使いやすさと有効性が虐待対応の先進地域である欧米のみならず，日本においても報告されるようになったからである．

2．神戸少年の町版 CSP

　神戸少年の町版CSPは認知行動療法の理論をもとに，子どもの問題行動を減らし，望ましい行動を効果的にしつけられるスキルの体得を経験的に学習するプログラムである．DVDや漫画といった視聴覚教材を用いたモデリングとロールプレイを重視しており，子どもの問題行動に教育的に対処できるしつけのスキルを身に付けることから，虐待の予防を図ろうとしている．

　ここでのアプローチの特徴は，児童虐待の原因を親の精神力動的な問題に求めず，親と子の有害な相互関係上の問題ととらえることにある．この観点からすると，児童虐待に対する援助の焦点は親子間の相互作用になり，それを維持する連鎖を断ち切ることになる．児童虐待のケースで，親が「しつけのために叩いた」ということは多い．これは子どもの問題行動を抑えるのに，暴力的なしつけに依存し，それ以外のしつけの方法がとれず，その暴力的なしつけが虐待までエスカレートするのである．これを図にしたのが親子関係の虐待エスカレーションサイクルである．暴力的なしつけは，はじめは威力を発揮することは多いのだが，時間とともに子どもはこれらの手段に慣れ，服従しなくなり，親の暴力的なしつけがエスカレートすることが多い．そしてこの暴力的しつけは親子関係にもダメージを与え，そのダメージが子どもの問題行動や親への不服従を強めてしまうのである．

　神戸少年の町版CSPでは，このサイクルに注目し，これをグッドサイクルに変化させることを目標にしている（図1）．つまりは，暴力的なしつけからそれ以外のしつけ（褒め，教えるといった肯定的なしつけ）を親にさせることから，親子関係にグッドサイクルを実現させることである．

3．神戸少年の町版 CSP のモジュールとゴール

　神戸少年の町版CSPは9つのモジュールから構成される6回のプログラムである（表1，表2）．プログラムの構成は以下の5つのアクティビティからなる．「1．復習（前回習ったテーマのまとめ，一回目は導入となる）」「2．講義（その日取り上げるテーマの説明）」

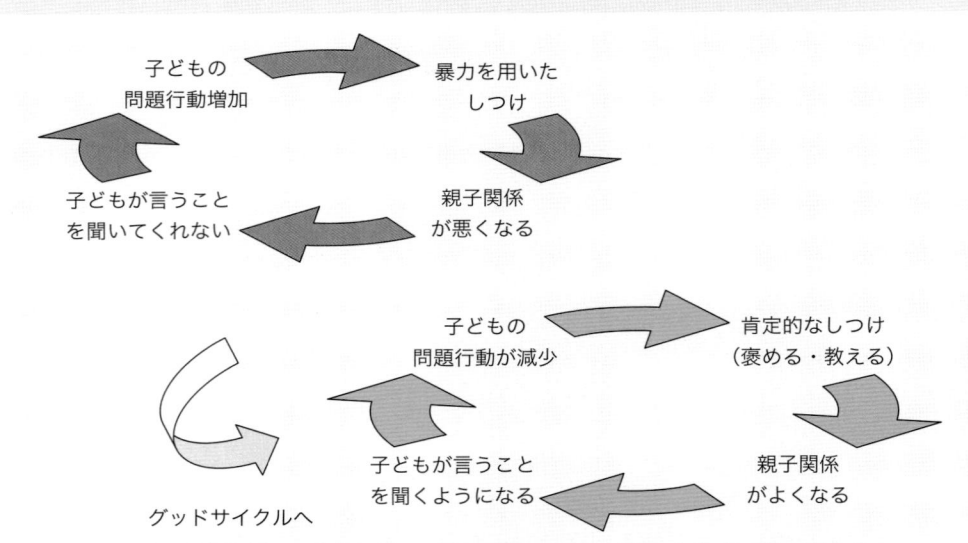

図1 **親（保護者）の虐待行動エスカレーションサイクルからグッドサイクルへ**

表1 **神戸少年の町版 CSP のモジュール**

モジュール名	ゴール
①わかりやすいコミュニケーション（行動の観察と表現）	子どもの行動を抽象的な言葉を使わずに，具体的に表現する方法を身につける．
②よい結果・悪い結果（賞・罰）	行動の後の結果（親の対応）に注目し，子どものよい行動を増やし，子どもの悪い行動を減らす方法を身につける．
③効果的な褒め方	効果的に誉める方法を身につける．
④予防的教育法	前もって，子どもに言ってきかせる方法を身につける．
⑤問題行動を正す教育法	子どもの問題行動に介入する方法を身につける．
⑥自分自身をコントロールする教育法	子どもが感情的になって反抗したり，泣き叫んだり，すねたりといった親子の緊張が高まる場面での対処方法を身につける．
⑦落ち着くヒント（怒りのコントロール法）	怒りをコントロールし，落ち着きを維持する方法を身につける．
⑧子どもの発達と親の期待	親の子どもへの期待を整理しつつ，親の過剰な期待（認知の歪み）の修正を意図する．
⑨問題解決技法	5 ステップの意思決定の方法から，具体的な問題解決の方法を身につける．

表2 **神戸少年の町版 CSP の 6 セッションと使用するモジュール**

わかりやすいコミュニケーション	モジュール①
よい結果・悪い結果	モジュール②・モジュール⑨
効果的な褒め方	モジュール③
予防的教育法	モジュール④・モジュール⑦・モジュール⑧
問題行動を正す教育法	モジュール⑤・モジュール⑧・モジュール⑨
自分自身をコントロールする教育法	モジュール⑥・モジュール⑦・モジュール⑨

「3．モデリング（DVD を用いる．DVD では，よい例，悪い例などのシーンが収録されており，それを見ながら，具体的に学んでいく）」「4．ロールプレイとディスカッション」「5．まとめ」である．各プログラムとも，1 時間から 1 時間半のプログラムとなっている．プログラムのスケジュールとしては，スキルの定着を考えると，2 週間くらいあけて行うのがよく，2〜3 カ月で終了となる．

4．有効性と効果測定

　ここでは，神戸少年の町版 CSP の有効性や効果について述べたい．神戸少年の町版 CSP は有効なのか．この問いはアカウンタビリティと関わる問題である．このアカウンタビリティは特に児童虐待では重要となる．それは，日本における児童虐待に対応する機関が児童相談所を中心とした公的機関，つまりは税金によって運用されている機関だからである．ここでは自ずと提供されるサービスはそれに見合うだけの費用対効果を示すことが求められるということと，もう一つは公的機関の職権として行う親権の停止を視野にいれた強権的介入を行った場合等にみられる親の動機付けをどのように扱うのかという問題である．「このプログラムにどのような意味があるのか」との質問に答えるアカウンタビリティ，つまりはプログラムの有効性を納税者とプログラムを受講する利用者の両方に示すことが求められるのである．

　そこで，神戸少年の町版 CSP では，各プログラム実施の前後において，習ったスキルの習得度を質問紙による調査票を使い，測定している．たとえば，セッション 1 の「わかりやすいコミュニケーション」では，セッション 1 のゴールである「子どもの行動を抽象的な言葉を使わずに，具体的に表現する方法を身につける」というスキルがどの程度身に付いたのかを「子どもにわかる言葉を用いてしつけることができる」「感情的な表現を使わずにしつけることができる」「おだやかな言葉で子どもをしつけることができる」という 3 つの質問に「うまくできる」「できることもある」「うまくできない」「できない」の 4 件法により答えてもらうことにより測定している．

　このほかにも，児童虐待に影響を与えると考えられる要因である育児困難感，育児への不安，抑うつ傾向，家庭機能，子どもの問題行動等をプログラムの前後で測定し，その効果を確認することを行っている．この作業をすることにより，プログラムの有効性を実証し，求められるアカウンタビリティに応えることはもちろん，プログラム導入期においては，プログラムを受講する利用者の状態をアセスメントする効果もある．実施した調査の結果はできる限り，利用者にもフィードバックすることにしており，このフィードバックにより利用者のプログラム参加への動機を高めることにもつながっているようだ．

　ここでは誌面の都合上，実際の結果を紹介することはできないが，欧米の研究調査をみると，大規模サンプルによる無作為抽出法を用いた効果測定を行っているものが多い．今後日本でも，実践だけでなく，こういった調査の拡がりが必要だといえる．特に現在，行政の無駄が話題になることが多く，事業仕分けが実際に行われるようになった．プログラムの必要性を世の中に訴える力も臨床家に求められるようになったといえる．

V

治療の場による

介入

1 地域における治療・ケア

和歌山県精神保健福祉センター　小野善郎

Essential Points

- 被虐待児の治療・ケアの主たる場は地域であり，児童福祉だけではなく地域のあらゆる社会資源を活用したケアのシステムが求められる．
- 子どもの精神保健と児童福祉とは密接な関連があり，両者の協働が被虐待児の治療・ケアにおいても重要である．
- 地域におけるケアのシステムには，社会資源を有効に活用するケースマネージメントとラップアラウンドの方法論が期待されている．

1）子ども虐待対応と地域

　子ども虐待の予防，介入，ケアは従来から児童相談所が中心的な役割を担ってきたが，増え続ける虐待相談や通告に対して，子ども虐待に対応するシステムは，市町村や地域の様々な専門機関が関与する幅広いネットワークへと変化してきた．子どもに関わるあらゆる地域機関が子ども虐待の防止に関わるシステムは，現在の市町村・児童相談所における相談援助活動の枠組みにも反映され，関係機関の連携により効果的な支援が行えるように，各市町村には「要保護児童対策地域協議会」を設置することが求められている．2009年4月の時点で全国の92.5％の市町村には地域協議会が設置され，さらに5.1％の市町村には虐待防止ネットワークがあり，両者を併せると97.6％の市町村には子どもを守る地域ネットワークが存在している[1]．このように，子ども虐待への対応は特定の児童福祉機関だけに限定される活動ではなく，幅広い広がりを持つ地域を基盤とした取り組みに発展してきている．

　子ども虐待の多くは地域の家庭で発生するので，予防や早期発見の取り組みはしっかりと地域に根ざしたものでなければならないが，虐待を受けた子どもたちの治療・ケアにおいても地域における支援が非常に重要である．もちろん，重篤な虐待事例で再虐待のリスクが高かったり，発達や情緒面に深刻な影響が認められたりする場合には，より専門的な施設や治療機関での治療・ケアが必要になるが，実際には市町村や児童相談所で対応する子ども虐待の事例のほとんどは在宅での援助が行われており，介入後の対応についても地域での取り組みが主体となっている．たとえば，2009年度に全国の児童相談所が対応した44,877件の虐待相談のうち児童福祉施設に入所措置されたのは3,719件，里親委託は312件であり，9割以上のケースは在宅ベースでの対応となっているのが現状である[2]．

　しかし，虐待相談として対応されたが家庭から分離されないケースが，治療・ケアのニーズが低いわけではない．本書の中で詳細に述べられているように，虐待の影響は幅広く重大なものであるので，一人ひとりの被虐待児にはそれぞれ適切な治療やケアのニーズがある．それは在宅での援助となった子どもたちでも同様である．ほとんどの虐待ケースが結果的にはもとも

との家庭での生活を続けていく現状においては，被虐待児の治療・ケアの主たる場は地域であり，地域における治療・ケアのシステムはより一層強化され充実されていかなければならない．
　また，保護や治療のための専門機関への入所などで子どもが家庭から離れることは，子どもにとっては住み慣れた環境が突然剥奪されることになり負担も大きい．子ども虐待への対応では子どもの安全の確保が最優先されるが，介入後の援助においては子どもにとっての負担や制限が最小限になるように努力することも大切である．もちろん児童福祉施設や専門的治療機関での治療・ケアの必要性が否定されることはないが，これらの施設での分離ケアの負担を最小限にするためにも，地域における治療・ケアのシステムが重要となる．なぜなら，地域で子どもをケアするキャパシティが大きくなれば，施設ケアの適用を減らし，入所期間が短縮されることで，子どもへの負担が軽減されることが期待できるからである．
　子ども虐待が増加し続ける今日においては，ニーズのある子どもたちを地域でケアするシステムの重要性はますます増大している．本稿では子どもの地域精神保健活動についての理解を進めながら，虐待を受けた子どもたちの地域における治療・ケアのあり方について検討する．

2）児童福祉と子どもの精神保健の関連性

　子ども虐待は児童福祉の重大な課題であり，市町村や児童福祉機関で子ども家庭福祉に携わる人たちの多くの時間とエネルギーは虐待の予防と対応に費やされているのが現状である．その一方で，子ども虐待には子どもの発達，心理面への影響，親子関係の精神病理など，心理学や精神医学の領域に関連する問題も多く，その予防やケアは精神保健の扱う重要な問題でもある．したがって，子ども虐待への対応においては，福祉と精神保健の両方の視点が求められるが，わが国には子どもの精神保健の専門家が少なく，虐待対応においても精神保健の関与が不足しがちな状況が続いている．より効果的な虐待対応を進めていくためには，子どもの地域精神保健活動の理解と普及が重要である．
　児童福祉と精神保健の専門家はそれぞれ異なる教育や研修のバックグラウンドを持っているので，お互いに異なる専門分野と思われがちであるが，実際には共通する部分は多い．たとえば，両者の共通点は子どもを対象とした社会サービスの発展の歴史からもみることができる．
　今日の児童福祉と児童精神医学は，19世紀の終わりから20世紀初め頃の北米の都市部で子どもの非行などの「問題行動」への取り組みから発展してきた．街を徘徊する，物乞いをする，食べ物を盗む，無賃乗車するなどの「非行」を示す子どもたちに対して，慈善活動家たちはこれらの行動の多くは貧困や劣悪な都市部の生活環境によるものと考えて児童救済活動を始め，それは要保護児童に対する社会サービスとしての児童福祉に発展した．やがて米国の児童救済家たちはより科学的で効果的な非行予防を目指して，精神医学や心理学などの知識と技術を取り入れた支援モデルとしてチャイルド・ガイダンス・クリニック（child guidance clinic）を立ち上げ，精神科医，心理学者，ソーシャルワーカーのチームによって子どもを診断して指導するモデルを確立し，それを全米だけでなくヨーロッパにも普及させ，ここから児童精神医学と子どもの精神保健の分野が発展していった[3]．
　このように，児童福祉と児童精神医学・精神保健は要保護児童の保護とケアという共通の基盤から発展してきたものであり，互いに密接な関連を持つ分野である．児童精神医学はその後，医学の一分野としての立場を明確にしていったため，生物学的な視点が強くなることで児童福祉との違いが強調されることになったが，より幅広い心理社会的な視点からも子どもの情緒・行動の問題を予防・ケアしていく精神保健の分野では依然として児童福祉との関連は非常に深いものが残っている．そして，児童福祉の仕事の中心が子ども虐待への対応にシフトする流れ

のなかで，精神保健からの援助が必要な子どもたちを扱うことが増えてきたことから，両者の関係はあらためて強くなってきている．

しかし，わが国の児童福祉の特殊性と子どもの精神保健の専門職が少ないことのために，子ども虐待対応における精神保健の視点はやや曖昧であるといわざるをえない．日本の児童福祉は 1948 年に施行された児童福祉法に基づいているが，新憲法の精神の下で制定されたこの法律は，要保護児童を対象とした従来の児童福祉の概念を超えて，「次代の社会の担い手たる児童一般の健全な育成，全児童の福祉の積極的増進」を理念としたものであったため，子どもと家庭のあらゆる問題を扱うものとされた[4]．この理念を具体的に実践する方法として，児童相談所の業務に米国のチャイルド・ガイダンスの方法論が取り入れられ，精神医学，心理学，ソーシャルワークのチームによる相談援助活動の方針が確立し，それは今日の児童相談所運営指針にも引き継がれている[5]．この戦後の児童福祉の発展過程のなかで，虐待や非行などの「要保護児童」だけでなく，心身障害，不登校や様々な情緒・行動の問題などもすべて子ども家庭相談の対象となり，欧米では精神保健の領域で対応される問題の多くは児童福祉で対応される流れができあがっていき，一方，精神保健はその中核となる児童精神科医が絶対的に不足していたこともあり，独自の専門分野として十分に確立しているとはいえないのが現状である．

3）虐待を受けた子どもたちの精神保健ニーズ

歴史的背景だけでなく，もっと現実的な児童福祉と児童精神医学の接点は日常のプラクティスのなかにも明らかである．つまり，児童福祉領域で対応している子どもたちには非常に精神保健ニーズが高く，児童精神医学が積極的に関与しなければならない子どもたちが数多く存在しているということである．たとえば，全米の大規模な疫学的研究で，Burns ら（2004）は児童福祉機関が子ども虐待の疑いで調査した子どもの 47.9％が，子どもの行動チェックリスト（Child Behavior Checklist：CBCL）のブロードバンドスコアが臨床域を超えて精神保健ニーズがあることを示した[6]．また，筆者が児童相談所に一時保護された児童の精神医学的診断を調査した結果では，半数以上（55.2％）に何らかの精神医学的診断が認められた．これらの診断は虐待のために保護された子どもたちに高率であっただけでなく，非行のために一時保護された子どもたちでも非常に高く，虐待と非行は特に精神保健ニーズの高い問題であることが示唆された[7]．

このように児童福祉と児童精神医学は，その実践活動においても極めて密接な関連があるばかりでなく，その活動には相当の重なり合いがあると考えられる．つまり，児童福祉が目的とする子どもの福祉（つまり幸福）を追求するためには，単に物質的ニーズを満たして子どもの生存を保証することだけでなく，その子どもの抱えている精神疾患や精神症状をケアし緩和することも不可欠であり，児童精神医学の関与は欠かせない．一方，児童精神医学においても，精神障害の診断と治療には，子どもの生物学的な要素だけでなく心理社会的要因，つまり親子関係や養育環境の影響も重要であり，これらの問題を無視して効果的な診断・治療は成り立たない．もちろん，子どもの精神保健ニーズは児童福祉領域にだけ存在しているのではなく，児童福祉が関わらない子どもたちにも少なからず認められるが，児童福祉が関与する子どもたちは特にリスクの高い集団であり，それらの子どもたちにもっとも効果的に予防・治療を行うとすれば，児童福祉との緊密な連携が必要であり，そのような活動はより効果的な精神保健サービスとして期待できるものである．

4）子どもの地域精神保健の方法論

被虐待児の治療・ケアだけでなく，様々な情緒・行動の問題を示す子どもたちへの精神保健

サービスを適切に提供するシステムはまだまだ発展途上の課題である．成人の地域精神保健は多くの場合子どもの治療・ケアには不向きであり，成人のシステムがそのまま子どもに使えるわけではない．しかし，ほとんどの場合，まず成人の精神保健の整備が優先されるので子どもの精神保健ニーズは後回しにされがちである．そのような状況に対して1980年代から欧米では，子どもの精神保健のあり方をめぐってシステム・オブ・ケア（system of care）についての議論が活発に行われ，地域で子どもを治療・ケアする方法論が検討されてきた[8]．ここでは主に米国での実践のなかからいくつかの中核的な方法論について簡単に説明する．

①システム・オブ・ケアの理念

子どもの地域精神保健活動は一人ひとりの子どものニーズに応じて幅広い地域の支援を活用することが求められる．より効果的な治療・ケアを提供するためには，成人の地域精神保健活動よりも多様性と柔軟性が求められる．また，子ども虐待を受けた子どもたちも含めて，子どもの情緒・行動の問題に対する治療・ケアでは家族や地域などの関係も含めた支援計画が必要となることが多い．

実際のケアのシステム，すなわちシステム・オブ・ケアは，それぞれの地域の特性やニーズに応じて構築されるものであるが，米国の子どもの精神保健活動の試行錯誤を踏まえてStroulらが提唱したシステム・オブ・ケアの理念は，子どもの地域精神保健システムの基本的枠組みとして広く知られている．彼らはシステム・オブ・ケアを「重大な情緒障害を持つ児童青年とその家族の多様で変化するニーズを満たすために，調和のとれたネットワークとして組織された，包括的で幅広い範囲の精神保健とその他の関連サービス」と定義し，3つの中核的価値観とサービスの提供方法に関する10の基本指針を示している（表1)[9]．

このうち，文化の違いを認識することは，多民族・多文化社会である米国では重要なことであるが，これはわが国においても無視できないポイントである．日本は比較的文化的多様性が少ない社会ではあるが，子どもの治療・ケアにおいてはそれぞれの家庭の価値観や考え方には多様性があり，支援者側の一方的な価値観を押しつけることで治療関係がうまく構築できないこともある．つまり，各家庭の「文化」に感受性を持って支援する姿勢はわが国の臨床実践でも非常に大切なのである．

実際のシステム・オブ・ケアのモデルは，図1に示したように複数のサービス要素で構成される．この構成要素は必ずしも固定的なものではなく，それぞれの地域の社会資源や子どもと家族のニーズに応じて決められるべきものである．

②ケースマネージメント

家族を中心とした，地域における，子どもと家族のニーズに合わせた支援は，単一の機関やプログラムでは提供が困難であるため，必然的に多機関，多職種の協働が必要となる．しかし，これまでの子どもや家族に対する心理社会的サービスは縦割りの官僚的システムによって提供され，効果的な協働ができないことが多かった．システム・オブ・ケアの理念に基づいたサービスシステムでは，多彩な支援やサービスを活用するため，それぞれのケアをうまく調整することが極めて重要な要素となる．そのための中核的な方法論がケースマネージメントである．

ケースマネージメントは単一の概念ではなく，様々な用語や定義が存在する．システム・オブ・ケアにおけるケースマネージメントの基本的要素としては，①アセスメント，②サービス計画，③サービスの実行（つなぎ，仲介［調達］，資源の開発，障壁の解決などを含む），

表 1　システム・オブ・ケアの中核的価値観と基本指針

中核的価値観

1. システム・オブ・ケアは子どもを中心とし家族に焦点を当てたもので，子どもと家族のニーズによって提供されるサービスの種類と組み合わせが決定される．
2. システム・オブ・ケアは地域を基盤としたもので，管理と意志決定の責任だけでなくサービスの中心はコミュニティーのレベルにある．
3. システム・オブ・ケアは文化適合的なもので，サービス機関，プログラム，サービスはサービスを提供する集団の文化的，人種的，民族的な違いに対応しなければならない．

基本指針

1. 情緒障害を持つ子どもたちは，その身体的，情緒的，社会的，教育的ニーズに対応した包括的なサービスが利用できなければならない．
2. 情緒障害を持つ子どもたちは，個別的サービス計画に沿って，それぞれの子どもの独自のニーズと潜在能力に応じた個別化されたサービスを受けられなければならない．
3. 情緒障害を持つ子どもたちは，臨床的に適切な，最も制約が少なく，最も標準的な環境でサービスを受けられなければならない．
4. 情緒障害を持つ子どもの家族または代理家族は，サービスの立案と提供のすべての側面に参加しなければならない．
5. 情緒障害を持つ子どもたちは，サービス機関，プログラム，サービスの立案，整備，調整の機構との良好な連携の下に，よく統合されたサービスを受けられなければならない．
6. 情緒障害を持つ子どもたちには，複数のサービスがうまく調整され治療的な形で提供され，子どものニーズの変化に応じてシステム・オブ・ケアのなかで柔軟な対応ができるようにするケースマネージメントやそれに類する機構が提供されなければならない．
7. 情緒障害を持つ子どもたちの早期発見と介入は，良好な結果の可能性を高めるために，システム・オブ・ケアのなかで積極的に取り組まなければならない．
8. 情緒障害を持つ子どもたちは，成長とともに成人のサービスに円滑に移行できるようにされなければならない．
9. 情緒障害を持つ子どもたちの権利は保護され，情緒障害を持つ児童青年の権利擁護を推進しなければならない．
10. 情緒障害を持つ子どもたちは，人種，宗教，国籍，性別，身体障害，その他の特性に関係なくサービスを受けられ，そのサービスは文化的差異や特別なニーズに感受性を持ち，それらに対応したものでなければならない．

(9) Stroul BA, et al：A system of care for children and youth with severe emotional disturbances（Rev. ed）. Washington, DC：Georgetown University Child Development Center, National Technical Assistance Center for Child Mental Health. 1986)

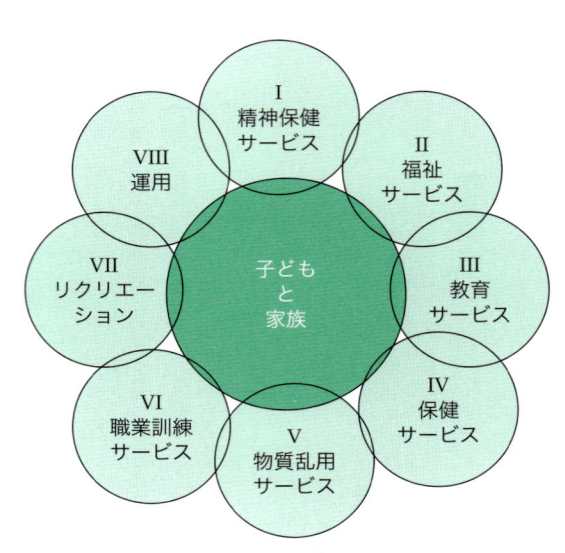

図 1　システム・オブ・ケアの枠組み

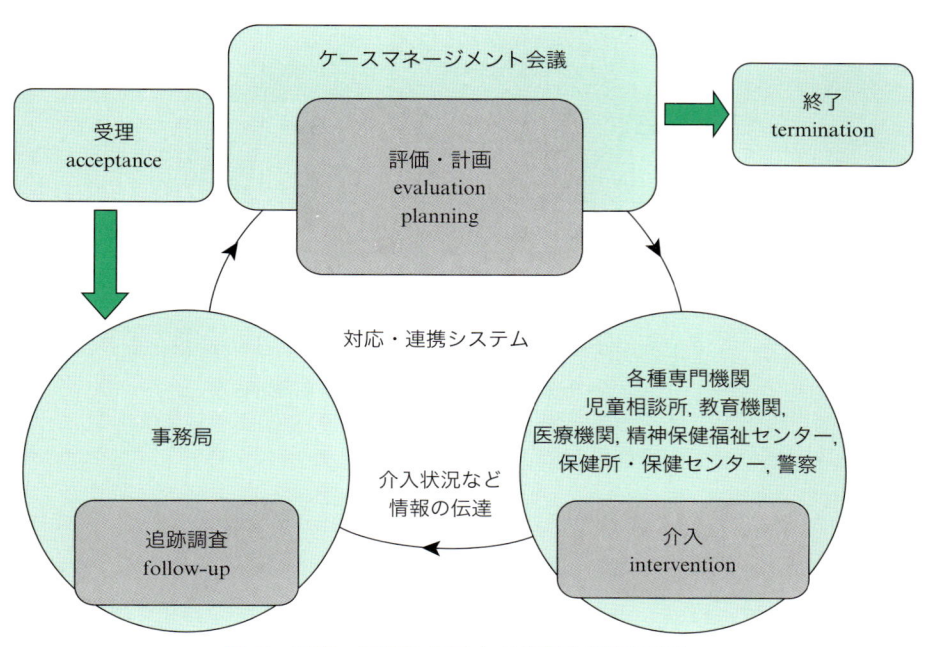

図2 対応・連携システムの構図と運用の流れ

④サービスの調整（多様なサービスを確実に同じ目標に向けること），⑤モニタリングと評価，⑥支援（家族を力づけ障壁を克服することを含む）などがある．ケースマネージメントは静的なものではなく，管理的なものからサービス機能までの範囲の連続体としての一連の機能であり，ケースマネージャーは子どもと家族のニーズによって，また治療の段階に応じて，これらの連続体の中で必要な機能を果たすことで，必要な支援が効果的に行われることを確かにする役割を担っている[10]．

問題行動を示す児童思春期事例に対して千葉県市川市と大分県大分市・別府市で試みられてきた地域の対応・連携システムは，ケースマネージメントを重視した地域精神保健システムであり（図2），各地区のケースマネージメント会議には，児童相談所，教育機関，精神保健福祉センター，保健所・保健センター，警察，医療機関が常に参加している[11]．同じシステムはひきこもりの地域支援としても推奨されており[12]，わが国の児童青年を対象とした地域精神保健活動の有望なモデルと考えられている．

③ラップアラウンド

虐待を受けた子どもたちにはしばしば非常に激しい情緒的混乱や行動化が認められ，より強力な治療的関わりが求められることがある．そのため，生活の枠組みが強い施設に措置されたり，精神科病棟への入院を余儀なくされたりすることもある．このような子どもたちに対して，システム・オブ・ケアの理念のなかでできる限り制限の少ない環境で治療ができるように，地域のあらゆる支援を動員して治療・ケアをしようとする方法がラップアラウンド（wrap around）で，近年の子どもの地域精神保健で注目されている[10]．

ラップアラウンドとは，良好な転帰を達成するために子どもと家族と一緒に地域の様々な支援サービスを組み合わせた治療計画を立案する過程であり，システム・オブ・ケアの理念に沿った具体的な地域精神保健活動の方法でもある．この方法の重要なポイントは，自然的

支援（natural support）を取り入れていることで，セラピストやソーシャルワーカーなどの専門家による支援だけではなく，親やきょうだい，友人，近隣の人たちにも積極的に支援に関与してもらうことで，より地域に根ざした支援を提供していくことにある[13]．ラップアラウンドによる治療では，従来の精神保健サービスにとらわれることなく，子どもと家族のストレングスに基づいて柔軟に支援が計画され実行される．したがって，子どものストレングスや興味によっては，楽器を習ったりスポーツチームに入ったりすることが治療計画に取り入れられることもある．

深刻な情緒・行動の問題を示す子どもたちへの精神保健活動は，狭義の精神科医療の枠組みだけで足りるものではなく，子どものウェルビーイングに関わる社会資源を総動員した支援でなければならない．この点は，精神保健活動と児童福祉の援助との大きな共通点である．ただ，どちらもわが国では子ども自身と家族が支援計画の立案過程に参加することはまだ一般的ではないので，ラップアラウンドの理念を参考にしながら，子どもと家族の声を取り入れた支援を提供していく努力を続けていくことが必要であろう．

5）地域における治療・ケアの実践

虐待事例への介入は，相談・通告に対して，まずは安全確認と安全確保が行われなければならない．この時点では虐待のリスクのアセスメント，つまり児童福祉の判断が重視されることになるので，子どもの精神症状や心理面のアセスメントが後回しになることはやむを得ない面もあるが，できるだけ早い段階で適切な心理的アセスメントや精神医学的な診察によって虐待による子どもへの影響を評価し，精神保健ニーズを明らかにしなければならない．しかしながら，実際の虐待対応の現場では虐待者である親への対応に多くの時間とエネルギーが費やされ，子どもの援助方針の決定においても再虐待リスクの判断に偏重しやすい傾向がある．もちろん，虐待への介入では子どもの安全が最優先されるべき事項であるが，子どもに必要な治療・ケアの観点も踏まえて方針が決定されるべきである．

現在の児童福祉システムでは，虐待事例に対する初期介入からアセスメント，そして援助方針の決定と援助の実施までの虐待対応のすべてにおいて中核的な役割を担うのが児童相談所である．つまり，虐待通告の受理，調査，サービスの提供までのすべてを児童相談所が担っているのがわが国の児童福祉システムの特徴である．子どもの保護とケア，家族の再統合を同一機関が行うことに対する困難が以前から指摘されているが，その一方で，社会診断，心理診断，行動診断，医学診断といった多次元的な診断に基づいて援助を行うという児童相談所の学際的な業務モデルは，システム・オブ・ケアの理念に沿った総合的な地域精神保健活動の中心的な機関として機能する可能性も持っている[14]．さらに，児童相談所は地域の関係機関との密接な連携を持ちながら子どもと家庭の援助を行ってきた伝統と実績があり，多機関の協働による地域ケアにおいてケースマネージメントの役割を担うのにふさわしいノウハウを持っていることから，地域における子どもの精神保健活動にもっともふさわしい機関の一つでもあると考えられる．このような児童相談所のストレングスは，虐待を受けた子どもの地域における治療・ケアに有用なものだろう．

実際に，虐待を受けた子どもたちのケアは児童相談所が中心になって行っていることが多い．児童相談所は児童福祉施設などへの入所措置だけでなく，継続指導として心理療法やカウンセリングを行うことも多くなっており，子どもだけでなく親に対しても治療的な支援を提供する実質的な地域精神保健センターの役割も果たし始めている．しかし，一般的に「治療」という行為は医療が提供するものというイメージが強く，児童相談所の行っている援助はあくまでも

福祉的支援ととらえられやすい．児童相談所には常勤または非常勤の精神科医がいるので，これらの医師が子どもや親に直接関われば「治療」と受け止められるかもしれないが，児童福祉司などが行う面接指導は治療行為とは受け止められにくい．ましてや，関係機関との協議が治療計画の立案のためのケースマネージメント会議であり，子どもへの治療行為の重要な要素であるとは理解されにくいかもしれない．

しかし，システム・オブ・ケアやラップアラウンドなどの子どもの地域精神保健の視点から見れば，児童相談所が子どもと家族に行っている多くの援助は精神保健サービスととらえ直すことができるだろう．同じ視点で地域における子どもと家族への様々なサービスを見直してみると，実は非常に多くの精神保健サービスがあることに気づくことができる．たとえば，治療計画を立てる際に子どもに必要な治療強度を判断するためのレベル・オブ・ケア（level of care）というスケールで地域の子どもと家族への支援サービスを分類してみたのが表2であるが，これは精神科医療だけでなく児童福祉，教育，少年司法などの様々な分野に多くの精神保健の資源があることを示している[15]．そして，とりわけ児童福祉の分野には精神科医療と匹敵するような治療強度の高い（つまり，より重症の子どもの治療が可能）援助も含め，幅広い精神保健サービスが揃っていることがわかる．この点からも，児童相談所が地域における治療・ケアの要であるといえよう．

このように，われわれの地域には情緒的・行動的な問題を示す子どもとその家族に対するさまざまな精神保健サービスの資源が存在するが，問題はこれらの資源をいかに有効に活用してよりよい転帰に導くかである．そのための手段がケースマネージメントの手法であり，ラップアラウンドによる援助計画の立案である．児童相談所がケースマネージメント機能を高めてより効果的な援助計画を策定する力をつけていくことは，虐待を受けた子どものよりよい地域ケアに寄与するだけでなく，これまでは施設ケアに措置せざるを得なかった子どもたちを地域でケアする可能性を高めることにも寄与することになるであろう．

6）今後の課題

虐待を受けた子どもたちの地域における治療・ケアは，児童福祉だけでなく地域のあらゆる社会資源を活用した援助でなければならない．しかし，ともすれば特に対応が困難な子どもをめぐって児童福祉と精神科医療との間に対立が生じることもある．もちろん，その子どもの状態によっては専門的な精神科医療が必要となることもあるが，その場合でも児童福祉か精神科医療かという二者択一の議論になるのではなく，あくまでも援助計画に沿った多機関連携のなかで互いにチームの一員として取り組むことが必要なのである．本稿で示してきたように，子どもの精神保健は児童福祉と一体的なものであり，特にわが国の児童福祉には非常に多くの精神保健サービスも含まれているので，両者はほとんど不可分のものと考えるのが妥当である．このことについて専門家や関係者だけでなく，社会全体の理解を広げていくことが重要である．

また，地域における治療・ケアと施設や病院などでのケアについても，在宅か分離かという二者択一的な議論になりやすいが，これについても両者は連続的なものであり，決して対立する援助方針ではない．分離ケアは一時的なものであり，子どもはいずれかの時期に必ず地域での生活に移行することになるので，分離ケアをする場合でも常に地域ケアを視野に入れた援助計画を持っていなければならない．虐待を受けた子どもの治療・ケアでは，ともすれば目の前の問題行動や課題に目を奪われがちであるが，あくまでも支援の目標は地域生活に適応することであり，すべての支援の基盤は地域であるべきであることを常に念頭に置いておかなければならない．

表 2 地域における精神保健サービスのレベル・オブ・ケアによる分類

レベル・オブ・ケア	サービス			
	精神科医療	児童福祉	教育	少年司法
レベル0：基本的サービス	精神保健相談 母子保健事業	児童家庭支援センター（0-1） （主任）児童委員 発達障害者支援センター（0-3） 子育て電話相談	就学前検診 保健室 保健教育	家庭裁判所・少年鑑別所の相談事業
レベル1：回復維持および健康管理	精神科クリニック 小児科医療 保健所・保健センター デイケア	精密健康診査 児童福祉司による助言指導 児童ショートステイ（レスパイト）	スクールカウンセラー 特別支援教育コーディネーター 特別支援教育（1-4）	保護観察 家庭裁判所の保護的措置（1-3）
レベル2：外来サービス	児童精神科外来診療 心理カウンセリングサービス	児童相談所における精神科医・児童心理司によるカウンセリング 児童相談所の医学判定（診断）	スクールカウンセラーによる個別カウンセリング，心理療法	家庭裁判所医務室
レベル3：集中的外来サービス	専門外来 外来での集団療法，ソーシャルスキルトレーニング，親トレーニングなど	児童相談所における治療プログラム 児童養護施設における心理治療 専門里親	適応指導教室 学校内でのスキルトレーニング・ことばの教室など	試験観察
レベル4：24時間体制の精神医学的監視を伴わない集中的・統合的サービス	デイホスピタル	児童自立支援施設 自立援助ホーム 児童相談所の一時保護		補導委託 初等・中等少年院
レベル5：精神医学的監視を伴う，保護的でない24時間体制のサービス	児童精神科（開放病棟）での入院治療	情緒障害児短期治療施設		
レベル6：精神医学的管理を伴う保護的で24時間体制のサービス	児童精神科（閉鎖病棟）での入院治療	児童自立支援施設（強制的措置がある場合）		医療少年院

文献

1) 厚生労働省雇用均等・児童家庭局総務課虐待対策室：市町村における児童家庭相談業務の状況及び要保護児童対策地域協議会（子どもを守る地域ネットワーク）の設置状況について（平成21年4月現在）．2009 http://www.mhlw.go.jp/stf/houdou/2r985200000031mq-img/2r985200000031o8.pdf
2) 厚生労働省：平成21年度福祉行政報告例．2010 http://www.e-stat.go.jp/SG1/estat/List.do?lid=000001068638
3) Jones KW, 小野善郎（訳）：アメリカの児童相談の歴史―児童福祉から児童精神医学への展開―．明石書店，2005
4) 厚生省児童局：児童福祉10年の歩み．日本児童問題研究会，1959
5) 小野善郎：子ども家庭相談に役立つ児童青年精神医学の基礎知識．明石書店，2009
6) Burns BJ, et al：Mental health need and access to mental health services by youth involved with child

welfare : a national survey. *J Am Acad Child Adlesc Psychiatry* 2004 ; **43** : 960-970
7) 小野善郎：児童相談所の相談事例の精神医学的評価. 小野善郎（編），子どもの福祉とメンタルヘルス―児童福祉領域における子どもの精神保健への取り組み―. 明石書店，2006；130-149
8) Knitzer J : Unclaimed children. The failure of public responsibility to children and adolescents in need of mental health services. Children's Defense Fund, 1982
9) Stroul BA, et al : A system of care for children and youth with severe emotional disturbances (Rev. ed). Washington, DC : Georgetown University Child Development Center, National Technical Assistance Center for Child Mental Health. 1986
10) Pumariega AJ, et al（編），小野善郎（監訳）：児童青年の地域精神保健ハンドブック―米国におけるシステム・オブ・ケアの理論と実践―. 明石書店，2007
11) 宇佐見政英：地域連携システムの設置と運用. 齋藤万比古（編）子どもの心の診療シリーズ1. 子どもの心の診療入門. 中山書店，2009；283-290
12) 齋藤万比古：ひきこもりの評価・支援に関するガイドライン. 厚生労働科学研究補助金事業こころの健康科学研究事業「思春期のひきこもりをもたらす精神疾患の実態把握と精神医学的治療・援助システムの構築に関する研究」平成19～21年度総合研究報告書. 2010；89-155
13) Burns EJ, et al : Ten principles of the wraparound process. National Wraparound Initiative, Research and Training Center on Family Support and Children's Mental Health, Portland State University, 2004
14) 小野善郎：日本における児童虐待の現状と児童青年精神医学の課題. 日本社会精神医学会雑誌 2006；**14**：251-258
15) 小野善郎：虐待を受けた子どもと親への支援・治療に関する研究」厚生労働科学研究費補助金（子ども家庭総合研究事業）「児童虐待等の子どもの被害，及び子どもの問題行動の予防・介入・ケアに関する研究」（主任研究者：奥山眞紀子）平成19年度研究報告書. 2008；437-456

2 社会的養護における分離ケアと精神医学的支援・治療

国立武蔵野学院医務課　星野崇啓

Essential Points

- 社会的養護における分離ケアの目的は，①不適切養育による発達阻害を停止させ，②安心できる生活が保障されることによりアタッチメントを再形成し，③社会的養護における生活を基盤としたうえで自分の家族を客観視することで，④家族とどのような距離間や関係性をもって生活するかを見つめ直すことにある．
- 施設のインフラやマンパワー，子どもの特性などの様々な要因から安心した生活を演出することは困難であり，たとえば発達障害児への行動療法的対応や，薬物療法など，精神医学的支援を生活レベルで応用することが必要とされる．
- 家族を客観視していく過程では，様々な葛藤やトラウマ症状に悩まされることもあり，この段階においては精神医学に基づいた治療が必要となる．

　社会的養護を受けている子どもは，措置以前の不適切な養育環境におけるダメージにより様々な精神的・発達的課題を抱えており，1人の子どもに複数の精神医学的診断がつくこともまれではない．さらに子どもの発達に応じて多様な変化を伴いながら出現する（図1）．発達の問題やアタッチメントについては，より低年齢の時期に精神医学的知識を基盤にケアの現場において対応されるべきものだが，トラウマを背景とした解離性障害や気分障害，破壊的行動障害などは，比較的高年齢の子どもに多く，医学的・司法的な介入が必要となるものもある．このような複雑な病態に対し，従来医療機関で行なわれている単一の診断モデルに当てはめたとしても，なかなか予後のよい経過はのぞめない．本稿では社会的養護を受けている子どもの精神医学的問題を整理し，子どもの段階に応じてどのような支援や治療が必要かという点で，一つのモデルを提示したい．

1）「分離ケア」における精神医学的支援・治療の特徴と留意点

　子どもに対し不適切な養育環境があり，一定の地域支援を受けても改善が乏しい場合，家庭から子どもが分離され，社会的養護のシステムに措置される．措置後は新たな空間で生活を送り，ケア（care：お世話をされる・心配される）を受ける．このように家族と分離された状態でケアを受けることを「分離ケア」と呼ぶ．蛇足ではあるが，子どもの主な生活場所を家庭においたまま支援することが「在宅ケア」である．

　以下に示すように，分離ケアには，在宅ケアとは異なる特徴がある．

- 身体発達・(微細な)運動発達・知的発達の遅れ
- 発達障害
- アタッチメント形成の問題(反応性愛着障害)
- トラウマの問題(外傷後ストレス障害など)
- 抑うつ等気分障害/不安障害
- 境界性人格障害
- 破壊的行動障害
- 物質依存(アルコール・覚醒剤等)
- 自殺関連性障害

（低年齢　福祉的支援的 → 高年齢　医療・司法的介入的）

図 1　不適切な養育環境により生じた精神医学的問題

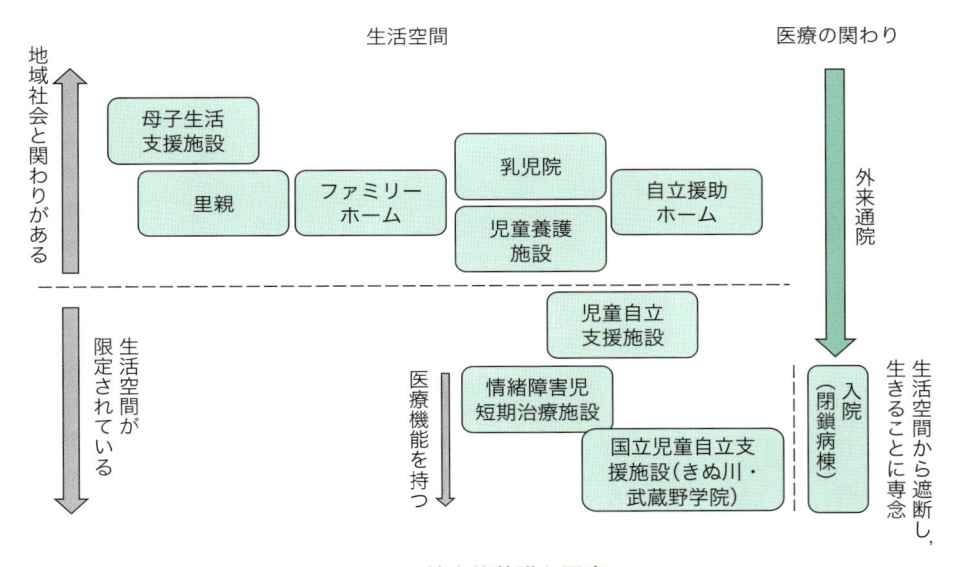

図 2　社会的養護と医療

（図中：生活空間／医療の関わり／地域社会と関わりがある／生活空間が限定されている／母子生活支援施設／里親／ファミリーホーム／乳児院／児童養護施設／自立援助ホーム／児童自立支援施設／情緒障害児短期治療施設／国立児童自立支援施設（きぬ川・武蔵野学院）／医療機能を持つ／外来通院／入院（閉鎖病棟）／生活空間から遮断し，生きることに専念）

①社会的養護のシステムにより機能の違いがある

　子どもが措置される機関には様々な形態がある（図2）．これらの機関は，元来被虐待児のケアのために分化してきたわけではない．それぞれの成り立ちに文化・歴史的背景を持っているが，近年の被虐待児の増加により不適切な養育環境から分離された子どもに新たな生活環境を提供するという共通点のもと，「社会的養護（社会システムが子どもを養護する）」という概念で統合されつつある．

　ここではあえて文化・歴史的背景を考慮せず，おのおのの機能について概観したい．まず，地域社会との関わりの有無により，2つに大別される．里親，ファミリーホーム，乳児院・児童養護施設は，あくまで里親家庭や施設が存在するコミュニティーに所属して生活している．具体的には，地域の幼稚園や学校を利用し，商店に買い物に行き，祭りや行事にも参加しながら生活する．一方，情緒障害児短期治療施設や児童自立支援施設はほぼ生活全般を施設の敷地内で終始する．学校教育等も施設内で受けている．さらにこれらの一部に医師の配属があり，医療機能を持っている点も特徴の一つである．精神的な病理が重症な場合は，一時的に医療機関の入院が必要となることは，どの施設でも変わりがない．

```
1：生まれる前から…
    妊娠中の飲酒・喫煙胎児虐待
2：生まれたあと家族から…
    虐待・ネグレクト・DV(目撃)・経済的困難
3：保育園・幼稚園・学校から…
    教師からの体罰　いじめ　阻害された環境
    過剰な課題(生活技能や学業)の押しつけ
4：地域社会から…
    ネット・携帯電話による被害
    恐喝　飲酒・喫煙の誘い　物質依存　性被害　等
5：社会的養護のシステムの中で…
    施設内虐待
    施設内子ども間暴力
```

↓ 家庭からの分離
　里親・乳児院など
　児童養護施設

↓ 地域社会からの
　　分離
　情緒障害児短期
　治療施設
　児童自立支援施設

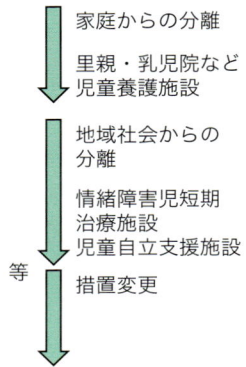

↓ 措置変更

図 3　社会的養護の子どもの傷つき

　子どもの措置は，子どもを傷つきから守るために行われることであり，一つの指針として子どもの傷ついてきた場所や時期により，措置される機関が選択される（図3）．

　出生前後より家庭内における傷つきが大きいケースに関しては，家庭からの分離を目的として里親や児童養護施設などが選択されるが，学校や地域社会での傷つきも多いケースについては，地域社会の刺激から子どもを守るために情緒障害児短期治療施設や児童自立支援施設への措置が考えられる．現実的には各施設の現状や文化的背景も考慮し選択されるが，子どもの傷つきの程度や範囲を正確にアセスメントし，各施設の機能を活かした支援を展開することが重要である．

　また，措置を解除することは，社会からの刺激に曝されて子どもが傷つく可能性があり，施設を出ても子どもが社会の刺激に対応していける能力を身につけるか，もしくは地域の他のシステムが子どもを守る体制作りを模索するかが必要となる．

②家族の生活していたコミュニティーと離れてケアを受ける

　分離ケアは，家族と暮らしていた地域とは別の地域で生活をすることとなる．これは家族との分離だけでなく，地域の保健師や教師などの支援者・友人との別れでもあり，里親家庭や施設等が存在する新たな地域の支援者との出会いでもある．また，外国人の家族を持ち，外国人の多くいる地域に生活していた場合は，生活文化そのものが大きく異なる可能性もある．まず子どもが新たなコミュニティーに速やかに適応できるかどうかは非常に重要な課題だが，一方で家族の文化や地域と大きく解離してしまうと，子どもの家族に抱く葛藤が大きくなることも理解しておく必要がある．また子どもが家族との生活に戻る（再統合される）場合，現在のコミュニティーで受けている支援が，家族の生活するコミュニティーで受けられるかどうかという点を視野に入れておかなければならない．

③分離ケアが可能な期間は有限である

　社会的養護への措置は児童福祉法に基づくものであり，原則として18歳までとなっている．場合によって延長は可能であるが，いずれにしろ一生当該施設で生活できるわけではないので，その前に分離前の家族とどのような距離間で生活していくのかという大きな心理的課題に何らかの決着をつけなければならない．

図 4　分離ケアの全体像

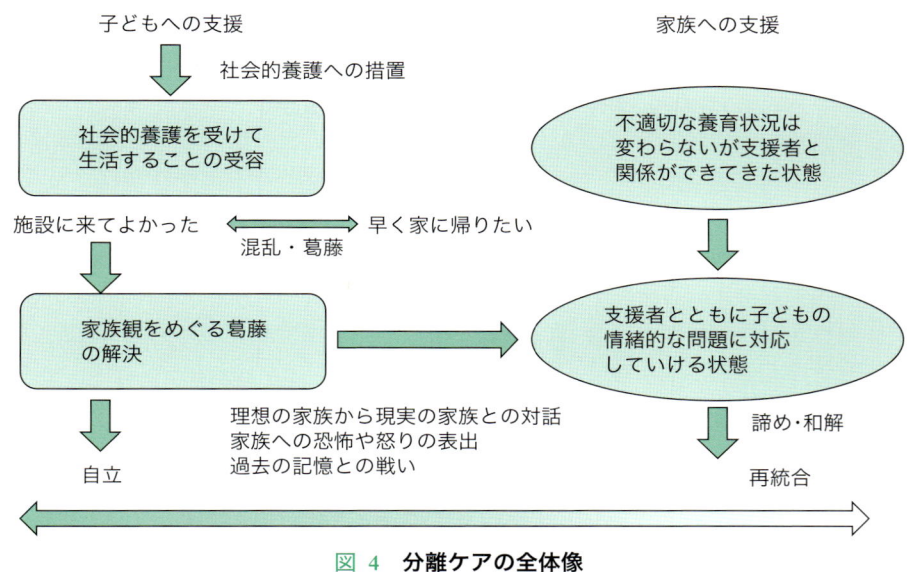

④家族と分離されていても，常に子どもの中で家族は意識されている

　措置理由等による違いはあるが，原則として子どもは常に，自分と血縁のある家族の存在を意識していると考えるべきである．家族との電話・手紙，面会，外泊の頻度は子どもの葛藤に大きな影響を与えるので，一つ一つのエピソードの評価を行う必要がある．

2）分離ケアの全体像―「社会的養護を受けて生活することの受容」と「家族観をめぐる葛藤の解決」―（図4）

　分離ケアは，不適切な養育環境から分離されるという行政システムにより，必然的に生じた構造において開始される．本来であれば子ども，家族ともに社会的養護の利用に納得し，課題解決のための目標設定をしたうえで生活が開始されることが望ましいが，多くの場合困難である．特に子どもは，家族との分離直後において「家族と一緒に生活したくないから，ずっと施設（里親宅）にいたい」ということは，まずない．

　分離ケアを受ける子どもと支援者にとっての最初の課題は「社会的養護を受けて生活することの受容」である．多くの場合，十分な食事や，安眠できる場所など生命的な欲求が満たされ，虐待のない生活空間にいることに心地よさを感じるものの，今までの不適切な養育環境下で適応してきた，社会において不適切な対処技能や価値観が否定され混乱してしまう．いつかは自分を引き取って，あたたかく迎え入れてくれるという家族への理想像を持つことも多い．この混乱に寄り添い，少しずつ新しい環境で受けてきた安心感のある生活が，本来自分の体験すべきことだったと認識することが分離ケアの第一段階となる．

　社会的養護を受けて生活することを受容し，子どもの自尊心が回復して自己主張が強くなると，第2の課題として「家族観をめぐる葛藤の解決」が必要となる．徐々に家族を客観的にとらえることが可能となり，不適切な養育をしてきた家族に対し怒りの感情を向けながらも，どこかで自分を受け入れてくれるかもしれないという期待との間で激しい葛藤におそわれる．場合によっては過去の暴力を受けた記憶がフラッシュバックし，トラウマ症状に悩まされることもある．家族が適切な養育を提供できるようになるにはどのような支援が必要かという対話をくり返しながら，理想の家族から現実の家族を見つめる際の恐怖や怒り，寂しさに寄り添い，

家族と一定の距離をおきつつ自立していく過程が，分離ケアの第2段階となる．

一方，家族に対する支援も重要である．家族を大きく変化させることは困難であるが，子どものこと以外の話題において，支援者との対話ができる段階が第一歩となることが多い．

子どもが家族観をめぐる葛藤に悩み，家族もまた支援者の力を借りながら子どもの怒りを受け止めることができる場合には，お互いの和解により再統合できる可能性が高くなるが，家族が子どもと向き合うこと自体困難な場合は，子どもが家族から離れ自立を選択せざるをえないこともある．実際に家族への支援は，社会的養護の支援者のみならず，児童相談所をはじめとして家族の生活するコミュニティーの支援者が重要な役割を果たす．分離ケアは子どもへの支援と，家族への支援の両輪がかみ合って初めて成り立つものであるが，本稿では社会的養護における子どもへの支援を中心に論考することとする．

3）「社会的養護を受けて生活することの受容」への精神医学的支援

上記支援に有効と考えることを下記に示す．すべての共通点は，社会的養護を受けた生活に子どもが安心感を持つことと，子どもの家族を否定せず大切にすることである．

①社会的養護を受けて生活することの受容状態と，家族への思いの把握

「社会的養護を受けて生活することの受容」は家族への思いとの綱引きの中にある．筆者が経験した社会的養護を受ける子どもたちの生活の受け止め方と家族への思いを表1に示す．あくまで例であり，実際にはさらに多様で複雑である．子どもたちの気持ちを丁寧に聞き取り正確に把握することが必要で，施設内で起こる問題行動（例：指示に従わない，無断外出をする等）の根底にこれらの感情があることを留意すべきである．

②子どもからの成育歴の聴取とライフストーリーワーク

子どもの「自分がどうしてここにきたのか」ということへの理解や，社会的養護を受ける前の生活をどのように受け止めてきたかなど，子どもの認識を発達年齢に応じ丁寧に聞き取ることは，子どもを理解しケアの方針を決めるうえで非常に重要である．問題があったか，なかったか？（例：性被害を受けたか否か？）ではなく，どのような家で，誰と，どんなふうに生活していたかということを聞き取っていくと，自ずと不適切な養育の実態が浮かび上がる．また複雑で断続的な生活環境をつなぎあわせ，自らの連続性を確認するライフストーリーワークは，子どもが自身の存在意義を理解し受容するために有効である．

③アタッチメント・パターンの把握とアタッチメント対象の設定

分離ケアを受ける子どもの多くは，アタッチメントの問題を持ち合わせており，自らの不安や危機的場面において，大人に近接し，不安感を軽減させ，安心することに困難を抱えている．これはケアするものにとっても非常に苦痛で双方の関係性の悪化につながるため，アタッチメント・パターンを把握し，子どもの「安心したくてもできない」苦痛に共感できるようケアワーカーを支援することが重要である．また，高年齢児ほどアタッチメント対象は増えていく．主体的に関わるケアワーカーだけでなく，他の職員や学校の教師，バイト仲間，部活の先輩，友人関係もアタッチメント対象となりうる．これらのメンバーがいかに連携し，子どものアタッチメント・パターンをより安定的なものに変化させ，自ら情緒のコントロールを図っていけるよう支援するかが重要である．また，子どものアタッチメント対象として家族を意識しておくことを忘れてはならない．現実の家族は子どもを安心させてくれる対象

表 1　社会的養護への受容と家族への気持ち

☆社会的養護を受けて生活することをどのように感じているか？

- 施設（里親宅）に来て安心を感じよかったと思っている
- 施設（里親宅）に来てほっとした生活はできているが本当は来たくなかったと思っている
- 施設（里親宅）に来た意義を考える余裕はなく，日常に適応することで精一杯である
- 施設（里親宅）にいるしかないと思うが，決して心地よいとは思っていない
- 施設（里親宅）にいることは納得できないが，他に行き場所もなく，なげやりになっている
- 施設（里親宅）にいることに納得できず，いつでも抜け出してやりたいと思っている

☆子どもは家族にどのような気持ちを抱いているか？

- 保護者を怖がって固まってしまう（解離）
- 保護者の要求には逆らえないと思い込んでいる．（強い無力感）
- 措置される前はイヤな人だったけれど，きっとやさしい母・父に変化しているという理想像を持つ
- 保護者に期待するが，実際に期待感を伝えることはしない
- 期待通りの反応が得られず苛立ちを覚えけんかになる
- 保護者に対する恐怖や怒りを自覚し，葛藤する
- 期待感を失い，社会への不信感を募らせる

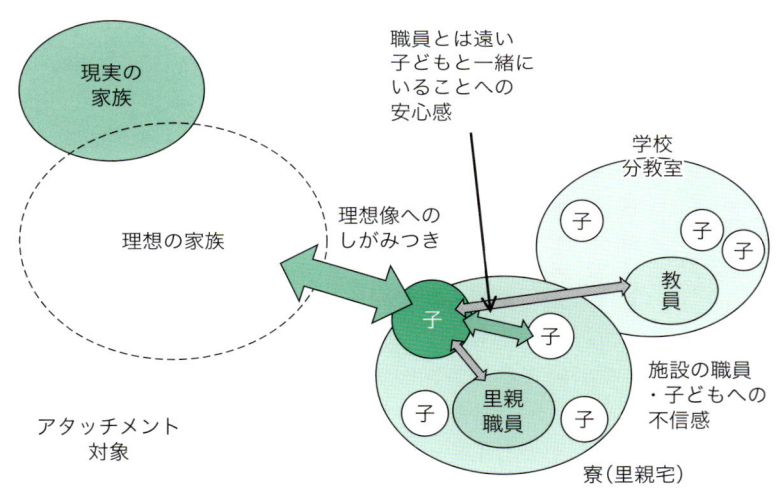

図 5　アタッチメント対象の移行①

ではないことが多いが，子どもは，家族との距離が生じると自分を受け入れ安心感を与えてくれる理想的な家族像をアタッチメント対象として，かりそめの安心を得ようとする．不安の多い社会的養護の生活のなかで，仮にでも子どもの安全基地である理想の家族像を持つことをむやみに否定してはならない（図 5）．しかし，子どもが社会的養護の生活の中で安心感を体感し，一方で現実の家族との対話を繰り返すうちに，徐々に現実の家族が自分を十分安心させてくれる存在ではなかったことを自覚する．その際，支援者は怒りや悲嘆，葛藤に寄り添う姿勢が必要となる（図 6）．また思春期に入り，家族と距離がとれても，ケアワーカーにアタッチメント対象として期待できない場合，大人との関係性の不全が背景にあるため反社会的傾向を持つ子ども同士の関わりへとつながり，暴力や飲酒，薬物依存，性被害などの傷つきを増やしてしまうということを十分留意すべきである．

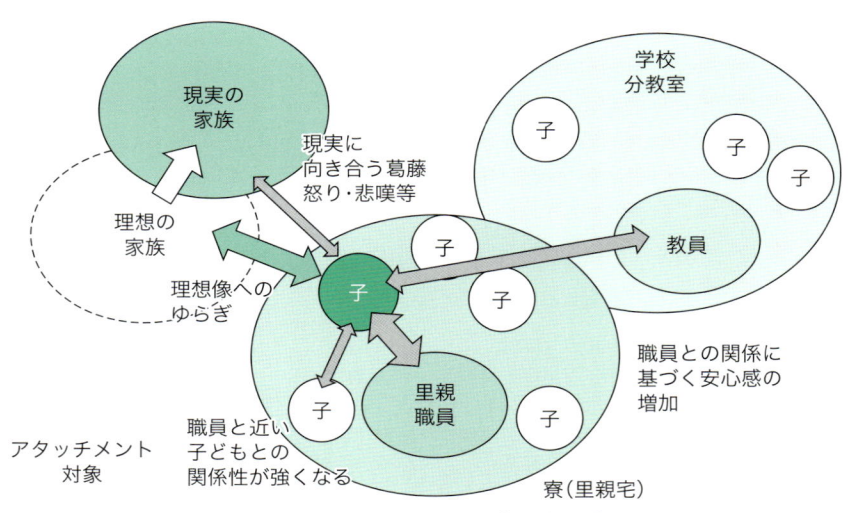

図 6　アタッチメント対象の移行②

④安心感のある生活をおくるための支援

　アタッチメントの再形成のためには，子どもが不安になる場面やニーズを察知し，安心させていく作業の積み重ねが必要であり，計画もなく「1人のケアワーカーがすべて対応する」とか「身体接触を増やせばよい」という考え方をするのは誤解である．

　子どもの不安の所在を考えるうえで，筆者はマズローの欲求階層説を指標にしている．マズローの欲求階層説とは，人間の欲求を低次なものから5段階に分け，低次の欲求がある程度満たされないとより高次の欲求が発現しないとするものである．まず食欲や睡眠等生きていくうえで必要不可欠なものが満たされることが必要で，これを「生理的欲求」と呼ぶ．「生理的欲求」が満たされると，「安全の欲求」が出現し安全な住居で安定した生活をすることを望むようになる．安全な場所が確保されると，集団への所属意識が高まり周囲の人に愛されたいと思う「親和の欲求」が出現する．所属感が確保されると，周りの人に自分の価値を認めてもらいたい「承認の欲求」へとつながる．最後にこれらが満たされると，創造的活動をしたいという「自己実現の欲求」が出現する．

　「生理的欲求」から「承認の欲求」までは欠乏欲求といわれ，満たされないと不安や活動性の低下につながる．つまりケアワーカーがこれらの欲求を満たすことにより，不安感を解消し安心感のある生活に近づけることが，アタッチメントを形成する方法の一つになると考える．

　現在の社会的養護において，「生理的欲求」を満たすための条件は整っているだろうが，食欲がなかったり，安眠できないケースについては，心身のバランスが崩れていると考え医療的支援を与える必要があるだろう．「安全の欲求」に関しては，大人数による狭い生活環境や，子ども間暴力の存在などの環境的問題に加え，発達障害傾向のある子どもの緊張の強さ，過去のトラウマ体験によるフラッシュバックなどの内的な問題による安心感の乏しさなど，社会的養護の生活に安心・安全を確保することが難しい現状がある．また「安全の欲求」が満たされないために，「親和の欲求」があまり強くない（つまり集団生活が困難）子どもも多いと考える．集団行動は困難なままだと，集団のなかで認められたいという「承認の欲求」の出現まで到達できない状況となる．具体的には学校で不適応となったり，学習に意欲がわかなかったりする一因となる．上記のような子どもの欲求が満たされない状況を精神医学的

視点で考えることが，アタッチメント再形成のうえで必要である．

⑤「社会的養護を受けて生活することの受容」を阻害する要因

受容しがたい生活をさらに阻害する因子として，理解のないケアワーカーの対応や，子ども間の関係性（子ども間暴力の存在），子どもの家族に対する理想像を促進するような面会・外泊のあり方などがある．ケアワーカーの不理解に基づく言動（特に叱責）が生じないようにするために，子どもの状態をアセスメントすることは特に重要である．また子どもが集団で生活しているのであれば，つねに子ども同士の関係性を把握し，可能であれば図示して確認していくと，子ども間に生じやすい支配関係や威圧的関係に対して早期に介入することが可能となる．さらに，家族からの電話や面会時などに，計画性の乏しい引き取りの発言があると，子どもは家族への理想像によりしがみつきやすくなるため，面会時には職員も寄り添い，双方の調和をとるよう心がけなければならない．

4）「家族観をめぐる葛藤の解決」への支援

①現実の家族との対話

徐々に社会的養護における生活が受容できてくると，現実的な家族の現状を認め，家族と距離をとろうとしたり（例：面会を拒否するなど），きちんと自分の要求したいことを告げる（例：もっと面会に来てほしいなど）ようになる．家族への支援も含め，緊密な児童相談所との連携をもとにファミリーソーシャルワークが重要な意味を持つが，その間は家族にとっても子どもにとっても心理的動揺は大きく，その間子どもが激しい攻撃性を示したり，抑うつ的になったりすることもありうる．不登校になったり，自傷行為が認められるなど日常適応が大きく崩れる可能性もあり，子どもへの医療的支援やケアワーカーへのアドバイスが重要な意味を持つ．

②過去のトラウマに向き合う

ケースによっては，生活に安心感を感じられるようになると過去の虐待に対する記憶が想起され，激しい解離症状（フラッシュバック）が出現することもある．この際には薬物療法をはじめとして，トラウマ治療を積極的に行うことが必要となる．トラウマ治療の詳細については他稿をご参照いただきたい．

症　例

7歳女児

職員への暴力を主訴に受診した．母は未婚で本児を出産し，父親は不明．一定の居所が決まらず，経済的に不安定なことを理由に生後1カ月で乳児院に預け，2歳8カ月で児童養護施設に措置変更となった．知的には境界域で多動傾向を認め，ファンタジーに没頭しやすいが，明らかなこだわりはなく自閉傾向の存在は否定的であった．児童養護施設に措置変更となって1年ほどで母親の面会は途絶えてしまい居所不明となった．この時期から担当の女性職員を「ママ」と呼び過剰にベタベタとくっつく反面，本児の思うように関わってもらえないと，暴れ回り暴力をふるうことが多くなった．もともと安定したアタッチメントが形成されていない状況で，母親に見捨てられ

たのではないか？　という不安感を解消するために職員への過剰な接触を求めるのであろうと評価したが，当該の女性職員も本児と接することが怖くなり，よりよい関係性の構築が困難であったため，本児に対する薬物療法をはじめ，職員間のサポート体制を作り，また本児のストレスとなっていた学校生活の場を特別支援学級に移すなどの対応を行うことで，複数の大人が本児と関係性を作り不安を軽減させていくこととした．徐々に担当の女性職員への直接的な暴力は減少したが，他児とのトラブルや暴力は頻発しており，生活状況は思わしくなかった．

　小学校6年生になり，自分の生い立ちや家族について勝手な想像を語ることが増えたことから，正確な事実の説明と，もともとの不安の根源である母親の存在を確認するため児童相談所に調査を依頼したところ，母の居所が判明した．本児の気持ちを整理しつつ職員同席のもと面会を開始すると，当初はすごく喜んで気分は高揚したが，その後面会を企画しても母親が自分の都合で延期するなどを繰り返したため，徐々に母親の現実を直視し，母への攻撃的な発言をすることが増加した．母親に対しての怒りに収拾がつかないときは，施設内でも暴れていたが，以前ほどの激しさは認められなかった．徐々に母親への面会を希望しなくなり，「母がいることがわかっていればいい．自分はここで生活する」といって，中学校3年生時に高校進学を決定し，現在は行動化することなく安定した生活をしている．

5）おわりに

　分離ケアにおける精神医学的支援のあり方について概説した．社会的養護を受ける児童に対し，ただ単一の診断名による治療モデルをあてはめても効果は乏しく，前述のような社会的養護の意義とファミリーソーシャルワークに基づいて，精神医学的支援・治療を利用するという発想が重要である．しかし，問題が未解決のまま社会的養護をおえる児童が多いのが現実であり，不適切養育の人生史を背負って生きていく．このような場合でも，医療機関が何らかの支援を継続できるということを受容してもらうために，幼少時からの支援の継続は重要な意味を持つと考える．

参考文献

- 齋藤万比古：子どもの心診療シリーズ5　子ども虐待と関連する精神障害．中山書店，2008
- 林もも子：思春期とアタッチメント．みすず書房，2010
- 庄司順一，他：アタッチメント─子ども虐待・トラウマ・対象喪失・社会的養護をめぐって─．明石書店，2008
- A. H. マズロー（著），小口忠彦（翻訳）：人間性の心理学─モチベーションとパーソナリティ─．産業能率大学出版部，1987

3 入院治療

浜松医科大学児童青年期精神医学講座　杉山登志郎
あいち小児保健医療総合センター　中嶋真由美，加藤明美

Essential Points
・何よりも子どもの安全と安心，そのためにはすべての問題行動を見過ごさない．
・生活や学習の補いをスモールステップで．
・解離やフラッシュバックのコントロールが課題になる．

1）あいち小児保健医療総合センターでの入院治療

　あいち小児保健医療総合センター（以下小児センター）は，2003年5月に心療科専門病棟である32病棟を開棟し，被虐待児への入院治療が可能になった．この病棟は小児科病棟であるが，35床の小児科病棟の中に11床の閉鎖ユニットを持ち，比較的重症な子どもにも治療が可能な構造を取っている．この病棟には，広汎性発達障害，注意欠陥・多動性障害（ADHD），解離性障害，反応性愛着障害，心身症，摂食障害，緘黙，チック，不登校などの子どもたちが入院し，治療を受けている．入院は原則として，1人で入院ができる幼児から，中学卒業までに年齢を制限している．その理由は，高校生年齢であれば既存の精神科病棟で対応が可能であるが，重症な特に小学生の入院ができるところが著しく限られているからにほかならない．この心療科病棟において，入院治療を受ける子どもの8割前後に何らかの虐待の既往がある．小児センターの隣には愛知県立大府養護学校という病弱特別支援学校があり，子どもたちは入院中も学校に通い教育が保障されている．

　被虐待児は，特に安全な場所に保護されたときに，主としてフラッシュバックによる様々な問題行動が噴出する[1]．それは，暴力的な噴出であったり，性的挑発行為，性加害であったりする．被虐待児は，支配—被支配という虐待的対人関係を築きやすい．つまりこれらの子どもたちが大集合する病棟において，子ども相互の安全を確保するためには，すべての問題行動を止めるという強い姿勢と，それに基づく子どもたちへの強力な介入が必要になる[2]．そのための構造の一つが，閉鎖ユニットである．もちろん子どもたちの基本的人権は尊重されなくてはならない．われわれは問題行動を噴出させる子どもたちの安全な入院治療と，子どもの人権を尊重するという矛盾をはらむ二つの課題を共に乗り越えるために，精神保健法を基盤にした詳細な運営規定を作成し，院内の倫理委員会で審議を行い，倫理委員会の承諾を得て病棟の運営を行った．

　入院に至る子どもたちは，二次的問題が遷延化している場合も多く，多くの困難を抱えている．入院治療の中心は，専門の治療スタッフと，構造化され治療的な機能を備えた環境による生活療法であり，生活全般を通しての教育的な援助と発達支援である．入院治療の担い手は，何といっても子どもの生活に最も密着している看護師である．本稿では，看護師による支援と

V 治療の場による介入

表1 集中アセスメント

心理検査・尺度	内容
WISC-Ⅲ	知能検査
学力チェック	算数と国語の学力判定
K-ABC	子どもの認知検査
ロールシャッハテスト	投影法人格検査
A-DES	解離尺度
CDC	他者評価による解離尺度
TSCC	トラウマ尺度
行動観察チェックシート	問題行動のチェックシート

いう視点から，心療科病棟で行われている被虐待児の入院治療について，その概要を紹介する．

2）入院治療の形態と構造

　子ども虐待への治療的対応は，被虐待児の治療だけをしていればすむものではない．家族への支援，学校や児童相談所など，子どもを取り巻く周囲のサポート機関との調整を含む．入院治療の実際について述べる前に，入院治療の形態と，入院治療を巡る連携についてまとめておきたい．

①集中アセスメント

　入院治療を必要とするレベルの被虐待児の場合，複雑性トラウマに相当する症例が数多く含まれる．特に性的虐待の児童や，社会的養護に暮らす児童である．これらの児童への治療を1回の入院で行うには困難があり，また社会的養護で，継続的な入院が長くなる場合には，3カ月目で一度，退院をさせないと社会的養護の籍がなくなってしまう．われわれは，8種類の心理テストおよび行動評価を組み合わせた集中アセスメントを入院治療の最初に，あるいは問題行動を頻発させる児童の治療方針を立てるために実施してきた[3]．2カ月ほどの入院のなかで，表1に示す検査を実施する．

　思春期解離体験尺度（Adolescent Dissociative Experences Scale：A-DES）は本来自記式の解離性尺度であるが，われわれは心理士が子どもの反応に対する行動観察を行いながら，子どもに聞き取りをしてチェックをするという方式をとった．これによって小学校低学年においてもA-DESをとることが可能で，一歩踏み込んだ解離の評価ができるようになった．行動観察チェックシートはわれわれが作成したオリジナルの評価表である（後述）．解離の症状と，被虐待児に認められやすい症状を並べ，担当看護師によって評価を行う．これらのアセスメントの結果は，今後の検査の結果と今後の治療方針を，A4で8枚程度の報告書として主治医がまとめ，集中アセスメント終了後の退院前に行われる虐待ネットワーク会議で，児童養護施設，児童相談所，学校など関係する諸機関の担当者への説明を行った．

②親子並行治療

　入院治療のメリットは，何といっても子どもを保護したうえで治療が可能なことである．われわれは子どもの入院と同時に，しばしばその親への治療を並行して実施した．症例によっ

ては，子どもの側の問題行動はそれ程でもないが，親の強力な継続的治療を実施するために子どもを入院させることもあった．親の側もしばしば元被虐待児であり，しかもこれまできちんとした治療を受けていないからである．治療的な介入は病理的な安定に揺さぶりをかけるので，親の側の状態は不良となり，親子関係は一時的にも悪化をするのが常である[4]．症例によっては，親の側の健忘が著しく，子どもの入院治療という方法をとらない限り，定期的な外来受診ができないという症例もあった．親子並行治療では，子どもの心理治療を心理士が担当し，主治医が子どもの薬物療法と治療的な方針の確定を担当し，さらに主治医が親の側の薬物療法と心理治療を担当した．子ども虐待のような重い病理を抱える症例において，治療を分散させることは逆に様々なトラブルを招きやすいと筆者は考える．力動心理学では嫌われる方法であるが，一般的な力動的な心理治療では，被虐待のトラウマにはそもそも歯が立たないことを銘記すべきである．

③虐待ネットワーク会議

　虐待ネットワーク会議は入院治療症例のみについて行われるのではないが，入院治療を行うレベルの重症児に関しては必ず開かれることが望ましい．また症例によっては，入院してアセスメントが終わった段階でまず会議を持ち，退院の直前に今後に関しての相談を行うといった複数回のネットワーク会議を必要とする症例も少なくなかった．児童相談所の担当者，地域の学校の担任，地域の児童委員や民生委員，小児センターに隣接する養護学校の担任教師，小児センターの担当看護師，心理士，主治医などが一堂に会して，情報交換を行い，治療方針を確認し，今後の役割分担を決めるのである．

　子どもが多く退院をする年末や年度末になると，この虐待ネットワーク会議はダブルヘッダーやトリプルヘッダーにしないと回らないといったことがしばしば生じていた．

④退院が可能な社会的養護の場

　被虐待児の入院治療を行っていると，家庭に帰すことができない児童の治療を数多く受けることになる．もともと児童養護施設など社会的養護に暮らしていた児童の場合は原則として元の施設に帰すことができるが（症例によっては，あまりに問題行動が頻発していて，施設側が音を上げてしまっていて，帰れないこともある），問題は児童相談所によって保護をされ，入院治療を行い，その後に社会的養護の場に退院するという選択を迫られる場合である．

　われわれは，小児センターと同じ時期に開設された民営の情緒障害児短期治療施設に対して，定期的に症例検討会を開き，絶えず情報交換を行い，この施設の問題になっている症例を外来で治療を行い，場合によっては入院治療も行うなど，密な連携を継続して取った．こうすることによって，年度末に空席が生じたときに，小児センターの退院症例を優先して受けてもらうための下地を作った．もちろんこの一施設のみでは社会的養護に退院する児童の受け入れには不十分であり，県の情緒障害児短期治療施設や，場合によっては他県の施設などにもお願いをした．

　その結果，この情緒障害児短期治療施設には年を経るにつれて，小児センターを退院した重症児が大集合することになった．これらの児童は引き続き外来での治療が継続して行われ，不調が続いた場合には再入院による治療も行った．しかしながら施設において様々な問題行動が連鎖して噴き出すことも生じるようになった．

　被虐待児の生活を支える施設の大変さが浮かび上がる．被虐待児への治療的対応が可能な社会的養護の場の乏しさについてここで検討を行うことは避けたい．だが，被虐待児の入院

治療とは，このようなバックアップシステムの構築を抜きには成立しないのである．

3）入院治療の実際

心療科病棟は先にも述べた通り，多くの被虐待児が入院治療を受けている．ケアのコツに相当するものを，看護師の視点からまとめた．ここに記した内容は，病院でのケアであるが，被虐待児が大集合をする情緒障害児短期治療施設，児童養護施設，児童自立支援施設などにおいても普遍性がある内容であると思う．

①子どもの行動観察

入院によって24時間を通して子どもたちの様子を観察することができる．子どもの問題について入院前に得られる情報は限られたものであり，入院して初めてわかることも非常に多い．保護者や学校などから得られる情報に加え，行動観察によって子どもの全体像の把握が可能となる．

なかでも，被虐待児の問題行動の背後には，解離がしばしば認められ，解離に焦点を当てた行動観察が必要不可欠である．先に述べた集中アセスメントにも用いられている，行動観察アセスメントシート（表2）[3]に沿って説明を行う．この解離の問題に敏感にならないと，被虐待児へのケアは進まない．ハイテンションで些細な刺激から大暴れをし，後に健忘を残すので経験によって学習ができない．同じ問題行動を延々と繰り返すということになるのである．

a．覚醒水準の変動

ハイテンションで過剰に騒いでいたり，何かに没頭している，ぼんやりしたり，うつろな表情でいるなどの変動がみられる．また，不眠や悪夢の存在，さらに昼間の眠気などについても観察が必要である．子どもの行動の一部分だけをみていると変化に気づきにくいこともあり，経時的な変化についてみることが必要とされる．

b．スイッチング・部分人格の交代現象

物静かな態度から突然口調が変わり攻撃的な態度になったり，大人びた態度から指を吸ったり赤ちゃん言葉で喋る幼い子どものような態度へ変化するなど，急に別人のようにみえることがある．まるでスイッチが切り替わったかのような激しいものから軽微なものまであるが，子どもといえども多重人格症例もある．このときに子どもの場合，動物であることもある．自分のことを「あいつ」「あの子」のように人事のように言ったり，自分を別の名前で呼ぶように求めたりすることもある．また性的虐待を受けた子どもは，年齢にふさわしくない性的なことを言ったり，したりするようなこともみられる．相手や場面によって態度が変わるので，様々な場面での子どもの様子を観察し，情報を統合して判断することが大切である．

c．解離性幻覚・幻聴・被注察感

「おばけが見える」「鏡に自分でない人やものが映る」「頭の中で誰かが話しかけてくる」「誰かに見られている感じがする」など．これらの訴えの背後には解離性の幻覚がある．

d．フラッシュバック

たとえば，暴力シーンのある映像を見ていて，寝てしまう子どもがいる．これは単純に眠くなったのではなく，フラッシュバックを起こし，そのまま解離状態となったと考えられる．このような，外傷体験に絡んだフラッシュバックの症状としてはほか

表 2 行動観察アセスメントシート

A）覚醒水準の変動		あ）ない	い）たまにある	う）かなりある
	1）ぼんやりうつろ	あ）ない	い）たまにある	う）かなりある
	2）ハイテンション	あ）ない	い）たまにある	う）かなりある
	3）不眠・悪夢	あ）ない	い）たまにある	う）かなりある
	4）昼間のいねむり	あ）ない	い）たまにある	う）かなりある
B）スイッチング 部分人格の交代現象		あ）ない	い）たまにある	う）かなりある
	1）徒順モード	あ）ない	い）たまにある	う）かなりある
	2）暴れモード	あ）ない	い）たまにある	う）かなりある
	3）性的モード	あ）ない	い）たまにある	う）かなりある
	4）ハイテンションモード	あ）ない	い）たまにある	う）かなりある
	5）退行（幼児）モード	あ）ない	い）たまにある	う）かなりある
C）解離性幻覚・幻聴・ 被注察感		あ）ない	い）たまにある	う）かなりある
	1）幽霊をみた	あ）ない	い）たまにある	う）かなりある
	2）声が聞こえる	あ）ない	い）たまにある	う）かなりある
	3）誰かに見られている	あ）ない	い）たまにある	う）かなりある
D）フラッシュバック 外傷体験絡みパニック		あ）ない	い）たまにある	う）かなりある
	1）感情爆発（怒り泣き）	あ）ない	い）たまにある	う）かなりある
	2）呼吸困難（過呼吸）	あ）ない	い）たまにある	う）かなりある
	3）失立発作（立てない）	あ）ない	い）たまにある	う）かなりある
E）記憶の障害		あ）ない	い）たまにある	う）かなりある
	1）断片化	あ）ない	い）たまにある	う）かなりある
	2）忘却	あ）ない	い）たまにある	う）かなりある
F）身体への関与		あ）ない	い）たまにある	う）かなりある
	1）皮膚のかゆみ	あ）ない	い）たまにある	う）かなりある
	2）けがの多発	あ）ない	い）たまにある	う）かなりある
	3）自傷行為	あ）ない	い）たまにある	う）かなりある
G）無意識の挑発的行動		あ）ない	い）たまにある	う）かなりある
	1）行動的挑発	あ）ない	い）たまにある	う）かなりある
	2）性的挑発	あ）ない	い）たまにある	う）かなりある
H）非行的行動		あ）ない	い）たまにある	う）かなりある
	1）盗み・万引き	あ）ない	い）たまにある	う）かなりある
	2）器物損壊	あ）ない	い）たまにある	う）かなりある
	3）その他	あ）ない	い）たまにある	う）かなりある
I）排泄障害		あ）ない	い）たまにある	う）かなりある
	1）遺尿（昼のおもらし）	あ）ない	い）たまにある	う）かなりある
	2）夜尿（夜のおもらし）	あ）ない	い）たまにある	う）かなりある
	3）遺糞	あ）ない	い）たまにある	う）かなりある
J）通学における問題		あ）ない	い）たまにある	う）かなりある
	1）不登校	あ）ない	い）たまにある	う）かなりある
	2）意識減退	あ）ない	い）たまにある	う）かなりある
	3）身体症状が出現	あ）ない	い）たまにある	う）かなりある

エピソード EX：（A の 3）：夜眠れずに見回りでいつも目をあけていて「恐い夢をみた」と言う
(3) 海野千畝子，他：被虐待児童に対する集中アセスメント入院の試み．小児の精神と神経 2006；**46**：121-132）

に，突然に感情を爆発させて怒ることや，泣くこと，また過呼吸になるなどもみられる．

e．記憶の障害

自分の生い立ちや重要な体験など過去の記憶に限らず，自分が先程したことや今日

あったこと，友人や教師など毎日会う人の名前さえ忘れていることがある．トラブルを起こした場合でも，彼らの話を聞いても内容が曖昧といったことが多くある．これは嘘を言っているわけではなく，しばしば記憶の混乱からくるものだといえる．

f．身体への関与

被虐待児の治療の進展に伴って，当初は意識的，無意識的な自傷が生じ，やがてけがが増え，解離状態からの回復過程に先立ち，皮膚のかゆみが現れるという経過がしばしば認められる[5]．自傷行為では，指の皮をめくる，爪をはがすという形が多くみられるため，日常ケアのなかで皮膚を観察しながら自傷行為のチェックを行うことが必要になる．またけがでは，転んだり，ぶつけたりということが非常に多く，湿布を貼る，絆創膏を貼るといった処置を要することが頻繁にある．大事に取り扱ってほしいという思いから，湿布を貼るだけでは納得ができずに些細なけがに包帯を巻いてほしいと訴える子どもも少なくない．いずれにしろ，子どもが皮膚の症状や特にかゆみを訴えてきた場合には，医師の診察を含め，きちんとした手当てをすることが重要である．

g．無意識の挑発的行動

これには，行動的挑発と，性的挑発とが認められる．行動的挑発の場合，結果として多くはけんかに発展する．相手が嫌がる言葉を故意に言う，口真似をする，また「A君がウザイって言っていたよ」などと別の子どもに吹き込み，周囲の子どもを操作してけんかを仕掛ける場合もみられる．その場だけを見て判断するのではなく，冷静な目で何が起きているのかを観察する必要がある．

性的挑発とは，性的虐待を受けた子どもにしばしば認められる一般的には無意識の性化行動で，露出度の高い服装を選択する，スタッフに体を密着させるなど，性的な身体的接触をするといったことがしばしばみられる．肩が大きく開いた服を着て下着のラインを見えるようにする，ミニスカートで足を広げて座り下着を無意識に見せる子どもも少なくない[6]．

h．非行的行動

被虐待児では，盗み，器物破損などの非行的行動も極めて多くみられる．普段から子どもの持ち物を把握することが重要である．われわれはすべての持ち物に名前を記入してもらっている．名前のない荷物がないか，物品の破壊がないかどうかなど，丹念に見ていくことも治療上必要である．

i．排泄障害

夜尿，遺尿，遺糞などの排泄障害の併存も多くみられる．これらのことで叱られた経験を持つ子どもは，隠れて更衣をしていたり，汚染した衣服を隠していることがよくある．異臭によって，初めて気づくということがないように，可能性を常に念頭に置き観察することが必要になる．

j．通学における問題

不登校もしばしば認められる．虐待を受けた子どもは，ハイテンションになりやすい一方で，抑うつも少なくない．意欲の減退，集中力，学力の低下も彼らにしばしば認められる症状である．いったん学校から遠ざかると，ますます学校に行きづらくなる．登校しても，頭痛や吐き気を訴え，保健室を利用するといったことも非常に多くみられる．われわれは学校への登校に向けて粘り強く子どもたちを励ましていく必要がある．

②信頼関係の確立

　治療を進めるうえで，子どもとの信頼関係を樹立させることが不可欠である．治療目標の合意はもとより，治療上の取り決めをする際にも，可能な限り彼らとよく話し合い，了解を取りながら進めることが重要なポイントである．

　彼らはこれまでのつらい体験を受け，小さな身体と心のなかに，あふれんばかりの様々な思いを抱えている．看護師は，医師や心理士よりももっと寄り添った位置から，その思いを基本的に受け止めることが求められる．しかし，逸脱行為や，暴力的な行為，自傷や他害行為をするときには，まずその行動をしっかりと中止させることが必要になる．

　たとえば宿題の計算問題が解けないだけで，教科書を放り出し，机を拳で叩く子どもがいたとする．このとき，問題が解けない自分に対する怒りやイライラした感情を，看護師はまずは受け止めることが必要である．しかし，拳で物を叩く行為は危険であり，物に当たる行為は認められない行動であることをきちんと伝えることも看護師には求められている．またそこには，自分の体を大事にしてほしいというメッセージも加えることが大切である．

　このように，何もかも許容するのではなく，危険なことやルール違反にはきちんと対処することが重要である．あらかじめ，彼らに何が危険な行為でルール違反となるのかを伝えておくようにする．様々な価値観を持った職員がいるなかで，この点を曖昧にしたままでは，子どもたちは混乱をしてしまう．当然ながら職員自身の混乱も招きやすくなる．

　こうした一貫性のある対応とともに，遊びや就寝前の本の読み聞かせや身体マッサージなどリラックスできる時間を共有することも重要である．数少ない看護師がすべての子どもの要求に十分に応えることができないのが悩みではあるが，このような個別の接触を通して子どもとの間に確かな信頼関係が育まれていくことをもまた実感する．

　しかしながら，われわれが受容的な姿勢で接していても容易に信頼関係を確立できるものではないことも強調しておきたい．彼らは，われわれにも挑発的な行動をするのが普通である．時には暴言を浴びせ，わがままな振る舞いや無理な要求をしてこちらの様子を伺ったりする．看護師を「おばさん」とはやしたて，また時間に追われている看護師に対して，「今すぐに学校に行く」と言い，その準備をすると「やっぱり行かない」と言うことを繰り返すこともある．しかし，このような挑発に乗らず毅然とした態度を示しつつ，基本的には受容的な対応を続けることが重要である．非常に根気と忍耐を要するが，子どもの挑発に乗って，叱責，無視をしてしまえば，われわれを加虐者やこれまで自分のことを理解してくれなかった大人と同じであると子どもに感じられてしまう．子どもとの信頼関係を築くことは到底できない．

③基本的生活習慣の確立

　入院してくる子どもたちは，基本的生活習慣が身についていない場合が少なくない．特に被虐待児では顕著である．ベッドの周りは，中学生でも乱雑に物が散らばってあふれていることがしばしばで，洗濯したものを濡れたまま放置して悪臭を放つに至ることも珍しくない．また裸足のまま廊下を走る，手掴みで物を食べる，なども多くみられる．歯を磨く，お風呂に入る，きちんと座って食事をする，靴のかかとを踏まずに履く，部屋を片づける，髪を整えるといった基本的な生活習慣さえ不十分な子どもがいかに多いことかと驚かされる．朝起きて3食食べ，夜は寝るというリズムが崩れている場合も多い．

　入院をすると，まずはこの基本的な生活習慣を身につけてもらうことが大きな目標の一つとなる．何がどこまでできているのかを見極め，個々の特性や苦手なところに着目した個別

表 3　日課表

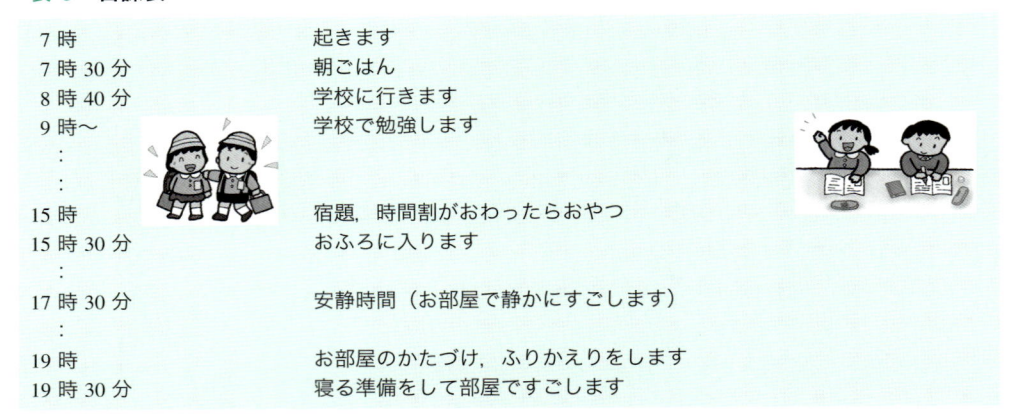

7 時	起きます
7 時 30 分	朝ごはん
8 時 40 分	学校に行きます
9 時〜	学校で勉強します
⋮	
15 時	宿題，時間割がおわったらおやつ
15 時 30 分	おふろに入ります
⋮	
17 時 30 分	安静時間（お部屋で静かにすごします）
⋮	
19 時	お部屋のかたづけ，ふりかえりをします
19 時 30 分	寝る準備をして部屋ですごします

年齢や理解度に応じた表現を用いる，個別の生活習慣を考慮する

的な援助を行い，自立を促していく．入院している子どもの多くは，見通しを持つことが極めて苦手なため，生活の流れや，やるべきこと示した日課表を活用する．写真やイラストを用いて（表 3），時には一つ一つの手順，何をどこに片づけるかといったことまで書いて示すこともある．それでも，根気よく促し，できたら褒めるという対応を繰り返すことで習慣化していくことができる．

　さらにここで大事なことは，生活上の枠組みを決めることである．入院時に生活の枠組みの設定を行い，日課をきちんと決める．また個別のルールを一人ひとりに決める．たとえば，病棟の外に一人で行けるのか，誰と面会ができるのか，登校はどうするのか，食事は自室で食べてもよいかなど．また，病棟内の共通ルールとしてテレビやゲームの時間，持ち込みが可能なもの，子ども同士で物の貸し借り，物のやり取りをしないといった禁止事項なども細かく設定し，あらかじめ明示しておくようにしている．それでも彼らは「○○看護師はよいと言った」などと言い，微妙なルール違反をしては看護師を混乱させる．このような場合，たとえば暴言を言わないという曖昧なルールの提示ではなく，「あほ・死ね」という言葉は使わないといったより具体的な提示が必要となってくる．

　また人との距離が適切に保てず，人の身体にだまって触れたり，顔がくっつくほど近寄って話しかけるような子どもがいる．こういった場合には「腕 1 本分は離れよう」といった具体的なルールを決めて指導をしていくことが必要となる．

　このような細かなルール作りは窮屈な生活になるという誤解を与えるかもしれない．しかしながら実際には，枠組みがしっかりしていて，すべての問題行動を抑えるという看護師の強いメッセージに，子どもたちは混乱せずにすみ，むしろ安心感を覚えるのである．

④調整（環境・対人関係・服装・気分・睡眠）のための働きかけ

　入院してくる子どもたちは，感情や行動をはじめ生活全般において自己コントロールが難しいことが多く，日常生活の様々な場面でわれわれが積極的に調整を行うことが必要となる．

　最も重要なことは，安全な環境を保つための調整である．スタッフはもちろんのこと，面会者にも大声を出すことや，威嚇するような振る舞いはやめてもらう必要がある．またいかなる理由があっても，暴力行為は絶対に許されないものとして一貫した指導を行う．入院中の子ども同士の関係においても，ほかの子どもが被害を受けることがないよう注意深く観察

し，適切な介入が必要である．ビデオやマンガでも残虐なシーンや性的な描写など不適切な刺激となるものは除去し，刃物などの危険物の管理も慎重に行う必要がある．

性的虐待を受けた子どもは，無意識に露出度の高い服を着てしまう．そのような場合には，「あなたの安全を確保するには，その服装は好ましいものではありません」とメッセージを送り，更衣を促す．

気分の調整が困難な子どもたちは，気分が高揚しハイテンションが続くと，行動にまとまりがなくなり，逸脱行為に発展しやすくなる．ハイテンション状態を認めたときには自室や一人になれる場所に誘導し，深呼吸をさせコントロールを促すことがよい働きかけになる．

一般的には夕方になると特にテンションが高くなる傾向がある．大声で話し，ゲラゲラ笑い合う，さらに廊下を裸足で走り回る，そのうち戦いごっこが始まり，容易に真剣なけんかへと発展する．転倒や衝突によるけがも頻発する．そこで，気分が高揚しやすい時間帯に安静時間を設け，気分の調整を図ることが重要な介入方法となる．われわれの病棟では17時からの30分間を，自室で絵を書いたり音楽を聴いたりして一人で過ごし，気分を鎮めるための一斉安静の時間としている．この安静時間を持つようにしてから，夕方のハイテンションのコントロールは着実に改善した．

睡眠障害を持つ子どもも少なくないため，就寝時間前にはリラクゼーション効果のある音楽を病棟内に流し，看護師はベットサイドで本の読み聞かせや，身体マッサージをするなどして，入眠誘導を行っている．

⑤自己肯定感を高める関わり

入院してくる子どもたちは，多くの場合，自己評価が著しく低下している．虐待を受けた子どもでは，虐待を受けたのは自分のせいだと感じていることすら普遍的に認められる．褒められた体験や成功体験が乏しく，「どうせ自分なんか」が口癖になっている子どももまれではない．彼らの自己肯定感を高められるように関わり方を工夫することが必要になる．

子どもの何気ない行動にも気を配り，一般的にはできて当たり前のようなことであっても，肯定的に評価できる部分を見逃さず，本人に伝えることを続ける．たとえば，普段待つことが苦手な子どもが少しでも待てた，あるいは人が通るときに道をあけてくれた，さらに友達が困っているときに声をかけていたなど些細なことでも，褒め言葉を掛けることがとても重要なのである．子どもが褒められたことをより実感しやすいように，カードの提示や，ノートに書きとめるといった工夫をする．このようなことを可能とするには，彼らに関わる看護師には，様々な問題行動を多発させる子どもたちへの温かい肯定的な感情を絶やさないための，自身の精神保健を保つ努力が要求される（後述）．

褒められるという体験をさらに確かなものとするために，夕食から就寝の間に1日を振り返る作業を取り入れることが効果的である．その子どもにとって望ましい行動をあらかじめ示したシールチェック表を用いると，子どもにとっても目標が明確になる（表4）．たとえば，暴力をしなかった・入浴できた・部屋の片付けができたなどの項目を目標として掲げ，寝る前にその表を見ながら，今日の達成の有無を子どもと一緒に振り返りを行う．できたことは大いに評価し，できなかったことは翌日の課題として本人を励ましていく．子どもが見てわかりやすいように，できた項目には○をつけたり，子どもの好きなキャラクターシールを貼ったりしている．繰り返しになるが，その子どもにとって達成可能な項目を作ることによって，褒められる体験や，達成感が得られることが重要なのである．したがって，達成可能な目標を作ること，また達成度を見ながらスモールステップで課題を上げていくことが重

表 4　シールチェック表の例

項目＼日付	○／○	○／○	
おふろに入った	○		実際にできている項目も入れ，褒める機会を増やすさらに強化する
部屋の片づけをした	○		
暴言を言わなかった	残念		改善させたい行動（欲張らず，本人が達成できるようスモールステップで設定）
暴力をしなかった	○		
○の数	3個		目標を数値化したり，ご褒美を決め，モチベーションを高める 達成感を持たせたり，成功体験を増やす

要である．

　また，年長の子どもでは，寝る前に日記を書いてもらい，それをもとに1日の出来事を振り返って話し合いをすることもできる．言語表出を促し，子どもの思いに共感したり，肯定的な評価を伝えたりする機会として活用できる．肯定的に受容され，褒められる体験を積み重ねることが子どもの自己評価の向上につながっていく．

⑥問題行動への対応

　これまでに述べたような，細やかな対応を行っても，病棟では様々な問題行動が噴出する．むしろトラブルが生じない日はないといってよいほど，毎日が問題行動との戦いである．これらの問題行動に対して，特別な対応を工夫することが必要になる．

a．タイムアウト

　タイムアウトとは，時間を設定して集団から隔離を行うことをいう．暴力などの行動化や興奮した状態にある子どもが早く冷静な自分を取り戻すための方法の一つである．興奮したときは様々な要因が刺激となって自己コントロールが奪われてしまう．暑さや寒さ・周囲のざわつき，ほかの子どもからの言葉，そこにたまたま居合わせたスタッフなど，どれが要因となっているのか特定できないことがほとんどである．そこで，いったん，物が置かれていない個室に誘導し冷却を図る．興奮した状態から切り離し，さらに刺激されるのを避け，子どもの安全を守ることが最も重要なことである．興奮した状態では言葉で説得しようとしても，言葉が耳に入らない．また，無理に力で押さえつけようとすると，外傷場面でのフラッシュバックが生じて興奮がエスカレートする場合も多い．スタッフがけがをすれば，われわれも傷つくと同時に，冷静になった後で子どももわれわれを傷付けてしまったことを後悔し，さらに傷つくことになる．このような不幸な状況を作らないためにも，タイムアウトが必要になってくる（図 1）．

　当然であるが，子どもの人権は尊重されなければならないので，このようなタイムアウトをはじめとする子どもの隔離や拘束に関わる問題は，精神保健法を基盤とした子どもの人権を保護するための細かな病棟規定を作成し，それに基づいて実施している．タイムアウトは，医師の指示によって行っており，その危険性のある子どもの場合は，入院時に十分な説明を行い，文章による同意をあらかじめ得るようにしている．

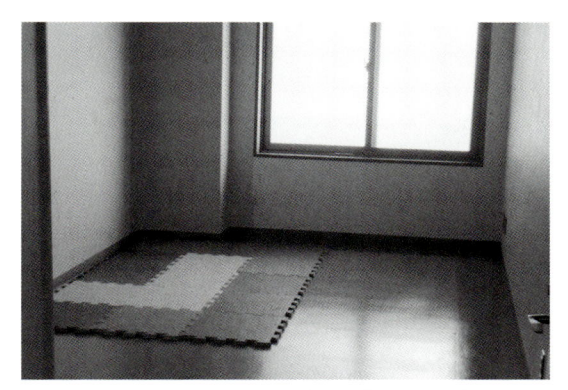

図1　タイムアウト部屋（シリウス）

b．問題行動に対する振り返り

　　問題行動が生じたときには，子どもと看護師が一緒に「何をしたのか，なぜ起きたのか，何が原因だったのか，どうすれば繰り返さないですむのか」について考え，子どもの言語化を促すという振り返り作業が極めて重要である．生活に密着した存在である看護師とともに行う振り返り作業は，時間的に最も近接して行われる作業となるため，次の問題行動を予防するうえで大きな働きとなるからである．この作業が心理教育を兼ねていることに注意してほしい．振り返りによって，子どもたちが自分の行動パターンや，誤った認知に気づくきっかけになる．このような気づきは，次に同じ場面に遭遇したときに，適切な行動につながる．また振り返り作業後は「謝罪をする」「壊したものを直す」など子どもの可能な範囲で対応させ，自分の取った行動には責任が生じることを伝えていく．このような地道な積み上げが，少しずつ問題行動を軽減させていく働きとなっていく．

c．予防・教育的な取り組み

　　問題が生じた場面のみでなく，日常的に子どもたちが自己コントロール能力を高められるような関わりももちろんのこと重要である．子どもたちが感情爆発や暴力といった不適切な表現でなく，適切な対処方法を身につけていくために行動のフローチャートをしばしば用いている（図2）．看護師は，彼らのイライラの兆候をキャッチし自覚させることから始め，フローチャートに沿った行動が取れるようにサポートをしていく．そして，落ち着くことができたら，イライラした理由や，そのときの気持ちを言語化することを促し，フローチャートに沿って行動できたことを褒め，好ましい行動パターンが定着するように促す．

　　心療科病棟では「コントロールルーム」という感情コントロールを助ける部屋を設置している．この部屋には，ソファやクッション，ぬいぐるみ，サンドバックなどといった様々なグッズが準備されている（図3）．適応は医師が決定するが，子どもが自分で使いたいときに利用できるシステムになっている．室内では周囲に気兼ねすることなく泣いたり，怒りをぶつけたり，安全に感情を発散し，子ども自身が主体的に，自己コントロールを図るのである．このような経験を積み重ねることによって，子どもたちが感情をコントロールできる力を高めるサポートを重ねる．

　　また，性的虐待など過去に性被害を受けた子どもは，性的問題への親和性が高い．性化行動には細心の注意が必要である．同性間での身体の見せ合いや，プライベート

イライラした，落ち着かないとき

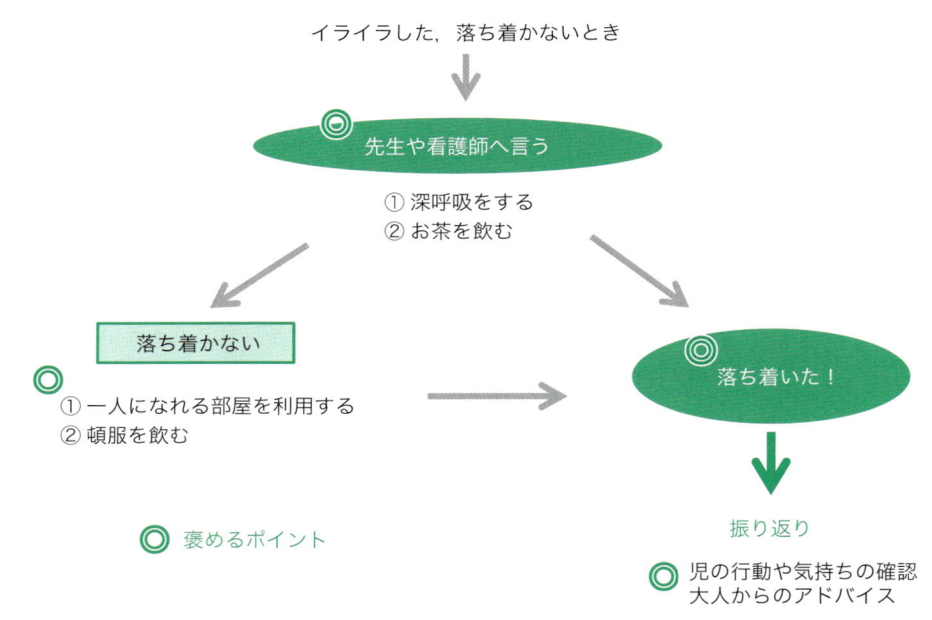

◎ 先生や看護師へ言う

① 深呼吸をする
② お茶を飲む

落ち着かない
◎ ① 一人になれる部屋を利用する
② 頓服を飲む

◎ 落ち着いた！

◎ 褒めるポイント

振り返り
◎ 児の行動や気持ちの確認
大人からのアドバイス

図 2　行動のフローチャート

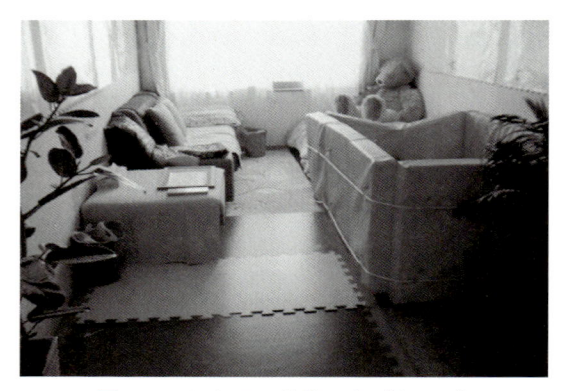

図 3　コントロールルーム（ムーン）

パーツ（口，［耳］，胸，性器，お尻）への接触，特定の相手との親密な関係など，一見，深い意味を持たないようにみえる行為であっても軽視せず，新たな被害や加害を生じないようにすることが必要である．心療科病棟では，入院してくる子どもたち全員を対象に，保護者や子どもの同意を得て，過去の被害体験の聴き取りを行い，同時にプライベートパーツ，対人距離など性的安全に関する教育を行っている．

⑦家族へのサポートと地域連携

入院した子どもたちは，わかりやすく構造化された環境のなかで，専門スタッフによる手厚いケアを受けて過ごしている．ここで得たものが，家庭や地域に戻ってからも継続されてこそ入院治療は有意義なものとなる．そのためには，入院中から家族へのサポートや地域の関連機関との連携が重要になる．家族のなかには，心ならずとも加虐者とならざるを得なかった養育者や，周囲の理解や支援が得られない状況のなか，孤軍奮闘してきた養育者も多い．

まずは，これまでの労をねぎらい，支持的に対応し，信頼関係を構築することが重要である．そして，面会や外泊の機会を利用して，家族の困りごとを傾聴し，適切な対応についてアドバイスを行う．また，ケースによっては，退院後も入院中の課題が維持できているかどうか，外来にて，看護師による継続看護面談を行っている．これは退院後の外来受診時に，外来に付いている看護師（小児センターでは心療科病棟の看護師が交代で心療科外来に付いている．子どもたちの多くが学校に通っているために，このようなことが可能である）が行っている．小児センターでは，院内に保健部門が併設されており，子ども虐待のケースには虐待対応保健師が継続的な親への子育て支援を実施している[1]．このシステムもまた家族をサポートする大きな働きになる．

　問題行動を多発させる子どもを家庭内のみで支えていくことは困難なうえ，虐待の問題をはじめとし，家庭そのものが大きな問題を抱えているケースがむしろ一般的である．先に述べた虐待ネットワーク会議には，病棟の担当看護師も出席し，情報共有と支援方針についての話し合いに参加する．この会議によって，退院後のサポートネットワークを作っておくことが治療成果を維持する鍵となる．

⑧看護師自身の精神保健を向上させる工夫

　虐待を受けた子どもたちは，あたかも全身がハリネズミのように，痛々しいまでに攻撃的な問題行動を頻発させる存在である．そのケアの前線で機能するためには，看護師の冷静な対応が重要であることを重ねて強調したい．しかし，看護師も人間である．あまりに激しく罵倒されれば思わず感情的に反応してしまい，後悔することも生じざるを得ない．子どもの撒き散らす否定的なエネルギーをまともに受けて激しく疲弊することも度重なる．しかし，疲弊してしまえば子どもたちによいケアは提供できない．つまり看護師自身の精神保健を保つ工夫が大変に重要である．

　医療チームで行われることをまず述べれば，医師とケースカンファレンスを定期的にこまめに行うことが何よりも重要である．そのなかで，問題行動の意味や，今後の方針などを話し合い，看護上の悩みもともに検討を行う．また，医師，心理士や関係者を集めたケースカンファレンスを行うことも有効かつ不可欠である．多くの職種が話し合いを重ねるなかで，初めてよりよいケアを提供する基盤が共有される．

　看護記録は，その行為自体が冷静な自分を取り戻すために機能する．子どもがどんな言動をしたのかを記し，それに対して，自分がどのように考えどんな介入を行ったのか，わかるように具体的に書くことが大切な作業になる．その過程を記録することで，自分自身の振り返りにもなり，また医師や心理士を含むほかのスタッフと共有できる体験としての積み上げが可能になる．

　小児センターにおいて看護師は学習会や勉強会を定期的に行っている．疾患の特徴やそのケアに関する理解がなければ，子どもと接するなかで正しい判断をすることはできない．新しいスタッフが登場する年度当初には，看護師自身の精神保健に関わる学習会を組み込んでいる．心療科で働く看護師が陥りやすい問題とその対処法について，専門の医師から助言を得ておくことが有効に働くように思われる．

　このような全体的な工夫と同等かそれ以上に，個人の精神保健の配慮が大切なことを強調しておきたい．特に子ども虐待の問題に関わる者は，自分自身の心身の健康に十分関心を持っていなければならない．極論を言えば，自分自身が不幸であると感じている者には，被虐待児のケアや治療は不可能である．被虐待児に関わる専門スタッフは，自分自身の生き方に，

そして自分のプロとしての仕事に誇りと喜びを感じていることが求められている．

文　献

1) 杉山登志郎：子ども虐待への包括的ケア．子どもの虐待とネグレクト 2009；**11**：5-18
2) 亀岡智美：性的虐待とそのケア．児童青年精医と近接領域 2002；**43**：395-404
3) 海野千畝子，他：被虐待児童に対する集中アセスメント入院の試み．小児の精神と神経 2006；**46**：121-132
4) 杉山登志郎，他：子ども虐待への包括的治療：三つの側面からのケアとサポート．児童青年精医と近接領域 2005；**46**：296-306
5) 海野千畝子，他：被虐待児童における自傷・怪我・かゆみについての臨床的検討．小児の精神と神経 2005；**45**：261-271
6) 杉山登志郎：性的虐待のトラウマの特徴．トラウマティック・ストレス 2008；**6**：5-14

参考資料
索　引

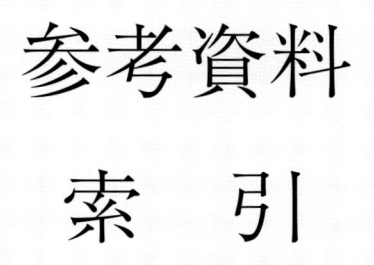

参考資料　SIDES-NOS（DESNOSの半構造化面接）日本語版

※被面接者のなかには，人生のとても幼いときに他人からの暴力あるいは他の重いトラウマの被害を受け，本質的にトラウマを受ける前の経験がない人がいるかもしれないということから，「その経験以降」という前置きの言葉はあてはまらないかもしれない．適所で代わりの言葉を使用することが望ましい．

指示：下には，あなたが経験したようなトラウマの後に人が見せる典型的な反応が書かれています．その経験の直後，あるいは思い出せる範囲で同じような感じがあればおしえてください．それぞれの反応が自分の行動を表していると思えば，過去1カ月，その反応をどれくらい強く感じているかおしえてください．

I）感情と衝動の制御の変化

a）感情の制御

1　ささいなことで，気持ちがとても動揺しますか．（たとえば，小さな欲求不満に対して怒りすぎますか．すぐに泣きますか．ささいな物事に神経質になりすぎますか．）

その経験以降，あるいはあなたが覚えている限りでは……はい　いいえ

過去1カ月：
0　全くない
1　時々少し感情的になりすぎる
2　時々とても動揺する
3　たびたび非常に動揺するか，かんしゃくを起こす

2　気持ちが動揺する物事をやりすごすのに苦労しますか．（気持が動揺する物事を忘れるのに苦労しますか．）

その経験以降，あるいはあなたが覚えている限りでは……はい　いいえ

過去1カ月：
0　全くない
1　少しの時間，気持ちが動揺している
2　何時間たってもまた気持ちが動揺してしまう
3　気持ちが動揺して，すっかり疲れきってしまう

3　気持ちが動揺すると，落ち着く方法を見つけるのに苦労しますか．（音楽を演奏すること，友人と外出すること，スポーツが手助けになりますか．どうやって平常心に戻しますか．）

その経験以降，あるいは覚えている限りでは……はい　いいえ

最近1カ月：
0　全くない
1　落ち着くのに，特別な努力が必要だ（たとえば，話す，運動をする，音楽を聴く）
2　すべてのことを中断して，全力で自分を落ち着かせなければならない
3　酔っ払ったり，薬物を使用したり，彼（彼女）の体を傷つけることをしたりというような極端な方法に頼らなければならない

b）怒りの調節

4　頻繁に怒りを感じますか．

その経験以降，あるいは覚えている限りでは……はい　いいえ

最近1カ月：
0　全くない
1　かなり怒りを感じるが，それでも他のことに移ることができる

2　日々の生活を送るのに，怒りにじゃまをされる
3　日々の生活に，怒りが強く影響している

5　誰か他の人を傷つけることを考えたり想像したりしますか．（そのことについて私にもっと話してください．）
その経験以降あるいはあなたが覚えている限りでは……はい　いいえ

最近1カ月：
0　全くなかった
1　それが頭をよぎることがある
2　毎日人を傷つけることを考えている
3　人を傷つけることを考えずにはいられない

6　自分の怒りをコントロールするのに苦労しますか．（どうなりますか．あなたは何をしますか．どのくらいの頻度ですか．）
その経験以降あるいは覚えている限りでは……はい　いいえ

最近1カ月：
0　全くない
1　人につらくあたる
2　叫んだり，物を投げたりする
3　人に暴力をふるう

7　自分がどんなに怒っているかわかってしまうことを心配して，どんな感情も全くみせないようにしていますか．
その経験以降あるいは覚えている限りでは……はい　いいえ

最近1カ月：
0　全くなかった
1　怒ったとき，うまく立ち向かえない
2　彼（彼女）が怒っている人に対しても絶対に立ち向かわない
3　絶対に怒りを言葉や行動で示さない

c）自己破壊（その経験以降あるいは覚えている限り）

8　事件にあったりあいそうになったりしましたか．（家のなかや台所での小さい事故や，車をこするなどというはありましたか．）
その経験以降あるいは覚えている限りでは……はい　いいえ

最近1カ月：
0　全くない
1　病院で処置するほどではないが，危害や痛みを起こす出来事がたまにある
2　病院で処置しなければならない1つの事故，または出来事があった
3　病院で処置しなければならない2つ以上の事故，または出来事があった

9　自分の安全を確保することに対して無とんちゃくだと思いますか．（危ない場所や人々に囲まれていることはありますか？ドアに鍵をかけないことはありますか？）
その経験以降あるいは覚えている限りでは……はい　いいえ

最近1カ月：
0　全くない
1　人間関係や状況にどのような危険があるか考えない傾向にある
2　彼（彼女）が一緒にいる人や彼（彼女）が訪れる場所に関して，大きすぎる危険をおかす
3　危険そうな人と付き合いを続ける，危険な状況で自分を守る手段をとらない

10　あなたは，わざと自分を傷つけようとしましたか．（自分自身をやけどさせたり，

切ったりするような）
その経験以降あるいは覚えている限りでは……はい　いいえ

最近1カ月：
0　全くなかった
1　物をたたいたりけったりする
2　わざと自分を傷つける（つねる，ひっかく，たたく，激しくたたく）
3　からだにひどい損傷が起きるような方法でわざと自分を傷つける

d）希死念慮（その経験以降あるいはあなたが覚えている限り）

11　自殺を考えたことはありますか．（何が自殺をやめさせているのだと思いますか．どのくらいの頻度で，自殺を考えますか．自殺しようとしたことがありますか．もし「はい」なら，どうやって．）
その経験以降あるいは覚えている限りでは……はい　いいえ

最近1カ月：
0　全くない
1　自殺で頭がいっぱいだったが，自殺の計画はしなかった．
2　自殺のそぶりをするか，またはいつも自殺の計画で頭がいっぱいだった
3　一回以上，本気で自殺をはかった

e）性的な関係の制御困難

12　セックスのことを考えないでいるために，特に努力をしますか．
その経験以降あるいは覚えている限りでは……はい　いいえ

最近1カ月：
0　全くない
1　セックスについて考えないようにしている
2　セックスについて考えないように一生懸命に努力している
3　セックスについてのどんな考えにも耐えられない

13　からだにさわられるのは嫌ですか．（それはどのような感じですか．）
その経験以降あるいは覚えている限り……はい　いいえ

最近1カ月：
0　全くなかった
1　時々
2　しばしば，あるいはたいてい
3　全くたえられない

14　セックスのようにからだをさわられるのは嫌ですか．
その経験以降あるいは覚えている限り……はい　いいえ

最近1カ月：
0　全くなかった
1　時々
2　しばしば，あるいはたいてい
3　全くたえられない

15　セックスをわざと避けますか．（あなたは現在セックスパートナーがいますか．）
その経験以降あるいは覚えている限りでは……はい　いいえ

最近1カ月：
0　全くない
1　セックスを避ける言い訳はしている
2　セックスをしないようにしている
3　セックスをしない

16　考えたいと思う以上にたくさんセックスについて考えていると思いますか．
その経験以降あるいは覚えている限りでは……はい　いいえ

最近1カ月：
0 　全くない
1 　セックスについて考えすぎる
2 　セックスのことを考えてほかのことができない
3 　セックスで頭がいっぱいだ

17　選択の余地なしに性行為をせざるを得ない気持ちになっていたと感じることはありますか．
その経験以降あるいは覚えている限りでは……はい　いいえ

最近1カ月：
0 　全くない
1 　心に衝動はあるが，だからといって行動はしない
2 　心に衝動はあるが，たいてい自分を止めることができる
3 　少なくとも1カ月に1回は，抑えきれない強い衝動に基づいて，性行為に引き込まれている

18　危険にさらされるとわかっていながら，セックスに積極的になりますか．（あまりよく知らない人々とセックスをする，あるいは避妊具なしでセックスをすることのような．）
その経験以降あるいは覚えている限りでは……はい　いいえ

最近1カ月：
0 　全くない
1 　注意が足りなかった
2 　自分に危険を無視するように言いきかせていたか，後になって初めて危険に気づいた
3 　わかっていながら危険に身をさらす

f）過度に危険をおかすこと（その体験以来あるいはあなたが覚えている限り）
19　最近，危険かもしれない状況に自分自身をさらしましたか．（例えば，自分を傷つけるかもしれない人々と関わることや，安全ではない場所に行くこと，あるいはスピードを出しすぎて運転すること．）
その経験以降あるいは覚えている限りでは……はい　いいえ

最近1カ月：
0 　全くない
1 　注意が足りなかった
2 　自分に危険を無視するように言い聞かせたか，後になって初めて危険に気づいた
3 　わかっていながら危険に身をさらす

II）注意あるいは意識の変化
a）健忘（その経験以降，あるいは覚えている限り）
20　自分の人生を振り返ったとき，記憶がない部分がありますか．（注意：この質問は，2歳以降の記憶の欠損について尋ねている．）
その経験以降あるいは覚えている限りでは……はい　いいえ

最近1カ月：
0 　全くなかった
1 　少し記憶の抜けているところがある
2 　重要な記憶の空白がある，または人生で抜けている期間がある
3 　人生で何カ月か，あるいは何年かの記憶がない

b）一過性の解離のエピソードと離人症
21　毎日の生活で時間を見失わずにいるのが難しいですか．（どうやってそこに着いたか知らずに，ある場所にいることに気づくことがありますか．例を挙げられます

か．）
その経験以降あるいは覚えている限りでは……はい　いいえ

最近1カ月：
0　全くない
1　スケジュールを作ることや，それを見失わずにいることが難しい
2　よく間違った時間に間違った場所に行ってしまう
3　毎日の生活で時間を見失わずにいることができない

22　恐怖やストレスを感じたとき，ぼうっとしてやりすごしますか．（それはどのようなものですか．）
その経験以降あるいは覚えている限りでは……はい　いいえ

最近1カ月：
0　全くない
1　周りを気にしなくなる
2　自分の世界に引きこもり，他の人には立ち入らせない
3　存在がなくなるように感じる

23　薬やアルコールを使用しているときを除いて，時々，夢の中または現実にそこではないところ，またはガラスの壁の後ろにいるかのように現実感がないと感じることがありますか．
その経験以降あるいは覚えている限りでは……はい　いいえ

最近1カ月：
0　全くない
1　時々現実感を失うが，簡単にそれから抜け出し，戻ることができる．
2　現実感を相当失い，戻るのが難しい
3　たいてい，周りからすっかり切り離されていると感じる

24　あなたは時々，入れ替わり立ち代り自分のふるまいをコントロールする2人の人がいるように感じますか．
その経験以降あるいは覚えている限りでは……はい　いいえ

最近1カ月：
0　全くない
1　その場その場でかなり人柄が変わる
2　別々の部分が，競って行動をコントロールしようとする
3　別々の部分がそのときそのときにコントロールする

Ⅲ）自己認識の変化
a）自分が役に立たないという感覚
25　自分の人生に起きることを，基本的に自分に関係がないとか決められないとか感じますか．（あなたは，そのように感じて，お金を払うこと，子どもに注意を払うこと，運転のような日常の雑用をおろそかにしますか．）
その経験以降あるいは覚えている限りでは……はい　いいえ

最近1カ月：
0　全くない
1　日常業務において自ら進んで何かをしない
2　約束を守らない，外出しない，電話をかけ直さない，身の回りのことをしない（自分の生活，買い物，食事）
3　身の回りのことさえしない

b）永久的なダメージを受けた感覚
26　自分に何か悪いところがあって，よくならないと思いますか．（そのことについて話してください．）
その経験以降あるいは覚えている限りでは……はい　いいえ

最近1カ月：
0　全くない

1　かすり傷のように感じる
　　2　ある部分は傷ついたと感じるが，他の部分は大丈夫だ
　　3　永久にだめな人間だと思う

c ）罪悪感，自責感
27　いつもあらゆる物事について，自分のせいだと感じていますか．
その経験以降あるいは覚えている限りでは……はい　いいえ

最近1カ月：
　0　全くない
　1　うまくいかないことに対して，必要以上に責任を感じる
　2　彼（彼女）に関係がなかったときでさえ，うまくいかないことで自分を責める
　3　彼（彼女）に関係がないときでさえも，自分を責め，罰する

d ）恥辱感
28　自分のことがあまりに恥ずかしくて，人から知られたくないですか．（どれほど他人から隠れようとしますか．人々と話すのを避けますか．つじつまあわせの話を作り上げますか．）
その経験以降あるいは覚えている限り……はい　いいえ

最近1カ月：
　0　全くない
　1　彼（彼女）をはずかしいことを隠すために作り話をする
　2　自分を知られてしまうのを恐れて，たいていの人に本当の自分を見せないようにしている
　3　自分の本当の姿を知られないようにするため，だれにも本当の自分を見せないようにしている

e ）誰も理解してくれないという感覚
29　他の人と隔てられ，ひどく違っていると感じますか．
その経験以降あるいは覚えている限りでは……はい　いいえ

最近1カ月：
　0　全くない
　1　彼（彼女）の周りの人々とかなり異なっていると感じる
　2　他の人と違っているだけではなく，距離があり，疎遠で，疎外されていると感じる
　3　彼（彼女）は他の惑星からやってきて，どこにも属していないように感じる

f ）低い自己評価
30　あなたが心配する以上に多く他人があなたのことを心配することがこれまでにありましたか．（他人が危険と思っているのに，自分は大丈夫だと感じているような状況に自身を置いたことがありますか．）
その経験以降あるいは覚えている限りでは……はい　いいえ

最近1カ月：
　0　全くない
　1　危険の可能性がある（たとえば，安全ベルトを装着しない，ほろ酔いで運転をする）
　2　危険の可能性がより高い（服薬をしない，飲酒運転をする，売春をする）
　3　重い傷を負わせる行動がある

IV）他者との関係の変化
a ）他者を信じられないこと
31　他人を信じるのに苦労しますか．
その経験以降あるいは覚えている限りでは……はい　いいえ

最近1カ月：
　0　全くなかった

1　警戒を持ち，人の本心を疑わしく思う
2　人々が何度もくりかえし正体を明らかにしてくれて，やっと警戒を弱めるだろう
3　だれも信じない

32　他の人と一緒に時を過ごすことを避けていますか．（1 週間の空き時間のうち，何時間他人と過ごしているかわかりますか．）（以前と比べてどうですか．）
その経験以降あるいは覚えている限り……はい　いいえ

最近 1 カ月：
0　全くなかった
1　ひとりで多くの時間を過ごすようにしている
2　他の人と自分から連絡をとらない（電話をかけない，手紙を書かない）
3　電話をかけ直さない，手紙の返事を書かない，できるだけ早く会話を終わらせる

33　あなたは他の人々と問題（議論や対立）があったとき，それらをどのように解決しますか．
その経験以降あるいは覚えている限り……はい　いいえ

最近 1 カ月：
0　全くない
1　ひっそりとしているか，対立を起こすような状況を避ける，あるいは，たやすく傷つき，感情を害される
2　他の意見を聞くのが難しい．あるいは，自分を弁護するのが難しい
3　交渉せずに仕事や関係をやめる，感情を害する人々を訴えると脅す，意見が違うと我慢できない

b）再び被害をうける傾向
34　ひどいことがあなたに起こり続けていると思ったことがありますか．（たとえば，性的虐待の被害者において繰り返されるレイプや，繰り返される虐待的な関係．）
その経験以降あるいは覚えている限りでは……はい　いいえ

最近 1 カ月：
0　全くない
1　たまに自分が虐待的な関係，あるいは危険な状況にいるとわかる
2　繰り返し自分が虐待的な関係，あるいは危険な状況にいるとわかる
3　虐待的な関係，あるいは危険な状況でひどく傷ついてきた

c）他者を傷つける傾向
35　自分が傷つけられたのと同じような方法で，他人を傷つけたことがありますか．
その経験以降あるいは覚えている限り……はい　いいえ

最近 1 カ月：
0　全くない
1　1 度か 2 度，自分から傷つけられたと言われたことがある
2　何度か，自分から傷つけられた，あるいはわざと傷つけたと言われたことがある
3　自分が傷つけられたのと同じような方法で他人をひどく傷つけたあるいはけがをさせたことがある

V）身体化
0＝問題は報告されなかった
1＝小さな問題があるという．日常生活に影響しない
2＝重大な問題があったという．日常生活に影響する．
3＝困難な問題があったという．ひどく日常生活を制限する．

a）胃腸系

36 あなたを悩ませていて，医者がその明らかな原因を見つけられないからだの問題がありますか．（これまでに…の問題がありましたか．）

その経験以降あるいは覚えている限りでは……はい　いいえ

> 最近1カ月：
> a) 嘔吐　b) 腹痛　c) 吐き気　d) 下痢
> e) 食欲がない

b）慢性的な痛み

37 あなたが苦しんでいて，医者がその明らかな原因を見つけられない痛みがありますか．（これまでにありましたか．）

その経験以降あるいは覚えている限り……はい　いいえ

> 最近1カ月：
> a) 腕と足　b) 背中　c) 関節　d) 排尿中
> e) 頭痛　f) その他

c）心血管系

38 あなたを悩ませていて，医者がその明らかな原因を見つけられない心臓に関する問題がありますか．（これまでにありましたか．）

その経験以降あるいは覚えている限り……はい　いいえ

> 最近1カ月：
> a) 息切れ　b) 動悸　c) 胸痛　d) めまい

d）転換症状

39 思いつくなかで，あなたを悩ませていて，医者がその原因を見つけられないほかのからだの変化がありますか．（これまでにありましたか．）

その経験以降あるいは覚えている限り……はい　いいえ

> 最近1カ月：
> a) 物事を思い出すこと　b) 飲み込むこと
> c) 声が出ないこと　d) 視野がぼやけること
> e) 実際の盲目　f) 気絶や意識喪失　g) 発作とけいれん　h) 歩くことができること
> i) 麻痺あるいは筋力低下　j) 排尿

e）性的な症状

40 あなたは，医者がその明らかな原因を見つけられない性器に関する問題がありますか．（これまでにありましたか．）

その経験以降あるいは覚えている限り……はい　いいえ

> 最近1カ月：
> a) 性器あるいは肛門に焼けるような感覚があること（性交中を除く）
> b) インポテンツ（男性の場合）　c) 生理周期が不規則なこと（女性の場合）
> d) 生理前に，過剰に緊張すること（女性の場合）　e) 生理中の過多出血（女性の場合）

VI）意味体系の変化

a）絶望感

41 将来に絶望し，悲観していますか．（あなたの将来に対する考えはどのように変化しましたか．）

その経験以降あるいは覚えている限り……はい　いいえ

> 最近1カ月：
> 0　全くない
> 1　落胆し，自分の計画を立てる興味がなくなった
> 2　将来がみえず，生き続けようと思わない
> 3　責められているようで，まるで将来がないように感じる

42 あなたは本当に愛した人々と親密だと感じていますか．（もしいいえなら，それ

は変わると思いますか．）
その経験以降あるいは覚えている限りでは……はい　いいえ

最近1カ月：
0　全くなかった
1　時々，最愛の人たちから遠ざかり，つながりが絶たれたに感じる
2　かかわりを持とうとするが，感情が麻痺していると感じる
3　人類に属していないと感じ，これから誰かを愛することは想像できない

43　あなたは自分の仕事について納得していますか．
その経験以降あるいは覚えている限り……はい　いいえ

最近1カ月：
0　全くなかった
1　時々日常業務になるが，そのことで彼（彼女）が問題を気にしないですむ
2　仕事は重荷であり，仕事をし続けることは困難
3　とても気持ちが動揺しており，悩んでいるので，もう働くことはできない

b）これまで維持していた信念の喪失

44　生き続ける理由を見つけるのが難しかったことがありますか．（人生に，あなたを生かし続けている物事がありますか．）
その経験以降あるいは覚えている限りでは……はい　いいえ

最近1カ月：
0　全くなかった
1　時々，先がないように思われる
2　理由は思いつかず，ただ生きているだけ
3　人生において大切なことや大切な人がいないように感じる

45　あなたは，幼い頃から持っていた道徳の信念を，今も持っていますか．
その経験以降あるいは覚えている限り……はい　いいえ

最近1カ月：
0　全くなかった
1　正常な人生の経過を通じて，信念は変わった
2　彼（彼女）が幼い頃から持っていた信念に幻滅している
3　彼（彼女）が幼い頃から持っていた信念を嫌っている

データシート

1）それぞれの下位項目について，条件にあてはまれば，右の欄に○をつけてください．

I	a	1～3 のうち，2 つに「はい」	
	b	4～7 のうち，2 つに「はい」	
	c	8～10 のうち，1 つに「はい」	
	d	11 に「はい」	
	e	12～18 のうち，1 つに「はい」	
	f	19 に「はい」	
II	a	20 に「はい」	
	b	21～24 のうち，1 つに「はい」	
III	a	25 に「はい」	
	b	26 に「はい」	
	c	27 に「はい」	
	d	28 に「はい」	
	e	29 に「はい」	
	f	30 に「はい」	
IV	a	31～33 のうち，1 つに「はい」	
	b	34 に「はい」	
	c	35 に「はい」	
V	a	36 に「はい」	
	b	37 に「はい」	
	c	38 に「はい」	
	d	39 に「はい」	
	e	40 に「はい」	
VI	a	41～43 のうち，1 つに「はい」	
	b	44 または 45 のうち，1 つに「はい」	

2）それぞれの下位尺度について，条件にあてはまれば，右の欄に○をつけてください．

I	a および b～f の 1 つに○	
II	a または b に○	
III	a～f のいずれかに○	
IV	a～c のいずれかに○	
V	a～e のいずれかに○	
VI	a または b に○	
DESNOS	I～VIすべてに○	

索　引

1　各索引語の語頭の文字によって，和文索引，欧文索引の 2 群に振り分けた．
2　配列は原則として，和文索引では五十音順，欧文索引では ABC 順によった．
3　上位概念のもとに下位概念をまとめたほうが検索に便利と考えられるものは，"――" を用いてまとめた．
4　和文索引と欧文索引は，それぞれ独立しているわけではなく相互に補完しあうものである．したがって，検索に際しては双方の索引を検索されたい．

和　文

あ

愛着　11, 28
　　反応性――障害　12
　　無――性障害　12
アスペルガー障害　27, 125
遊びによる再現　43
アタッチメント　10, 11, 28, 56, 137, 218
　　――・パターン　12, 222
　　――関係　63
　　――行動チェックリスト（ABCL）　65
　　――障害（AD）　46, 58
　　――対象　222
　　――対象との関係性　144
　　――理論　56
　　アダルト・――・インタビュー（AAI）　63
　　修正――体験　73
　　トラウマ――環形　56
　　D 型――　12, 86, 137
甘え　128
尼崎虐待死事件　10
アルコール・薬物依存症　151
安全
　　――型　58
　　――感　115
　　――基地　11, 57, 128
　　――基地の歪み　12
　　非――型　58

い, え

一時保護委託　117
医療保護入院　117
エクスポージャー　42
　　――療法　42
　　長時間――法　42

お

大阪府医療・保健・福祉合同調査　3
親
　　――子相互交流療法（PCIT）　94, 199
　　――子並行治療　228
　　――支援グループ　200
　　虐待傾向のある――　190, 203

か

外傷記憶　185
外傷後ストレス障害（PTSD）　11, 24
介入の入り口　66
回避　31
解放　45
解離　45, 81, 109, 113, 167, 182, 225
　　――症状　80
　　――性幻覚　230
　　――性障害　10, 12, 81
　　――性同一性障害　12, 31
　　――の査定　53
　　――の成因　84
　　――の定義　79
　　――の歴史　83
　　心的外傷と――　85
　　病的――の鑑別診断　103
加害責任の自覚　147
抱える環境　47
過覚醒　31, 112, 173
拡散型行動状態モデル　86
覚醒水準の変動　230
柏虐待死事件　10
家族へのサポート　238
家庭
　　――内性的虐待　166
　　――の再統合　9
　　――力動　169
過服従　60, 74
眼球運動による脱感作と再処理（EMDR）　42, 53, 172
関係性特異性　64
看護師自身の精神保健　239
感情
　　――障害　126
　　――調整能力　11
　　――の爆発　172
　　――や感覚の調節障害　27

き

記憶の障害　231
希死念慮　37
岸和田事件　5
基本的生活習慣　233
虐待
　　――経験評価尺度　37
　　――傾向のある親　190, 203
　　――死亡事例　7
　　――心性評価尺度（PAAI）　14
　　――的対人関係　227
　　――的人間関係の再現傾向　37
　　――ネットワーク会議　229
　　――を受けた子どもの行動チェックリスト　37
　　旧児童――防止法　3
　　古典的――　6
　　再――　10
　　児童――防止協会　4
　　児童の――等の防止に関する法律　3
　　身体的――　6, 7, 25
　　心理的――　7
　　日本子ども――防止学会　4
　　暴言――　19
境界性パーソナリティ障害（BPD）　137

索　引

共感性　29
共感的苦痛　29
強迫的懲罰型　60
強迫的服従　60

く

区画化　81
口止め　169
グループ療法　176
グループミーティング　200

け

ケアワーカー　46，179
ケースマネージメント　211
言語的発達　11
現実検討識　172
幻聴　82
健忘　82，113

こ

行為障害（CD）　123，136
厚生労働省社会保障審議会児童部会　7
交代人格障害　82
行動制御システム　57
行動の調節障害　26，28
古典的虐待　6
子ども
　——間暴力　225
　——虐待通告義務法　2
　——虐待の防止と治療に関する法律　2
　——中心プレイセラピー　41
　——の虐待防止ネットワーク・あいち　4
　——のトラウマティック・ストレスに関する全米ネットワーク（NCTSN）　11，25，141，178
　——保護機関　2
　——用解離症状チェックリスト（CDC）　12，31，87，89，115
　——用トラウマ症状チェックリスト（TSCC）　30，115，171
　就学年齢未満の——の PTSD　11
　日本——虐待防止学会　4
　養育問題のある——のためのチェックリスト　60
小林美智子　3

個別支援　200
コミュニティー　220
コモンセンス・ペアレンティング（CSP）　8，203
コンサルテーション　47

さ

罪悪感　166
再演　110
再虐待　10
サイコパス　122
再体験　45
再統合　45，66，222
　未熟な——　9
里親　46，193，219

し

資源の開発と植えつけ（RDI）　53
自己
　——感　27，167
　——感覚　186
　——肯定感　186，235
　——治癒　122
　——調節　25
　——調節障害　27
　——評価　129，167，170，171
思春期解離体験尺度（A-DES）　88，115，228
自傷行為　27
自傷行動　111
自傷性　37
システム・オブ・ケア　211
自然的支援　213
児童
　——虐待防止協会　4
　——自立支援施設　13，120，219
　——青年期の解離症状　87
　——相談所　3，214
　——の虐待等の防止に関する法律　3
　——福祉司　5
　——福祉法　3，210
　——福祉法 28 条事件　9
　——養護施設　7，64，84，219
　厚生労働省社会保障審議会——部会　7
要保護——対策地域協議会　208

司法面接　169
社会
　——性の発達　168
　——性発達障害　18
　——的参照　13
　——的養護　218
　——的養護の場　229
　厚生労働省——保障審議会児童部会　7
　反——性パーソナリティ障害（ASPD）　136
就学年齢未満の子どもの PTSD　11
修正アタッチメント体験　73
集中アセスメント　228
情緒障害児短期治療施設　219
衝動性　106
少年院　13
身体
　——化　168
　——像　172
　——的虐待　6，7，25
　——的統合感覚　172
心的外傷と解離　85
侵入性思考　31
侵入的記憶想起　109
信頼関係　127，233
心理
　——アセスメント　41
　——教育　8
　——的虐待　7
　——的教育　46

す

錐体外路症状　116
スイッチング　230
睡眠覚醒リズム障害　107
スキーマ　138
　——・フォーカスト・セラピー　138
ストレンジ・シチュエーション（SSP）　59

せ

性
　——化行動　168
　——行動　166
　——的逸脱　167
　——的逸脱行動　37
　——的虐待　7，18，31，165，176
　——のアイデンティティー

165
　　　――の安全　165
　　　――の権利　165
　　　家庭内――的虐待　166
精神
　　　――的表象　63
　　　――保健ニーズ　210
　　　――保健福祉法　117
　　　――療法　183
世代間伝達　3, 14, 66
世代間連鎖　157
摂食障害　108

そ

相互交渉ガイダンス　66
相州乳幼児チーム　68
想像上の友人　82
躁的防衛　109
ソーシャルワーク　8
素行障害　123

た

第四の発達障害　114
退行　82
対人関係における調節障害　27
台所での精神療法　66
第二次性徴　173
体罰　20
タイムアウト　236
代理受傷　116
他者視点　29
他者との距離感　172
多重人格　113
　　　――性障害　31
脱抑制　116
多動　106
単回性のトラウマ性体験　25
探索行動　129

ち

地域精神保健活動　211
力による対人関係　37
チャイルド・ガイダンス・クリニック　209
注意欠陥・多動性障害（ADHD）　10, 25, 106, 125, 196
中毒　151
長時間エクスポージャー法　42
挑発的行動　232
治療共同体　130

つ, と

追視　13
強い怒り　167
統合失調症　126
トラウマ　24, 53, 166
　　　―――アタッチメント環形　56
　　　――関連障害　10, 24
　　　――記憶　109
　　　――性体験　25
　　　――性の記憶　41
　　　――に焦点を当てた遊戯療法　172
　　　――フォーカスト認知行動療法（TF-CBT）　94, 172, 176
　　　――理論　56
　　　子どもの――ティック・ストレスに関する全米ネットワーク（NCTSN）　11, 25, 141, 178
　　　子ども用――症状チェックリスト（TSCC）　30, 115, 171
　　　Ⅱ型――　167
慢性的, 反復的な――性体験　25
遁走　113

な, に, ね, の

内的作業モデル（IWM）　14, 28, 58, 138
殴られた子どもの症候群　2
Ⅱ型トラウマ　167
二重のネグレクト　7
日本子ども虐待防止学会　4
日本版 TSCC　34
乳児院　219
乳幼児―親精神・心理療法　66
認知　138
　　　――行動療法　159, 203
　　　――処理療法（CPT）　139
ネグレクト　3, 7, 24
　　　二重の――　7
脳内オピオイド活性　108

は

パーソナリティ障害　134
　　　境界性――（BPD）　137
　　　反社会性――（ASPD）　136
配偶者間暴力（DV）　11, 191, 194
排泄障害　108, 232
発達
　　　――障害　27, 195
　　　――精神病理学　25
　　　――性トラウマ障害（DTD）　11, 25, 114
　　　言語的――　11
　　　第四の――障害　114
反社会性パーソナリティ障害（ASPD）　136
万能感　112
反応性愛着障害　12
反復強迫　110

ひ

悲哀　111
被暗示性　170
非安全型　58
非器質性成長障害　72, 107
非行　120
　　　――的行動　232
非指示的心理療法　44
ヒステリー　83
否認　167
病的解離の鑑別診断　103

ふ

ファミリーソーシャルワーク　225
ファミリーホーム　219
ファンタジー傾向　167
複雑性 PTSD　141
福祉行政報告例　7
不信　166
物質
　　　――依存症　153
　　　――使用障害　151
　　　――誘発性障害　151
不適切な養育　24
不登校　232
不眠　173
フラッシュバック　227, 230
振り返り　237
分離ケア　215, 218

へ, ほ

変化のプロセス　201
防衛スタイル　167
暴言虐待　19
放心状態　82
暴力　136

索引

――への曝露体験 33
他に特定されない極度のストレス性障害（DESNOS） 11, 141
ポストトラウマティック・プレイ 43
――セラピー 43, 117

ま
マインドフルネス 139, 185
マズローの欲求階層説 224
慢性的，反復的なトラウマ性体験 25

み
未熟な再統合 9
未組織/無方向性型（Disorganized/Disoriented） 58

む，め
無愛着性障害 12
無力感 166
メンタライゼーション 139

も
目的修正的パートナーシップ 60
モチベーション 200
物語記憶 41
喪の作業 111

や，よ
薬物療法 94, 116, 187
役割逆転 63
養育問題のある子どものためのチェックリスト（CMYC） 61
要保護児童対策地域協議会 208
予防・教育的な取り組み 237

ら
来談者中心療法 41
ライフストーリーワーク 222
ラップアラウンド 213

り，れ，ろ
離隔 81
離散行動状態モデル 12
離人感 113
離人症状 109
離脱症状 152
臨床面接 169
レベル・オブ・ケア 215

ロールシャッハテスト 88, 115

欧文

A
AA（alcoholic anonymous） 160
AAI（アダルト・アタッチメント・インタビュー） 63
ABCL（アタッチメント行動チェックリスト） 65
ACBL-R 34, 115
ACOA（adult children of alcoholics） 156
AD（アタッチメント障害） 58
A-DES（思春期解離体験尺度） 88, 115, 228
――の変法 53
ADHD（注意欠陥・多動性障害） 10, 25, 106, 125, 196
――様症状 107
AEI-R 37
ASPD（反社会性パーソナリティ障害） 136
Attachment and Biobehavioral Catch-up 67
Axline 41

B, C
Bowlby 11, 63
BPD（境界性パーソナリティ障害） 137
CAPS-C 30
CBCL 36, 210
CD（行為障害） 123, 136
CDC（子ども用解離症状チェックリスト） 12, 31, 87, 89, 115
Circle of Security Program 67
CITES-R 30
clinical problem-solving procedure 70
CMYC（養育問題のある子どものためのチェックリスト） 61
CPT（認知処理療法） 139
compartmentalization 81
compulsive compliance 60
CRTES 30
CSBI 31, 171
CSP（コモンセンス・ペアレンティング） 8, 203

D
DESNOS（他に特定されない極度のストレス障害） 11, 141
detachment 81
DICA の PTSD スケール 30
disorganize behavior 72
Disorganized/Disoriented（未組織/無方向性型） 58
DTD（発達性トラウマ障害） 11, 25, 114
DV（配偶者間暴力） 11, 191, 194
――の目撃 25
D 型アタッチメント 12, 86, 137

E, F, G
Early Head Start with Parent-Child Communication Coaching 68
EMDR（眼球運動による脱感作と再処理） 42, 53, 172
――の標的記憶 53
Florida Infant Mental Health Pilot Program 68
Gil 43
goal-corrected partnership 60

I, K
IES 31
Interaction Guidance 66
IWM（内的作業モデル） 58, 138
Kempe 2

M
Mary Ellen 事件 2
Minding the Baby 66
MMPI 88

N
NA（narcotics anonymous） 160
NCTSN（子どものトラウマティック・ストレスに関する全米ネットワーク） 11, 25, 141, 178
non-organic failure to thrive 72, 107

P
PAAI（虐待心性評価尺度） 14

索 引

PCIT（親子相互交流療法） 94, 199
PTSD（外傷後ストレス障害） 11, 24
　　就学年齢未満の子どもの―― 11
　　複雑性―― 141
　　DICA の――スケール 30
Putnam 12, 80

R, S

RDI（資源の開発と植えつけ） 53
Rogers 41
SCID-D-R 93
Shapiro 42
Skill-Based Treatment 67
SSP（ストレンジ・シチュエーション） 59
stigmata 111

T

Tamar's Children 68
Terr 43
TF-CBT（トラウマフォーカスト認知行動療法） 94, 172, 176
The Leiden Programs 67
TSCC（子ども用トラウマ症状チェックリスト） 30, 115, 171
　　日本版―― 34
Tulane Infant Team 68

U, V, W

UCLA Family Development Project 66
van der Kolk 41
VIPP（Video-Feedback Intervention to Promote Positive Parenting） 67
WMCI（working model of the child interview） 68

- 本書の複製権・翻訳権・上映権・譲渡権・公衆送信権（送信可能化権を含む）は株式会社診断と治療社が保有します．
- [JCOPY] 〈㈳出版者著作権管理機構　委託出版物〉
本書の無断複写は著作権法上での例外を除き禁じられています．複写される場合は，そのつど事前に，㈳出版者著作権管理機構（電話 03-3513-6969，FAX 03-3513-6979，e-mail: info@jcopy.or.jp）の許諾を得てください．

虐待を受けた子どものケア・治療

ISBN978-4-7878-1862-1

2012 年 2 月 29 日　初版第 1 刷発行

編 集 者	奥山 眞紀子，西澤 哲，森田 展彰
発 行 者	藤実 彰一
発 行 所	株式会社　診断と治療社
	〒100-0014　東京都千代田区永田町2-14-2　山王グランドビル4階
	TEL：03-3580-2750（編集）　03-3580-2770（営業）
	FAX：03-3580-2776
	E-mail：hen@shindan.co.jp（編集）
	eigyobu@shindan.co.jp（営業）
	URL：http://www.shindan.co.jp/
	振替：00170-9-30203
表紙デザイン	ジェイアイ
印刷・製本	三報社印刷株式会社

©Makiko Okuyama, Satoru Nishizawa, Nobuaki Morita, 2012. Printed in Japan　【検印省略】
落丁・乱丁本はお取り替えいたします．